KB268420

나이 들어 보여서 미치겠어요

나이 들어 보여서
미치겠어요

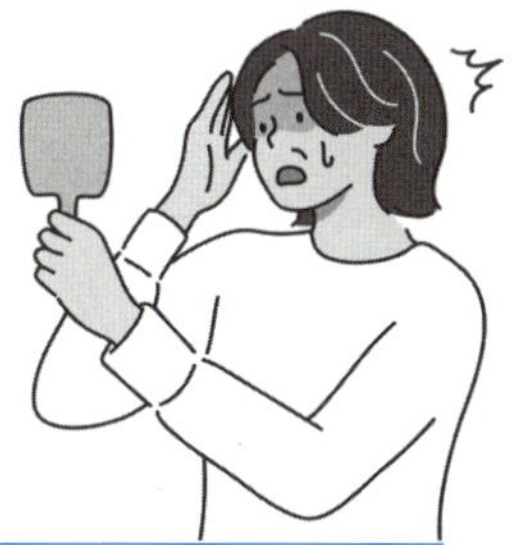

천천히 나이 드는
얼굴을 위한
아주 작은 습관의 힘

정진호 지음

해냄

당신의 젊은 피부, 일상에서부터 시작됩니다

태어나면서부터 피부는 매일 조금씩 노화됩니다. 피부노화 과정이 진행되고, 그 결과가 피부에 축적되죠. 어느새 눈가에 주름살이 나타나고, 나이 들어가는 자신의 모습을 발견합니다.

그러나 매일 지속적으로 진행되는 피부노화를 꾸준히 억제하고 예방할 수 있다면, 또래에 비하여 10년 또는 20년 이상 젊게 보일 뿐 아니라 건강하게 피부를 유지할 수 있습니다. 건강하고 젊은 피부는 하루아침에 만들 수 없습니다. 꾸준한 노력을 통해서만 얻을 수 있습니다.

어떤 생활 습관을 가지고 지내는지에 따라 피부노화가 빨리 진행되는 가속 피부노화가 일어나거나, 반대로 피부노화가 천천히 진행되는 저속 피부노화가 일어납니다. 피부노화를 억제하는 생활 습관은 젊음을 유지해 주며, 피부 건강뿐만 아니라 뇌를 비롯한 인체 건강에도 도움이 됩니다. 이 책에서 설명할 저속 피부노화를 위한 생활 습관은 젊고 건강한 피부를 평생 유지해 줄 것입니다.

이 책에서는 피부를 젊고 건강하게 유지할 수 있는 생활 습관을 '저속 피부노화 생활 습관'이라고 부를 것입니다. 우리 모두 매일 저속 피부노화 생활 습관을 실천하는 것이 중요합니다. 이를 위한 구체적인 방법들을 알려드리고자 합니다. 저속 피부노화를 달성할 수 있는 생활 습관과 방법으로 구성된 '저속 피부노화 루틴'을 만들고 매일 실천하세요. 미래의 피부 나이와 상태는 '저속 피부노화 루틴'을 얼마나 꾸준히 실천했는지가 결정할 것입니다. 좋은 생활 습관을 유지하면 피부를 항상 젊고 건강하게 유지할 수 있습니다.

이 책은 건강하고 젊은 피부를 만들고, 평생 유지하기 위한 생활 지침서입니다. 꼼꼼히 읽어서 이해하고 실천하면, 누구라도 피부를 젊고 건강하게 유지할 수 있습니다. 이미 나이가 많다고, 피부가 많이 늙었다고 실망하지 마세요. 절대 늦지 않았습니다. '저속 피부노화 루틴'이 피부의 기능을 다시 회복해 주고, 피부에 활력을 되찾아주며, 피부를 건강하게 만들어줄 것입니다. 피부에 좋은 생활 습관, 피부노화 원인을 피하는 생활 습관, 노화된 피부의 에너지를 다시 높여주는 식단, 피부에 좋은 화장품 및 성분이 무엇인지 배우고 실천하세요. '저속 피부노화 루틴'은 누구나 쉽게 실천할 수 있는 젊고 건강한 피부를 향한 지름길입니다.

일상에서 어렵지 않게 실행할 수 있는 '저속 피부노화 루틴'을 배우고 생활화한다면 나이가 들어도 10년, 20년 또는 그 이상 젊어 보이는 건강한 피부를 유지할 수 있습니다. 레이저, 보톡스, 필러 등의 피부 시술이 굳이 필요하지 않을 만큼 젊고 건강한 피부를 유지해 줄 것입니다.

'저속 피부노화 루틴'을 젊었을 때부터 습관화해야 합니다. 피부에 손대지 않고도 자연스러운 젊음을 유지하고 싶다면 '저속 피부노화 루틴'을 배우고 실천하길 바랍니다. 어렵거나 복잡하지 않습니다. 과학적인 지식을 바탕으로 이루어진 간단한 생활 습관과 지켜야 할 원칙입니다.

나이 들어도 젊은 피부는 매일의 작은 선택에서 시작됩니다. 오늘을 어떻게 보냈는지가 당신의 피부가 오늘 하루 얼마나 늙을지를 결정합니다. 젊고 건강한 피부를 위해 '저속 피부노화 루틴'을 생활화하세요. 간단하지만 효과적인 루틴이 큰 변화를 만듭니다.

피부는 당신의 노력을 기억합니다. 평생에 걸친 꾸준한 노력이 최고의 피부를 만들어줍니다. 오늘부터 당신의 피부를 위해 '저속 피부노화 루틴'을 바로 시작하시기 바랍니다.

2026년 2월

서울대병원 피부과 명예교수

율연(栗然) 정진호

3장 저속 피부노화를 위한 7가지 생활 습관

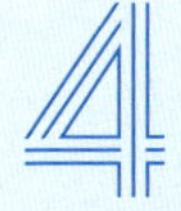

4장 **나에게 맞는 피부 관리 루틴 찾기**

1장

젊어 보이는 피부,
알면 가꿀 수 있다!

1. 젊고 건강한 피부란?

보기에도 아름답고
기능적으로도 완벽한 피부

젊고 건강한 피부는 다음과 같은 특징을 가집니다. 피부에 수분이 충분히 유지되어 촉촉합니다. 진피층의 콜라겐섬유와 탄력섬유를 비롯한 구성성분이 손상되지 않아 피부 형태가 잘 유지되고 탄력이 좋으며 주름이 없습니다. 피부에 색소 침착이 없고 균일한 피부색을 유지하여 피부 톤이 고르게 유지됩니다. 상처나 뾰루지 등의 병변이 없으며, 표면이 매끄럽고 부드럽습니다. 피부에 가려움증을 비롯한 불편함을 초래하는 피부 증상은 물론이고 염증이 없는 상태입니다.

젊고 건강한 피부는 보기에도 아름답고, 기능적으로도 완벽한 피부입니다. 젊고 건강한 피부는 피부장벽 기능, 내분비 기능, 면역 기능 등 피부 고유의 역할을 잘 해냅니다.

우선 피부장벽 기능을 예로 들면 젊고 건강한 피부는 두꺼운 각질층과 기름막, 풍부한 당 성분이 피부장벽을 잘 형성하고 있어서 피부장벽의 기능을 완벽히 해냅니다. 보습이 잘된 피부는 건조하지 않으며, 외부 환경의 유해 물질이 피부로 침투하지 못하도록 우리 몸을 잘 보호합니다.

다음으로, 젊고 건강한 피부는 여러 호르몬과 물질을 합성하여 혈액을 통해 여러 장기의 기능을 최고로 만들어주는 내분비 기능을 훌륭하게 수행합니다. 그러나 노화되고 병든 피부는 내분비 기능이 감소하고 비정상적으로 몸에 해로운 물질을 만들어서 건강을 해치기도 합니다. 따라서 피부가 젊고 건강해야 몸도 젊고 건강해지는 것입니다.

마지막으로, 젊고 건강한 피부는 면역 기능을 수행해서 외부에서 침입하는 균을 막아주는 역할을 합니다. 또한 피부에 생기는 암세포를 초기에 인지하여 이를 제거하는 역할도 합니다. 젊음을 잃은 피부는 면역 기능이 감소하여 피부감염과 피부암의 위험이 높아집니다.

젊고 건강한 피부는 보기에도 아름답습니다. '피부미인'이란 말은 피부가 젊고 건강해야 미인이 된다는 의미입니다. 아름다운 눈, 코, 입, 귀를 가지고 있어도 피부가 엉망이면 미인이 되기 어렵습니다. 이처럼 젊고 건강한 피부는 기능적으로 우리 몸을 보호하고 건강하게 만드는 중요한 역할을 하며, 미용적인 면에서도 아름다운 외모를 만들어줍니다.

이처럼 중요한 피부가 오랫동안 젊고 건강한 상태를 유지할 수 있도록 매일 생활 속에서 노력해야 합니다.

젊고 건강한 피부를
유지하는 법

피부 노화의 원인을 알면, 그 원인을 피해서 피부를 항상 젊고 건강하게 유지할 수 있습니다. 이는 단순하고 쉽습니다. 피부는 외부로부터 여러 해로운 자극에 끊임없이 노출됩니다. 또한 몸속에서 발생하는 내부의 위험 요소에도 지속적으로 노출됩니다. 이런 요인들이 피부에 어떤 영향을 미치는지 정확하게 알아야 합니다. 그러면 피부를 노화시키는 원인을 피하여 젊고 건강한 피부를 오랫동안 유지할 수 있습니다.

사람이 태어나서부터 죽을 때까지 노출되는 자극이 피부를 노화시키고 병들게 만듭니다. 일상생활에서 피부를 늙게 만드는 원인은 여러 가지가 있습니다. 그러나 이것들이 피부 노화의 원인인 줄 모르면 피하지 못하기 때문에 피부를 늙게 만들도록 방치하게 됩니다. 어떤 자극이 피부노화를 유발하는지 정확히 파악하고, 피부노화를 유발하는 과학적 기전을 이해할 필요가 있습니다.

피부가 외적, 내적 자극에 노출되어 염증이 일어나고 그 결과 피부가 손상받으면, 우리 피부는 받은 손상을 치유하고, 피부를 재생시켜 원래대로 만들려고 노력을 합니다. 피부는 손상을 치유하는 기능과 조직을 재생시키는 능력이 뛰어납니다. 그러니 피부의 치유력과 재생력이 100퍼센트 완벽할 수는 없습니다. 예를 들어, 손상된 피부를 99.999퍼센트 치유해도, 0.001퍼센트는 치유되지 않고 손상이 남습니다. 매일 0.001퍼센트 손상받는다고 가정하면, 1년이면 0.365퍼센트, 10년이면 3.65퍼센트, 60년이면 피부의 21.9퍼센트가 손상된다는 계산이 나옵니다. 이처럼 매일 받는 손상이 축적되면 세월이 지날수록 피부는 겉으로 점점 더 노화되어 보이는 것입니다.

만일 피부노화의 원인을 열심히 피하고, 꾸준히 피부노화를 예방한다면 피부 손상이 거의 생기지 않게끔 할 수 있을 것입니다. 그러면 세월이 지나도 피부에 축적된 손상이 그리 크지 않을 것이고, 피부도 노화되어 보이지 않을 것입니다. 따라서 어릴 때부터 피부를 노화시키는 원인을 적극적으로 피하는 습관을 몸에 익히는 것이 필요합니다.

피부노화를 막는 생활 습관은 피부를 젊고 건강하게 만들고, 그 결과 우리 몸도 젊고 건강해집니다. 예를 들어 피부가 건강해야 뇌 기능도 건강해지고, 좋은 인지 기능과 기억력을 유지합니다. 피부가 노화되면 뇌 기능도 노화됩니다. 100세가 되어도 스마트한 기억력과 인지 기능을 유지하려면 젊고 건강한 피부를 유지해야 합니다.

피부노화의 원인을 정확히 알고, 그 원인을 피하는 방법을 매일 실천하세요. 이미 찾아온 피부노화를 되돌릴 수 있는 방법을 실행에 옮기세요. 그러면 피부를 오랫동안 젊고 건강하게 유지할 수 있습니다.

피부를 노화시키는 원인을 생활 속에서 피할 수 있는 방법을 배우고 실천해야 합니다. 피부노화를 예방하고 억제할 수 있는 저속 피부노화 생활 습관을 몸에 익힐 필요가 있습니다. 어렵지 않고 간단한 방법으로 구성된 생활 속 루틴으로 원래 나이보다 10년 또는 20년 더 젊게 보이는 피부를 유지할 수 있습니다. 피부가 젊고 건강하면 우리 몸의 장기들도 건강해집니다. 피부가 젊고 건강하면 뇌도 건강을 유지하여 기억력도 좋고 인지 기능도 좋은 상태로 100세를 맞이할 수 있습니다. 꼭 실천하시기 바랍니다.

2. 왜 나이가 들면 피부가 늙어 보일까?

나이가 들면 피부가 늙어 보이는 이유가 무엇일까요? 피부에 구조적 변화가 생겼기 때문입니다. 피부 속 여러 구성성분이 세월의 흐름에 따라 구조적으로 변화하면 그 기능 역시 변화합니다. 이러한 피부 구조와 기능의 변화가 점점 축적되면 피부는 점점 늙어 보입니다. 따라서 노화에 따라 생기는 피부 구성성분의 변화를 이해할 필요가 있습니다. 그 변화를 예방하거나 다시 젊은 피부 수준으로 되돌릴 방법이 있다면, 나이가 들어도 피부가 늙지 않도록 만들 수 있겠지요.

노화에 따른 표피의 변화도 중요하지만, 특히 진피가 피부의 형태를 유지하는 역할이 더 크기 때문에, 진피의 노화에 따른 변화가 클수록 피부가 더 늙어 보입니다. 진피를 구성하는 성분은 매우 다양합니다. 노화에 따른 피부 구성성분의 변화에 대해 설명하겠습니다.

콜라겐섬유가
줄어듭니다

콜라겐섬유는 마치 큰 건물의 철근과 같은 역할을 합니다. 피부의 골격을 유지하고 피부 조직을 단단하게 만드는 성분입니다.

나이가 들수록 콜라겐 단백질의 합성이 점점 감소합니다. 특히 햇볕에 노출된 얼굴, 목, 손등의 피부에서는 자외선의 영향으로 콜라겐 합성이 더욱 감소합니다. 그 결과 콜라겐섬유의 길이와 굵기가 감소하고 콜라겐섬유의 강도가 줄어듭니다. 콜라겐섬유가 부러지고 짧아져서 피부는 제 모습을 잃어버리고, 탄력이 떨어져 주름살이 생깁니다.

탄력섬유가
짧아집니다

피부를 구성하는 단백질 중에서 콜라겐섬유 다음으로 양이 많고 중요한 성분이 탄력섬유입니다. 탄력섬유 역시 피부를 튼튼하게 만드는 철근과 같은 역할을 합니다. 탄력섬유는 피부의 탄력을 유지하고 피부를 젊게 유지하는 데 필수적인 구성성분입니다.

그러나 나이 들수록 탄력섬유의 길이가 짧아지고 탄력성이 떨어지기 때문에 피부는 제 모습을 잃어버립니다. 특히 자외선에 장기간 노출된 피부는 탄력섬유의 변성이 훨씬 심합니다. 그 결과 노출 부위의 피부는 비노출 부위의 피부에 비해 노화가 더 빨리, 더 심하게 옵니다.

프로테오글리칸이
기능을 상실합니다

피부에는 프로테오글리칸에 속하는 여러 종류의 단백질이 있습니다. 이런 단백질은 콜라겐섬유와 탄력섬유를 서로 잘 연결하여 피부의 골격을 튼튼하게 만듦으로써 피부가 젊고 건강한 형태를 유지하게 합니다. 피부가 노화되면 프로테오글리칸에 속하는 많은 단백질의 양과 기능이 변화하며 기능을 상실하고, 그 결과 피부가 늙어 보입니다.

글리코사미노글리칸의
양과 기능이 변합니다

글리코사미노글리칸은 피부 속 단백질 사이의 빈 공간을 채우는 당 성분입니다. 나이가 들수록 당 성분의 양과 기능이 변화되어 피부가 늙어 보입니다.

단백질 분해효소가
늘어납니다

피부에는 단백질을 녹여 없애는 효소가 많이 있습니다. 이런 단백질 분해효소를 MMP(Matrix MetalloProteinase)라고 합니다.

이런 효소가 필요한 이유는 잘못 만들어진 단백질이나 손상된 단백질을 제거하기 위해서입니다. 평소에는 단백질 분해효소의 발현량이 많지 않습니다. 피부에 제거할 단백질이 생기면 필요에 따라 단백질 분해효소의 발현이 증가합니다.

자외선을 비롯한 여러 환경 자극은 분해효소의 발현을 비정상적으로 증가시킵니다. 비정상적으로 증가한 단백질 분해효소는 피부에 있는 정상 콜라겐섬유와 탄력섬유를 비롯한 피부 구성 단백질을 분해합니다. 그러면 피부의 골격이 약해지고 피부 구조에 문제가 생기며 피부가 약해집니다. 그 결과 피부에 주름살이 형성되고, 피부의 탄력이 감소하며, 피부는 늙어 보입니다. 또한 자연적인 피부노화 과정에서도 단백질 분해효소의 발현이 증가합니다. 따라서 단백질 분해효소가 비정상적으로 증가하는 것을 막을 수 있다면 피부노화를 예방할 수 있습니다.

피부 속에는 수없이 많은 구성성분이 존재하고, 이런 성분은 피부노화 현상에 따라 변화합니다. 이렇게 많은 성분 중에 한 가지만 교정한다고 해서 피부를 다시 완벽하게 젊게 만들 수는 없습니다. 예를 들어 콜라겐 단백질 성분 하나만 증가시킨다고 피부가 눈에 띄게 젊어지지는 못할 것입니다. 피부를 구성하는 성분 중에 가능하면 많은 성분을 동시에 젊은 수준으로 회복시켜야 피부를 젊게 만들 수 있을 것입니다. 우리 피부는 여러 구성성분이 각자의 역할을 충실히 수행할 때 젊음을 유지하며 건강하다고 할 수 있습니다.

3. 피부 구조, 속부터 파헤치기

피부 겉면을 둘러싼
표피층

피부는 우리 몸에서 가장 넓은 장기입니다. 피부의 넓이는 어른은 1.6㎡ 정도이고, 10세 어린이는 1.0㎡입니다. 수많은 세포가 피부를 형성하고 있으며, 우리 몸을 보호하고 있는 피부세포가 손상을 받지 않고 노화가 일어나지 않도록 해야 젊고 건강하게 살아갈 수 있습니다.

피부는 표피층, 진피층, 피하지방층의 세 층으로 구성되어 있습니다.

표피층은 피부의 가장 바깥에 위치하는 층입니다. 각질형성세포, 멜라닌세포, 랑게르한스세포가 여기에 분포합니다.

피부장벽을 만드는 각질형성세포

표피층에 가장 많은 세포는 각질형성세포입니다. 각질형성세포라는 이름을 보면 이 세포가 존재하는 이유를 알 수 있는데, 각질을 형성하기 위한 세포입니다. 젊은 피부라면 각질형성세포가 10층 정도 겹쳐 표피층을 구성합니다.

표피와 진피가 만나는 표피층의 가장 아래층을 기저층이라고 합니다. 기저층에는 계속해서 각질형성세포를 만드는 줄기세포가 있습니다. 각질형성세포를 만드는 줄기세포 하나가 둘로 분열하여, 하나는 위로 올려보내고 하나는 그 자리에 남아 계속 줄기세포 역할을 하면서 각질형성세포를 만듭니다. 위로 올라간 각질형성세포는 분화 과정을 거쳐서 위층으로 계속 올라가고, 그 과정에서 각질형성세포의 모양은 점점 납작해지다가 결국 맨 바깥층에 도달하면 각질세포로 바뀝니다.

각질세포는 분화 과정에서 죽은 각질형성세포로 조만간 피부에서 탈락해 떨어져 나갑니다. 피부에서 떨어져 나가기 직전에 납작한 형태의 각질세포는 피부 부위마다 다르지만, 15~40층 정도가 겹겹이 겹쳐 층을 이룹니다. 각질세포로 이루어진 층을 각질층이라고 부릅니다.

결국 표피층은 기저층부터 각질층까지 각질형성세포가 층을 이룬 것입니다. 각질형성세포가 죽어서 형성한 각질층에는 납작한 모양의 각질세포가 층층이 쌓여 있으며, 각질세포들 사이의 빈 공간을 지질 성분과 당 성분이 빈틈없이 꽉 채우고 있습니다. 각질층은 우리 몸을 보호하는 기능을 하는 물리적 장벽으로, 피부장벽이라고도 부릅니다.

피부를 보호하는 멜라닌세포

표피에 존재하는 두 번째 세포는 멜라닌세포로, 멜라닌 색소를 만듭니다. 흑인의 피부가 검은 이유는 멜라닌세포가 멜라닌 색소를 많이 만들기 때문이고, 백인의 피부가 흰 이유는 멜라닌세포가 멜라닌 색소를 적게 만들기 때문입니다. 햇볕을 쬔 후에 피부가 검게 변하는 이유도 햇빛을 받은 멜라닌세포가 멜라닌 색소를 일시적으로 많이 만들었기 때문입니다.

멜라닌세포는 표피의 기저층에 위치합니다. 기저층에 있는 10개의 각질형성세포마다 1개의 멜라닌세포가 있으며, 멜라닌세포에 있는 돌기를 통해 표피에 있는 36개의 각질형성세포에 멜라닌 색소를 전달합니다. 멜라닌세포가 멜라닌 색소를 만들어 각질형성세포에 전달하는 이유는 멜라닌 색소가 자외선을 차단하기 때문입니다. 각질형성세포를 자외선으로부터 보호하려는 것입니다. 멜라닌 색소를 전달받은 각질형성세포는 멜라닌 색소를 핵 위에 배치해서, 핵 안에 있는 중요한 DNA가 자외선에 의해 손상받아 돌연변이가 생기지 않도록 예방합니다. 즉, 멜라닌세포는 멜라닌 색소를 만들어 표피를 구성하고 있는 각질형성세포를 자외선으로부터 보호하는 역할을 하는 중요한 세포입니다.

그러나 사람들은 피부가 검어지는 것을 싫어합니다. 멜라닌세포는 자외선으로부터 피부를 보호하기 위해 노력하지만, 사람들은 그 진심을 이해하지 못하고 싫어합니다. 피부가 검어지는 것이 싫다면 햇빛을 철저히 피해야 합니다. 그러면 멜라닌세포가 멜라닌 색소를 만들지 않을 것입니다.

피부 면역 기능을 수행하는 랑게르한스세포

랑게르한스는 이 세포를 처음 발견한 사람의 이름입니다. 랑게르한스세포는 표피에 분포하여 피부에 침투한 물질을 잡아먹습니다. 침투 물질을 잡아먹은 후에 가까운 림프절로 이동하여 잡아먹은 물질을 림프구에 전달하여 그 물질의 정보를 림프구에 알려줍니다. 그러면 림프구는 그 물질을 기억했다가, 다음에 같은 물질이 들어오면 그 물질에 대한 면역반응을 일으켜 제거합니다.

랑게르한스세포는 그물 모양의 돌기를 사방으로 뻗고 있으며, 피부를 통해 들어오는 물질을 빠짐없이 걸러내어 우리 몸을 지키는 역할을 합니다. 이처럼 랑게르한스세포는 우리 몸을 보호하는 역할을 하는 중요한 면역세포입니다.

우리 몸을 보호하는 각질층이 손상되어 피부장벽 기능이 감소하면 외부에서 유해 물질이 많이 들어오고, 랑게르한스세포가 이 물질을 감지하여 면역반응을 통해 제거합니다. 그 과정에서 발생하는 면역반응에 의해 피부에는 염증이 생깁니다.

표피를 구성하는 각질형성세포가 오랜 세월 자외선을 받아 암세포로 변화하면, 랑게르한스세포가 새로 생긴 암세포를 감지하여 림프구가 암세포를 없애도록 하는 작용을 하기도 합니다. 이처럼 랑게르한스세포는 피부를 보호하는 다양한 역할을 수행하는 중요한 면역세포입니다.

피부의 뼈대를 이루는
진피층

진피층은 표피층 아래에 위치하는 부위로, 주로 콜라겐섬유와 탄력섬유 및 프로테오글리칸에 속하는 단백질 성분과 글리코사미노글리칸을 비롯한 다양한 당 성분이 마치 튼튼한 건물의 뼈대에 해당하는 철근처럼 피부의 모양을 튼튼하게 유지하고 피부에 탄력을 유지하는 역할을 합니다. 이런 성분들을 합성하는 것이 진피에 분포하는 대표적인 세포인 섬유아세포입니다.

이밖에도 진피층에는 피부에 산소와 영양분을 공급하는 혈관이 지나다니며 신경섬유가 분포하고 있습니다. 땀을 만드는 땀샘, 털을 만드는 모낭, 피지를 만드는 피지샘 등도 주로 진피에 있습니다.

피부에 필요한 물질을 분비하는 세포

피부를 구성하는 대부분의 단백질과 당 성분을 합성하여 분비하는 세포가 섬유아세포입니다. 섬유아세포는 콜라겐섬유의 주 구성 단백질인 콜라겐, 탄력섬유의 주 구성 단백질인 탄력질과 피브릴린, 그리고 프로테오글리칸에 속하는 여러 종류의 단백질을 합성합니다. 또한 글리코사미노글리칸에 속하는 당 성분도 합성합니다. 진피 내에 있는 섬유아세포는 진피를 항상 튼튼하게 유지하기 위해 각종 단백질과 당 성분을 필요에 따라 양을 조절해서 합성합니다.

한편 섬유아세포는 단백질과 당 성분을 분해하는 여러 효소도 필요에 따라 합성하여 손상된 단백질이나 당 성분을 제거하고, 부족해진 단백질과 당 성분은 새로 만들어 피부를 건강하게 유지합니다.

비만세포(Mast cell)는 진피에 주로 위치하며, 특히 혈관 주위에 분포합니다. 이름 때문에 비만과 관계된 세포라고 오해해서는 안 됩니다. 이 세포는 알레르기를 유발하는 외부 물질이 피부 안으로 들어오거나 피부가 물리적 자극을 받으면, 비만세포 안에 있는 히스타민을 세포 밖으로 분비하여 두드러기나 가려움증을 유발합니다. 히스타민 외에도 다양한 효소들과 염증 유발 물질도 같이 분비하는데, 비만세포는 피부에 염증과 가려움증을 유발하는 역할을 하는 일종의 염증세포입니다. 이처럼 비만세포는 피부에 염증이 생길 때 중요한 역할을 합니다.

피부 구조를 유지하는 단백질

피부 진피층을 구성하는 제일 중요하고 양이 많은 단백질은 콜라겐입니다. 우리 몸에 존재하는 콜라겐 단백질의 종류는 28가지 정도로, 이 중 피부 진피에 많은 것이 1형 콜라겐과 3형 콜라겐입니다. 1형 콜라겐은 진피 무게의 80~85퍼센트를 차지할 정도로 제일 많으며, 그다음은 3형 콜라겐으로 10~15퍼센트를 차지합니다. 1형 및 3형 콜라겐 단백질은 콜라겐섬유를 형성하는데, 이 콜라겐섬유는 피부의 강도와 탄력성을 결정하고 피부 구조를 유지하는 핵심적인 역할을 합니다.

4형 콜라겐과 7형 콜라겐은 표피와 진피의 경계 부위에 있는 기저막을 구성하는 콜라겐 단백질입니다. 표피와 진피 사이에 위치한 기저막은 표피를 지지하는 역할을 합니다.

탄력섬유는 진피 무게의 2~4퍼센트를 차지하는데, 정교한 네트워크를 구성해서 피부의 탄력을 유지하는 중요한 역할을 합니다. 탄력섬유는 탄력질과 피브릴린이라는 단백질로 구성되어 있습니다.

프로테오글리칸 단백질은 다음에 설명할 글리코사미노글리칸에 속하는 당 성분이 결합하는 단백질로, 여러 종류가 있습니다. 그중 대표적인 단백질에는 신데칸, 글리피칸, 펄레칸, 버지칸, 데코린 등이 있습니다. 당 성분이 붙어 있는 프로테오글리칸 단백질은 피부의 모양을 튼튼하게 유지하는 역할을 합니다. 세포막에 주로 있는 신데칸과 글리피칸 단백질은 세포를 주위의 콜라겐섬유 또는 탄력섬유와 연결해 주는 역할을 합니다. 한편 펄레칸, 버지칸, 데코린 같은 단백질은 세포와는 상관없이 진피에 있는 여러 종류의 섬유를 서로 연결해서 피부를 튼튼하게 만들고 피부의 구조를 유지하는 역할을 합니다. 따라서 이런 단백질이 부족해지면 피부는 제 모습을 잃어버립니다.

촉촉한 피부를 유지해 주는 당

당은 탄수화물의 일종입니다. 진피는 콜라겐섬유와 탄력섬유가 골격을 이루는데, 골격 사이의 공간은 프로테오글리칸 단백질 성분과 당 성분이 채웁니다. 글리코사미노글리칸에 속하는 당 성분은 콜라겐섬유와 탄력섬유로 만들어진 골격의 사이를 채우며, 피부의 형태를 유지할 뿐만 아니라 세포에 신호를 전달하는 중요한 역할을 합니다.

진피에 많이 있는 당 성분이 글리코사미노글리칸에 속하는 당 성분입니다. 6종류가 알려져 있는데, 히알루론산, 콘드로이틴 황산염, 더마탄 황산염, 헤파란 황산염, 헤파린, 케라탄 황산염입니다. 이런 당 성분은 음전하를 띠며, 물 분자와의 결합력이 좋아 많은 양의 물을 잡고 있어 피부보습 기능이 뛰어납니다.

산소와 영양분을 전달하는 혈관

혈관은 피부에 산소와 영양분을 전달하는 중요한 기능을 합니다. 피부로 가는 혈류량이 잘 유지되어야 피부가 건강하고 젊음을 유지할 수 있습니다. 피부의 혈관은 진피층까지만 분포해 있고, 표피층 안으로는 혈관이 들어오지 못하므로 표피에는 혈관이 없습니다. 따라서 표피를 구성하는 세포는 산소와 영양분을 진피로부터의 확산을 통해 공급받습니다. 진피에는 동맥, 정맥, 모세혈관이 모두 있습니다. 진피를 덮은 표피는 혈관이 외부 충격에 의해 쉽게 터지지 않도록 보호하는 역할을 합니다.

피부가 노화하면 진피에 있는 혈관의 수와 굵기가 점점 감소합니다. 그 결과 피부로 전달되는 산소와 영양분의 양이 줄어들고, 피부의 건강과 젊음을 유지하기가 점점 어려워집니다.

체모를 만드는 모낭

두피의 머리카락과 몸에 있는 솜털을 만드는 모낭은 진피층과 피하지방층에 위치합니다. 모낭은 생장기, 퇴행기, 휴지기라는 반복적으로 변하는 주기를 거치기에, 머리카락과 솜털은 성장하다가 때가 되면 빠지는 과정을 반복합니다.

생장기 모낭은 평균 3년 동안 유지되면서 모발을 성장시킵니다. 머리카락은 하루 $0.3 \sim 0.5mm$씩 성장합니다. 따라서 한 달에 약 $1 \sim 1.5cm$, 1년이면 $12 \sim 18cm$가 자랍니다. 3년간 유지되면서 머리카락이 자랄 수 있는 총길이는 평균 $36 \sim 54cm$ 정도입니다.

평균 3년간 생장기 모낭이 유지된 후에는 평균 3주간 퇴행기 모낭을 거쳐, 평균 3달간 휴지기 모낭으로 변화합니다. 두피에 있는 머리카락의 수는 약 10만 개 정도인데, 10만 개 중 90퍼센트는 생장기 모낭 상태이고 10퍼센트는 휴지기 모낭 상태입니다. 즉, 두피에 존재하는 10만 개의 머리카락 중 9만 개는 성장 중인 생장기 모발이며, 1만 개는 성장이 멈춰 곧 빠질 휴지기 모발입니다. 휴지기 모발의 1퍼센트 정도가 매일 빠지므로, 정상적이라면 하루에 100개 정도의 머리카락이 빠집니다.

머리카락은 뇌가 있는 중요한 머리를 보호하는 기능을 하며, 열 발산을 막아 체온을 유지하고, 미용적으로도 중요한 역할을 합니다.

피부 건조를 막아주는 피지샘

피지샘은 두피, 얼굴, 가슴 및 등 윗부분에 많이 분포하고 있습니다. 피지샘에서는 기름 성분인 피지를 합성하여 피부 밖으로 매일 적당량을 분비합니다. 분비된 피지는 피부를 살짝 덮어서 피부가 건조해지지 않게 해주는 효과가 있습니다. 그러나 피곤하거나 컨디션이 나쁘거나 잠을 자지 못하거나 피부 온도가 올라가면 피지샘에서 피지 분비가 급격하게 증가합니다. 피지 분비가 증가하면 얼굴에 기름기가 많아지고 피부가 번들거리며 심하면 여드름 등 피부 트러블이 생기고 지루습진이 심해집니다.

피지샘에서 만들어진 피지는 피지샘과 붙어 있는 모낭을 통과해 피부 밖으로 배출됩니다. 만일 모낭 입구가 각질에 의해 막히면 피지는 피부 밖으로 분비되지 못하고 모낭에 고입니다. 그러면 모낭이 부풀고 여드름의 기본 병변인 면포를 형성합니다.

피지는 여드름균을 비롯해 피부에 있는 상재균의 먹이가 되기 때문에 피지 분비가 증가하면 여드름균을 비롯한 피부 상재균의 수가 많아집니다. 피부에 있는 균이 피지를 분해하여 지방산을 만들고, 지방산은 피부에 염증을 유발합니다. 따라서 피지 분비가 증가하면 여드름이 유발되거나 지루습진과 같은 염증성 피부질환이 생깁니다.

체온 조절 기능을 하는 땀샘

땀샘은 전신 피부의 진피 내에 존재하며, 특히 손바닥, 발바닥, 이마, 겨드랑이에 많이 분포합니다. 피부 $1cm^2$에 약 200~400개의 땀샘이 있습니다. 땀은 증발하면서 피부에서 열을 빼앗아 체온을 조절하는 작용을 합니다.

피부 가장 안쪽의
피하지방층

피부의 가장 깊은 층은 지방세포로 구성된 피하지방층입니다. 많이 먹고 운동하지 않아서 남아도는 에너지는 피하지방층에 있는 지방세포에 저장됩니다. 그러면 지방세포의 크기가 점점 커지고 피하지방층의 두께가 두꺼워져서 살이 찝니다.

지방세포는 남아도는 에너지를 지방 형태로 저장하는 역할을 주로 하지만, 여러 물질을 분비하여 우리 몸의 대사작용을 조절하는 중요한 역할도 합니다. 다음의 4가지 기능입니다.

첫째, 아디포넥틴 및 렙틴을 분비합니다. 지방세포가 분비하는 물질들을 아디포카인이라고 부르는데, 이 두 가지가 대표적입니다.

아디포넥틴은 당뇨병을 억제하고 염증을 억제하는 역할을 합니다. 비만인 경우에는 아디포넥틴 합성이 감소되어 있습니다. 몸에 좋은 역할을 하는 아디포넥틴이 부족해져서 비만이 생긴 것입니다. 따라서 아디포넥틴 합성을 증가시키면 비만을 호전시킬 수 있습니다.

반면, 렙틴은 식욕을 억제하고 비만을 줄이는 효과가 있습니다. 렙틴도 우리 몸에 좋은 작용을 하는 물질입니다. 비만인 사람의 신체에서는 렙틴의 합성이 증가합니다. 이는 우리 몸이 비만을 줄이기 위한 작용입니다. 렙틴을 많이 합성하여 식욕을 억제하려고 노력하는 것입니다.

둘째, 체온을 조절합니다. 피하지방층은 열의 발산을 막아 체온이 너무 떨어지지 않게 유지하는 기능을 합니다. 피하지방층이 두꺼운 사람들은 열이 잘 발산되지 않기 때문에 더위를 잘 타고 쉽게 땀을 흘립니다. 반면에 마른 사람들은 피하지방층의 보온 효과가 적기 때문에 추위를 잘 탑니다.

셋째, 외부 충격을 방지합니다. 두꺼운 피하지방층은 외부 충격으로부터 신체를 보호하는 기능도 합니다.

넷째, 미용 기능이 있습니다. 얼굴 피부의 피하지방층은 얼굴의 볼륨을 결정합니다. 살이 찐다는 것은 피하지방층의 두께가 두꺼워지는 뜻이고, 그러면 얼굴 볼륨이 늘어납니다. 피하지방층이 두꺼우면 피부를 위로 올려 피부를 늘려주므로 피부가 펴지게 하는 효과가 있습니다. 반대로, 살이 빠지면 피하지방층의 두께가 얇아지고, 얼굴의 볼륨이 줄어듭니다. 갑자기 살이 빠지면 얼굴 피부에 주름이 생깁니다. 피하지방층이 줄어들면 볼륨이 줄어들고 피부를 올려주는 힘이 없어지면서 피부가 접혀 주름이 생길 수 있습니다.

　노화가 진행되면 지방세포가 지방을 합성하는 능력이 감소해 피하지방층이 점점 얇아집니다. 또한 자외선을 많이 받은 피부의 피하지방층에 존재하는 지방세포는 지방 합성 능력이 감소해 있습니다. 따라서 노화되거나 자외선을 많이 받은 얼굴 피부의 피하지방층은 점점 얇아지며, 피부의 볼륨감이 없어지고 피부에 잔주름이 많아져 늙어 보이게 됩니다.

4. 우리가 몰랐던 피부의 기능

피부를 보호하는
피부장벽 기능

40층의 각질세포로 이루어진 피부장벽은 40층의 벽돌을 쌓아 만든 높고 두꺼운 튼튼한 성벽인 셈입니다. 각질세포의 사이에서는 기름 성분과 당 성분이 피부장벽의 빈틈을 메워줍니다. 마치 성벽의 벽돌을 시멘트로 단단하게 붙여 쌓아 올린 것과 같습니다. 그러다 피부가 노화되면 40층의 각질세포가 20층으로 줄어들고, 그 사이를 채운 기름 성분과 당 성분이 부족하게 생성됩니다. 마치 성벽의 높이와 두께가 줄어들고, 벽돌 사이의 시멘트가 다 빠져나가서 성벽이 허물어지는 것과 마찬가지입니다. 그러면 피부장벽 기능이 감소하여, 외부에서 유해물질이 쉽게 피부로 침투하고, 피부의 수분은 밖으로 많이 소실될 것입니다.

피부는 매우 복잡하고 정교하게 만들어져 있습니다. 각종 세균이 우글거리는 세상에서 우리 몸은 살아갑니다. 그러나 전혀 문제가 없습니다. 더러운 진흙탕에서 뒹굴거나 며칠 동안 몸을 닦지 못해도 큰 문제 없는 이유는 피부가 우리 몸 안으로 해로운 물질이나 균이 들어오지 못하게 철저하게 막아주고 있기 때문입니다. 이와 같은 보호 기능을 담당하는 것이 각질층인 피부장벽입니다. 그리고 이러한 피부의 보호 기능을 피부장벽 기능이라고 합니다. 피부가 높은 성의 튼튼한 성벽처럼 장벽의 역할을 하고 있다는 뜻입니다.

각질세포가 겹겹이 쌓여 있고 그 사이를 지질 성분과 당 성분이 채우고 있는 각질층은 우리 몸을 더러운 환경으로 보호하는 기능의 99퍼센트를 담당하고 있다고 해도 과언이 아닙니다. 사람들이 각질을 때라고 생각하여 때수건으로 밀곤 하는데, 이는 잘못된 생각입니다. 각질층은 우리 몸을 보호하는 역할을 하는 중요한 피부층입니다.

우리 몸은 기름막으로 둘러싸여 있다고 해도 과언이 아닙니다. 몸은 피부로 덮여 있고, 피부의 가장 바깥층은 각질층이며, 각질층을 구성하는 각질세포 사이의 빈 공간을 기름 성분이 채우고 있기 때문입니다.

각질세포 사이를 채우는 지질 성분은 콜레스테롤, 세라마이드, 지방산 세 종류입니다. 이런 지질 성분은 각질층 바로 밑에 위치한 각질형성세포가 합성한 후 세포 밖으로 분비하여 각질세포들 사이의 공간을 채웁니다. 인간의 피부에서 3가지 지질 성분의 비율은 분자 수 기준으로 1:1:1입니다. 즉, 콜레스테롤 분자, 세라마이드 분자, 지방산 분자가 동일한 비율로 섞여 각질세포 사이의 공간을 채우고, 피부에 기름막을 형성합니다.[1] 분자 수로는 1:1:1이지만 질량으로는 분자량이 큰 세라마이드가 약 50퍼센트, 콜레스테롤이 25퍼센트, 지방산이 10~15퍼센트 정도 차지합니다.[2] 총합이 100퍼센트가 되지 않는 이유는 3가지 지질 성분 외에도 다른 형태의 지질이 소량 존재하기 때문입니다.

지질 성분이 각질층을 형성하는 각질세포들 사이의 공간을 잘 채우고 있기 때문에, 물에 녹는 수용성 물질은 기름막을 통과하지 못해 절대로 피부 안으로 침투할 수 없습니다. 또한 피부 안에 존재하는 수분이 기름막을 뚫고 밖으로 소실되지 않기 때문에 피부 보습을 잘 유지합니다. 그러나 각질세포 사이를 채우는 지질 성분이 충분히 잘 만들어지지 않거나, 각질층을 이루고 있는 지질 성분이 손상되면 피부장벽 기능이 감소하고 피부를 보호하는 기능에 문제가 생깁니다.

피부장벽을 구성하는 또 하나의 성분이 당입니다. 흔히 허기질 때 "당 떨어진다"고 하는데, 이때의 당입니다. 당은 탄수화물의 기본 형태입니다. 단당류는 1개의 당 분자로 된 것으로, 포도당, 갈락토스, 푸코스 등이 있습니다. 단당류가 2개가 결합하면 이당류가 되며, 단당류가 수십 개에서 수백 개가 결합하면 다당류가 됩니다.

당뇨병 환자의 혈액에서는 당이 증가하기 때문에 당 성분은 무조건 나쁘다는 잘못된 인식이 있습니다. 그러나 우리 몸을 구성하는 중요한 성분은 단백질, 지질, 탄수화물이고, 이 중 탄수화물을 구성하는 당은 우리 몸을 구성하는 중요한 성분입니다. 당은 우리 몸에서 에너지로 사용되는 ATP 생성의 기본 원료일 뿐만 아니라, 세포의 구조와 기능을 유지하는 데 꼭 필요한 중요한 성분입니다. 따라서 적당한 수준의 당 성분을 유지하는 것은 피부 건강과 젊음을 유지하는 데 꼭 필요합니다.

최근에, 혈액형을 결정하는 ABO 혈액형 당 성분이 각질층에 많이 있다는 사실이 서울대병원 피부과에서 수행한 연구 결과를 통해 알려졌습니다.[3] 사람의 혈액형인 A형, B형, O형은 5개 내지 6개의 단당류가 일렬로 붙어 적혈구 막에서 혈액형을 결정합니다. 그런데 동일한 당 성분이 피부의 각질층에도 많이 있다는 사실을 알게 된 것입니다. 혈액형 당 성분이 피부에서 피부장벽을 형성하면서 피부장벽 기능 유지에 매우 중요한 역할을 하고 있다는 사실을 세계 최초로 발견했다는 점에서 중요한 연구였습니다.

연구 결과에 따르면, 피부 각질층에 ABO 혈액형 당 성분이 충분히 있으면 피부장벽이 제 기능을 하고 피부가 건강하지만, 반대로 이런 성분이 부족해지거나 소실되면 피부장벽 기능이 떨어지고 피부는 건조해지며 피부에 염증이 생깁니다. 따라서 ABO 혈액형 당 성분이 피부장벽 기능을 좋게 하고 피부의 건강을 유지하는 데 매우 중요한 역할을 하는 것입니다.

몸에 필요한 물질을 만드는 내분비 기능

피부가 하는 또 하나의 중요한 기능은 외부의 변화에 대처하기 위해 여러 물질을 만드는 것입니다. 피부세포에서 만들어진 물질이 피부는 물론이고 혈액을 타고 전신 구석구석에 퍼져 영향을 미칩니다.

더러운 환경에 직접 접촉하는 피부는 주위에서 오는 해로운 환경 자극을 빨리 알아차려야 하는 임무가 있습니다. 피부는 우리 몸에 해로운 자극이 오면 빨리 알아차려서 뇌에 알려줍니다. 그러면 뇌에서는 여러 조치를 취하게 합니다. 예를 들어 벌레가 피부를 물면 물린 부위의 피부세포가 여러 물질을 합성합니다. 합성된 물질은 주위의 신경을 자극하여 뇌에 신호를 보냅니다. 또한 피부에서 합성된 물질들이 혈관을 타고 뇌에 도달하여 피부에서 일어난 일을 알려줍니다. 그러면 뇌는 손에 명령을 내려 그 부위를 긁거나 문지름으로써 추가로 벌레에 물리지 않도록 벌레를 없애려고 노력합니다. 그리고 벌레에 물려 상처가 난 피부를 치유하려는 일련의 후속 조치를 취합니다.

또 다른 예로, 피부가 자외선을 받으면 피부에 염증이 생깁니다. 자외선이 피부세포를 자극하여 염증성 사이토카인의 합성을 유도함으로써 피부에 염증을 유발하는 것입니다. 피부에 생긴 염증은 피부 조직을 손상시킵니다. 피부에서 분비된 염증성 사이토카인은 혈액으로 흘러 들어가고, 우리 몸에 전반적으로 염증을 유발해서 건강에 나쁜 영향을 미칩니다. 그러면 피부는 이런 상황을 인지하고 피부의 염증반응을 억제하기 위해 노력합니다.

그때 피부세포는 코르티솔이라는 호르몬을 합성합니다. 증가한 코르티솔 호르몬은 염증을 억제하는 효능이 강력해서 자외선에 의한 피부 염증반응을 줄여줍니다. 이처럼 피부세포는 코르티솔을 직접 만들어 자외선에 의한 염증을 줄이고, 염증에 의한 피부 손상을 억제하기 위해 자체적으로 노력하고 있습니다.

피부는 상황에 따라 필요한 물질을 만들어 외부 자극으로부터 자신을 보호하거나, 우리 몸을 보호하기 위해 필요한 신호를 뇌에 보냅니다. 그러나 피부가 병들고 노화하면 제때 꼭 필요한 물질을 만드는 능력이 떨어집니다. 그러면 건강에 문제가 생깁니다. 피부가 노화되고 병들면 우리 몸도 노화되고 병이 드는 이유입니다.

다른 한편으로, 젊고 건강한 피부는 정상적으로 건강에 도움을 주는 여러 호르몬과 물질을 만듭니다. 대표적인 물질이 비타민 D입니다. 햇빛을 받으면 피부세포는 비타민 D를 만들어 혈액 내로 분비합니다. 피부에서 만들어진 비타민 D는 혈액을 타고 전신에 도달하여 몸을 튼튼하게 만듭니다. 이처럼 피부세포는 비타민 D와 같은 몸의 기능을 조절하는 다양한 호르몬과 물질을 합성해서 분비합니다.

피부를 구성하는 세포의 수가 엄청나게 많기 때문에, 개개의 피부세포에서 조금씩 만들어진 물질이 피부세포에서 나와 혈액에서 모이면 그 양은 상당히 많아져 기능을 충분히 할 수 있습니다. 이처럼 피부는 몸을 보호하기 위해 여러 물질을 만드는 내분비 기능을 수행합니다. 피부가 노화하면 이런 물질을 합성하는 능력이 줄어듭니다. 그러면 건강이 나빠질 수밖에 없습니다.

예를 들어 젊고 건강한 피부에서는 뇌의 해마에서 신경 합성을 증가시키는 뇌유래신경영양인자(BDNF), 옥시토신, 세로토닌 등을 비롯한 다양한 물질이 많이 합성됩니다. 피부에서 합성된 물질은 혈액을 통해 뇌로 흘러가서 뇌를 건강하게 만드는 역할을 합니다. 그러나 피부가 병들고 노화하면 이런 물질들의 합성이 줄어들고, 그 결과 해마에서의 신경 합성이 감소하여 인지 기능과 기억력이 나빠집니다.

이처럼 피부를 젊고 건강하게 유지하는 것은 뇌를 비롯한 우리 몸의 건강 유지에 중요합니다. 건강한 피부가 건강한 몸을 만듭니다.

균으로부터 보호하는
면역 기능

피부는 물리적으로 튼튼한 피부장벽을 형성하여 우리 몸을 보호하는 역할 외에도 면역 기능을 발휘하여 몸을 보호하는 역할을 수행합니다. 피부장벽은 물리적으로 균의 침범을 막고, 면역 기능도 균의 침입을 막습니다.

피부세포는 균을 억제하는 항균 물질을 미리 합성해서 피부를 보호합니다. 피부에 상처가 나서 균이 들어오면 피부에 이미 만들어져 있는 항균 물질이 균을 죽이거나 균의 증식을 억제합니다. 또한 피부세포가 다양한 면역조절물질이나 염증을 유발하는 물질을 분비하여, 균이 침범한 부위로 염증세포와 면역세포가 모이도록 합니다. 모여든 염증세포와 면역세포는 균을 억제하여 몸을 균으로부터 보호하는 면역 기능을 수행합니다.

표피에는 면역세포인 랑게르한스세포가 존재합니다. 랑게르한스세포는 우리 몸에 들어오는 알레르기 물질을 확인하고 면역반응을 통해 알레르기 물질을 제거하는 역할을 수행합니다.

이처럼 피부는 물리적 보호막으로 기능하는 동시에 면역기관으로서 우리 몸을 보호하는 역할을 합니다. 피부가 섧고 건강하면 피부면역 기능도 정상적으로 유지되므로 몸을 건강하게 보호하는 첫 걸음은 피부 건강을 지키는 것입니다.

더위와 추위를 견디게 하는
체온 조절 기능

피부의 체온 조절 방법은 두 가지입니다. 하나는 땀이 증발할 때 피부에서 열을 빼앗아 체온을 낮추는 것입니다. 다른 하나는 피하지방층이 열의 발산을 차단하는 방식입니다. 피하지방층이 두꺼우면 열의 발산을 막아 추위를 덜 타는 반면에 피하지방층이 얇으면 열을 쉽게 빼앗겨 추위에 민감해집니다. 비만인 사람은 피하지방층이 두꺼워 열을 덜 빼앗기므로 땀을 더 많이 흘려 체온을 조절하게 되는데, 그 결과 여름에 더위를 더 많이 타게 되는 것입니다. 마른 사람은 더위는 덜 타지만, 열을 많이 빼앗기는 탓에 겨울에 추위를 더 많이 탑니다.

위험을 피하도록 돕는
감각 기능

무엇을 만졌을 때 피부의 신경이 활성화되면서 부드럽다, 거칠다 등의 촉감이나 뜨겁다, 차다 등의 온도 변화를 알아차릴 수 있습니다. 피부에 압력을 받으면 압력이 도달하는 부위의 깊이도 구분할 수 있습니다. 또한 통증과 가려움증을 유발하는 자극이 들어오면, 피부의 신경이 활성화되어 뇌에서 통증과 가려움증을 느낍니다. 이처럼 피부는 외부 환경의 변화와 피부에 도달하는 각종 자극을 알아차리는 감각 기능이 발달한 장기로, 위험한 환경에서 몸이 안전하게 반응할 수 있게 해줍니다.

외모를 결정하는 데 중요한 미용 기능

　피부는 외모를 결정하는 데 매우 중요한 역할을 합니다. 어떤 사람이 20대인지, 40대인지, 60대인지 짐작할 수 있는 것은 피부에 드러난 차이 때문입니다. 근육이나 뼈의 차이보다는 피부의 상태, 주름살, 피부색 등 겉으로 나타나는 피부노화의 징후에 따라 나이를 짐작할 수 있습니다. 피부의 노화 상태에 따라 사람의 외모는 변화하며, 실제 나이보다 더 젊게, 또는 더 나이 들게 보일 수 있습니다.

　피부미인이라는 말이 있습니다. 깨끗하고 젊은 피부는 젊고 아름다워 보이게 합니다. 피부가 늙지 않도록 일상생활에서 꾸준히 노력하면 실제 나이보다도 훨씬 젊어 보이는 외모와 건강한 육체를 유지할 수 있으며, 자신감이 넘치는 사회활동을 할 수 있습니다.

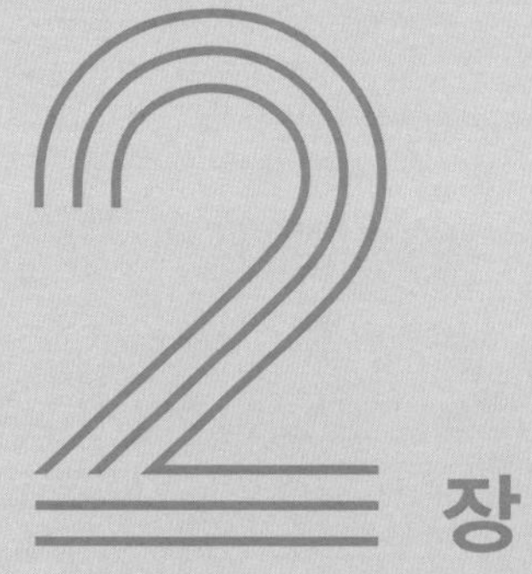

2장

가속 피부노화를 부르는 9가지 원인

1. 무시할 수 없는 요인, 유전

조로증을 앓고 있던 12세 아이를 진료한 적이 있습니다. 이 질환은 병명에서 알 수 있듯이 노화 증상이 아주 어린 나이에 나타나는 질환입니다.

환자의 피부는 얇았고, 탄력은 감소했으며, 얼굴에 주름이 많이 보였습니다. 노인 피부처럼 건조하여 허옇게 인설이 일어나 있었고, 머리카락도 많이 빠져 있었습니다. 마치 수십 년의 세월이 한꺼번에 지나간 것처럼 느껴졌습니다.

조로증은 잘못된 생활 습관이 아니라, 유전자 이상으로 인한 질환입니다. 세포 핵을 둘러싼 막을 구성하는 주요 단백질의 유전자 돌연변이에 의해 단백질이 잘못 만들어져서 발생합니다. 특정 유전자의 돌연변이가 세포의 수명을 짧게 만들고, 그 결과 피부를 비롯하여 몸을 구성하고 있는 세포가 급격히 늙어버립니다.

이는 유전적 요인이 피부노화의 속도를 결정한다는 증거입니다. 피부 노화는 자외선, 식습관 같은 환경적 요인만이 아니라, 태어날 때부터 정해진 유전적 요인에 의해서도 영향을 받는다는 사실을 알 수 있습니다.

피부의 미래는
정해져 있을까?

피부는 태어나면서부터 노화하기 시작합니다. 태어나서부터 미리 정해진 운명에 따라 피부노화가 진행된다고 주장하는 노화 이론이 있습니다. 노화를 결정하는 유전자가 존재하며, 그 유전자에 일생에 걸쳐 진행되는 노화 과정이 이미 프로그래밍되어 있다는 '노화 프로그램' 학설입니다. 즉, 피부의 노화현상이 앞으로 어떤 속도로 진행될지 유전적으로 정해져 있다는 말입니다.

예를 들어 10살이 되었을 때의 피부 상태는 유전자에 의해 결정되어 있고, 60세의 피부 상태도 DNA상에 프로그래밍되어 있으므로 예정된 수순을 밟아 피부가 노화한다는 것입니다. 이 이론은 동물의 수명이 이미 결정되어 태어나는 현상을 설명하는 이론과 동일합니다. 인간의 수명은 대략 100세 전후로 유전자에 프로그래밍되어 있기 때문에 100년 가까이 살면 수명을 다해서 죽고, 이는 예외가 없습니다.

노화학자들과 피부과학자들은 피부노화를 결정하는 노화 유전자를 알아내기 위해 연구하고 있습니다. 실제로 동물 실험을 통해 피부노화를 조절할 가능성이 있는 유전자들이 다수 발견되었습니다. 그러나 어떻게 피부노화를 조절하는지 그 작용 기전은 밝혀지지 않았습니다.

또한 동물 피부에서 발견된 노화 유전자가 인간의 피부에서 동일한 역할을 하는지도 추가 연구가 필요한 상태입니다. 정말로 중요한 역할을 하고 있는 피부노화 유전자가 발견된다면, 이 유전자의 발현을 조절하는 방법을 개발할 수 있고, 그러면 유전적으로 결정된 피부노화의 속도를 조절할 수 있는 날도 올 것입니다.

유전에 의한 가속 피부노화를 예방하는 생활 습관

유전적으로 피부노화의 정도가 미리 결정되어 있다고 해도, 피부 건강에 좋은 생활 습관을 지닌다면 타고난 피부노화의 속도를 늦추고 피부노화를 예방할 수 있다는 증거가 밝혀지고 있습니다.

타고난 유전적 소인이 노화 진행에 미치는 영향은 약 20퍼센트 정도라고 합니다.[4] 예를 들어 부모가 모두 100세까지 장수하는 경우, 그 자녀도 100세까지 장수할 확률이 높을 것입니다. 장수 유전자가 유전되었을 가능성이 높기 때문입니다. 그러나 자녀의 수명을 결정하는 요인 중에 장수 유전자가 수명에 미치는 영향은 고삭 20퍼센트 정도이며 평소의 생활 습관이 수명에 미치는 영향이 80퍼센트 정도로 훨씬 크다는 것이 증명되고 있습니다.

즉, 평생 지속하는 좋은 생활 습관이 유전적 소인에 의한 노화의 속도와 정도를 변화시킬 수 있다는 뜻입니다. DNA상에 존재하는 피부노화 유전자가 발현되는 정도는 생활 습관에 따라 많아질 수도, 적어질 수도 있다는 사실이 드러난 것입니다. 그러므로 좋은 생활 습관을 유지한다면, 피부노화를 유발하는 유전자의 발현이 억제되어 피부노화를 늦출 수 있습니다. DNA상의 유전자 염기서열은 바뀌지 않지만, 생활 습관이 그 유전자를 더 많이 발현하게 하거나 발현되지 않게끔 영향을 미칠 수 있습니다. 이처럼 유전자 염기서열의 변화 없이 유전자의 발현이 조절되는 기전을 '후성유전학적 조절'이라고 합니다.

후성유전학적으로 유전자가 조절되어 노화 유전자를 조절할 수 있다는 증거는 일란성 쌍둥이의 연구에서 찾아볼 수 있습니다. 일란성 쌍둥이는 유전적으로 100퍼센트 동일합니다. 따라서 노화의 속도와 피부노화의 정도가 유전적으로 결정되어 있다면 쌍둥이는 똑같이 늙어갈 것입니다. 그러나 일란성 쌍둥이가 다른 습관을 가지고 생활하면, 나중에 피부노화의 정도가 전혀 달라지는 것을 확인할 수 있습니다. 유전적으로 피부노화의 운명이 결정되어 있더라도, 후천적으로 어떻게 생활하느냐에 따라 피부노화의 진행을 늦출 수도, 가속시킬 수도 있는 것입니다.

피부 건강에 좋은 생활 습관을 유지하면 피부노화 유전자의 발현을 억제할 수 있습니다. 무엇을 먹고, 어떤 운동을 하고, 피부에 좋은 습관을 어떻게 유지하느냐에 따라 피부노화 유전자가 발현될 수도 있고, 발현이 억제되어 피부노화가 일어나지 않을 수도 있습니다. 이 책에서 권장하는 저속 피부노화 생활 습관을 실천하고 가속 피부노화 원인을 피한다면, 유전적으로 결정된 피부노화의 운명도 바꿀 수 있을 것입니다.

2. 피부를 늙게 만드는 활성산소

저는 어르신들의 노인성 피부질환을 많이 진료했습니다. 얼굴 피부가 고우셨던 72세 할머님이 기억납니다. 할머니는 햇빛 노출을 피하는 습관이 있었습니다. 외출할 때는 꼭 모자와 양산을 썼고 야외 활동도 많지 않았습니다. 그래서인지 얼굴에는 심한 주름도 없고 색소성 반점도 없었습니다.

다만 몸은 심하게 가려워했습니다. 팔, 다리를 비롯한 몸의 피부가 많이 얇아져서 혈관이 선명하게 비쳐 보였고, 피부 탄력이 많이 떨어져 있었으며, 잔주름이 많이 관찰되었습니다. 피부가 매우 메마른 상태로 건조 습진이 생겨 하얗게 껍질이 일어나서 피부 가려움증을 호소했습니다.

비노출 부위 피부에 자연 피부노화가 많이 신행된 상태였습니다. 자연 피부노화는 외부 환경에서 오는 자극보다는 세포의 대사 과정에서 발생하는 활성산소에 의해 자연적으로 생기는 것입니다. 세포는 계속해서 산소를 이용하는데, 그 과정에서 생성된 활성산소가 피부노화를 유발하기 때문에 자연 피부노화는 피할 수 없는 현상입니다. 할머니는 햇빛을 피하는 습관 덕분에 햇빛에 의한 피부노화는 예방할 수 있었지만, 자연 피부노화는 피할 수 없었습니다. 그러나 자연 피부노화도 여러 가지 방법으로 늦출 수 있습니다.

자연 피부노화의 원인, 활성산소

앞에서 설명한 유전적 요인에 의한 피부노화 이론은, 피부노화가 진행되는 속도와 증상이 태어날 때부터 결정되어 있기 때문에 피부노화 현상은 피할 수 없고 정해진 운명대로 진행된다는 주장입니다.

유전적 요인에 의한 피부노화 이론과 대조되는 것으로 활성산소 이론이 잘 알려져 있습니다. 활성산소에 의해 피부가 산화적 손상을 많이 받을수록 피부노화가 심해진다는 이론인데, 세포가 이용하는 산소로 인해 만들어진 활성산소에 의해 피부가 산화적 손상을 입고, 축적된 산화적 손상 정도에 따라 피부노화 정도가 결정된다는 것입니다.[5]

사람은 매 순간 산소를 필요로 합니다. 산소는 몸을 구성하는 모든 세포의 대사 과정에 쓰이죠. 세포는 산소를 이용해서 에너지도 얻고 필요한 물질을 만들며 여러 기능을 수행합니다.

산소는 1개의 원자와 그 주위를 도는 8개의 전자로 구성되어 있습니다. 안정된 상태의 산소 분자는 전자가 8개이며, 전자가 짝수일 경우 분자는 매우 안정적이지만, 전자가 홀수가 되면 분자는 불안정한 상태가 됩니다. 불안정하다는 것은 전자를 다른 분자에서 빼앗아 전자의 수를 짝수로 맞추고 자신을 안정한 상태로 만들려는 성질이 강하다는 의미입니다.

세포가 산소를 이용하는 대사 과정에서 일시적으로 산소 분자의 전자 수가 홀수가 되는데, 이런 상태의 산소를 활성산소라고 합니다. 자외선 등의 환경적 요인이 산소를 만나면 활성산소를 생성합니다. 즉, 환경적 요인이 안정된 상태의 산소 분자와 반응하여, 전자가 홀수인 불안정한 상태의 산소 분자인 활성산소로 변화시킨다는 뜻입니다.

우리가 매일 사용하는 산소의 2~3퍼센트는 정상적인 대사 과정에서 활성산소로 바뀝니다. 발생하는 활성산소의 형태는 다양합니다. 과산소(O_2^-), 과산화수소(H_2O_2), 하이드록실 라디칼(OH^-) 형태의 활성산소는 모두 전자가 홀수인 상태입니다. 활성산소는 전자를 짝수로 맞추기 위해 주위의 세포를 구성하는 단백질이나 지질, 탄수화물, DNA를 공격하여 전자를 빼앗아 옵니다. 전자를 빼앗긴 단백질, 지질, 탄수화물, DNA는 손상을 입습니다. 전자를 빼앗기면 산화되므로 이를 '산화적 손상'이라고 합니다.

세포는 살아 있는 동안 산소를 계속 이용하고, 그 과정에서 세포를 구성하는 성분은 활성산소에 의해 산화적 손상을 계속 받습니다. 산화적 손상이 축적되면 피부세포의 기능이 떨어집니다. 산화적 손상에 의한 세포 기능의 감소는 세포를 노화하게 합니다. 이렇게 노화된 피부세포의 수가 늘어나면 피부 전체가 점점 노화됩니다.

활성산소는 세포에서 일어나는 대사 과정에서 자연적으로 생성될 뿐만 아니라, 자외선, 흡연, 과격한 운동, 열 자극 등 외부 환경에서 피부가 받는 다양한 자극이 산소 분자와 반응한 결과로도 만들어집니다. 피부세포는 평생 산소를 이용하고 다양한 자극을 지속적으로 받기 때문에, 피부에서 많은 양의 활성산소가 계속 생성됩니다. 환경에서 자극을 많이 받으면 더 많은 양의 활성산소가 만들어질 것이고, 그 결과 더 많은 산화적 손상이 축적되어 더 심한 피부노화가 발생할 것입니다.

세포에서 에너지를 만드는 곳을 미토콘드리아라고 합니다. 미토콘드리아에서 에너지인 ATP를 만드는 과정에서 활성산소의 일종인 과산소와 과산화수소, 하이드록실 라디칼이 만들어집니다. 이처럼 살면서 매 순간 활성산소가 발생하므로 산화적 손상이 생길 수밖에 없고, 피부는 늙습니다. 비노출 부위 피부는 세포의 대사 과정에서 생성되는 활성산소에 의해서만 산화적 손상을 받기 때문에, 비노출 부위에서 관찰되는 자연 피부노화는 노출 부위에서 관찰되는 피부노화에 비해 상대적으로 덜 심합니다.

노인의 자연 피부노화는 잔주름이 생기고 피부의 탄력이 감소하는 증상으로 드러납니다. 피부색은 젊었을 때와 비교하면 감소하여 피부가 창백해집니다. 피부장벽이 손상되어 수분 발산이 증가하며 피부 건조증이 생깁니다. 자연 피부노화 현상의 원인이 활성산소라는 것을 알고 과학적인 방법으로 활성산소를 줄이면 자연 피부노화 현상을 예방할 수 있습니다.

그러나 자외선 등 여러 환경적 요인에 의해 자극받는 노출 부위 피부에서는 훨씬 많은 활성산소가 형성되므로 노화현상도 더 심하게 발생합니다. 노출 부위의 피부에서는 자외선을 비롯한 환경적 요인에 의해 더 많이 만들어진 활성산소로 인해 추가적인 산화적 손상을 입어 자연 피부노화 현상이 악화됩니다. 피부는 외부 환경으로부터 여러 환경적 자극을 많이 받기 때문에, 인체의 장기 중에서 활성산소에 의한 손상을 제일 많이 받고 인체의 어떤 장기보다 더 빨리, 더 심하게 노화현상이 발생합니다. 노출 부위에 더 심하게 생긴 피부노화 현상을 곧 설명할 '광노화(Photoaging)'라고 부릅니다.

활성산소에 의한 가속 피부노화를 예방하는 생활 습관

활성산소로부터 우리 몸을 방어하기 위한 시스템이 존재합니다. 이를 '항산화 방어 시스템'이라고 하는데, 활성산소를 제거하는 효소와 항산화 물질로 구성되어 있습니다. 그러나 활성산소의 발생이 과도하면 항산화 방어 시스템만으로는 과도하게 증가한 활성산소를 모두 제거하기 어렵습니다. 따라서 활성산소를 추가로 제거할 수 있는 항산화 물질을 피부에 공급하는 생활 습관을 유지하는 것이 자연 피부노화와 환경적 요인에 의한 가속 피부노화를 예방하는 좋은 방법입니다.

신선한 과일과 채소 섭취하기

항산화 성분이 많이 포함된 신선한 과일과 채소를 골고루 매일 섭취하면 활성산소에 의한 가속 피부노화를 예방할 수 있습니다.

과일과 채소에는 비타민 C와 비타민 E와 같은 다양한 비타민, 카테킨과 이소플라본 및 레스베라트롤과 같은 폴리페놀, 카로티노이드와 카페인 등의 비폴리페놀 성분 등 다양한 항산화 성분이 들어 있습니다. 따라서 매일 다양한 과일과 채소를 5~6종류 이상 적당량 섭취하면 피부에서 생성되는 활성산소를 제거하여 활성산소에 의한 산화적 손상을 예방할 수 있습니다. 그 결과, 가속 피부노화를 효과적으로 막을 수 있게 됩니다.

항산화 화장품 바르기

항산화 성분이 들어 있는 화장품을 바르면 피부에서 형성되는 활성산소에 의한 피부노화를 효과적으로 예방할 수 있습니다. 물론 항산화 성분이 피부에 흡수되어야 효과가 있을 것입니다.

화장품 원료로 사용하는 식물 추출물 중에는 항산화 효능을 발휘하는 성분이 많습니다. 예를 들어 레스베라트롤, 이소플라본 성분을 함유한 화장품을 피부에 바르면 좋습니다. 또한 비타민 E 또는 니코틴아마이드와 같은 비타민 성분을 함유한 화장품도 항산화 효능이 있어 피부에 바르면 활성산소를 제거하는 효능을 볼 수 있습니다.

항산화 성분이 포함된 자외선차단제는 자외선을 차단할 뿐만 아니라, 미처 차단하지 못한 자외선이 피부에서 생성하는 활성산소를 제거하여 산화적 손상을 줄여줍니다. 따라서 자외선을 차단하고, 항산화 성분이 자외선으로 인한 활성산소를 제거하여 자외선에 의한 영향을 이중으로 차단하는 효과를 기대할 수 있습니다.

활성산소 유발 원인 제거

제일 중요하고도 근본적인 방법은 활성산소를 유발하는 원인을 제거하는 것입니다. 피부에서 활성산소를 증가시키는 다양한 환경적 요인을 피해야 합니다. 자외선을 적극적으로 차단하고, 미세먼지에 노출되지 않도록 하며, 피부 온도가 올라가지 않도록 하고, 피부에 염증을 유발할 수 있는 모든 자극을 피하는 것이 좋습니다. 이런 자극이 활성산소를 발생시켜 피부노화를 가속화하기 때문입니다.

3. 태양광선에 의한 광노화

젊은 시절, 피부노화의 역학적 연구를 위해 양평에 있는 노인정을 방문한 적이 있었습니다. 당시 만나 뵌 나이 지긋하신 할머니는 평생 밭일과 논일을 해오셨습니다. 모자나 긴 옷으로 피부를 보호하는 습관이 없이, 대부분의 시간을 논밭에서 보내셨다고 합니다. 할머니의 얼굴과 손, 팔의 피부는 항상 햇빛에 노출되어 있어서 뚜렷한 광노화 증상이 보였습니다.

깊고 굵은 주름이 이마와 뺨을 비롯한 얼굴 전체와 목에 자리 잡고 있었습니다. 얼굴과 팔 피부는 건조하고 매우 거칠었으며, 피부 탄력이 심하게 감소하여 처져 있었습니다. 노출 부위의 피부색이 매우 검었고, 불규칙한 색소 침착을 관찰할 수 있었습니다. 얼굴에는 흑자와 검버섯이 다수 관찰되었습니다. 할머님 나이를 듣고는 깜짝 놀랐던 기억이 생생합니다. 반면, 평소 옷으로 가려져 햇빛에 덜 노출된 부위는 상대적으로 매끈하고 주름도 적어 대조를 이루었습니다.

만일 평생 챙이 넓은 모자를 쓰고, 긴팔 옷을 입고, 자외선차단제도 잘 바르고, 햇빛이 강한 시간을 피해 농사일을 했다면 할머니의 피부는 어땠을까요? 아마도 옷에 가려진 부분의 피부처럼 심한 광노화는 발생하지 않았을 것입니다. 햇빛에 의한 광노화는 매일 햇빛을 피하는 노력에 의해 예방할 수 있습니다.

파장의 종류에 따라 달라지는 광노화

태양광선에 항상 노출되는 얼굴, 손등, 목 부위에 생기는 피부노화는 비노출 부위에서 발생하는 자연 피부노화에 비해 더 빨리, 더 심하게 나타납니다. 이처럼 태양광선에 오래 노출된 피부의 노화현상을 광노화라고 합니다.

광노화 증상은 자연 피부노화 증상에 비해 심합니다. 주름살은 더 굵고 깊게 생기고, 피부 탄력 감소도 더 심해 피부가 심하게 처지는 현상이 관찰됩니다. 피부상벽 손상도 심해서 수분 소실로 인한 피부 건조증이 더 심하게 생깁니다. 흑자, 기미와 같은 색소질환도 더 많이 발생하며, 피부암의 발생도 노출 부위 피부에서 더 흔하게 관찰됩니다.

태양광선은 태양에서 광자(Photon)라는 입자가 지구로 날아오는 것입니다. 광자는 태양에서 직선으로 날아오지 않고, 파도와 같이 파동을 그리며 옵니다. 파도의 모양을 형성할 때, 첫 번째 파도의 정점과 두 번째 파도의 정점 사이의 길이를 파장이라고 합니다. 어떤 광자는 파장이 길고, 어떤 광자는 파장이 짧습니다. 과학자들이 파장의 길이에 따라 광선의 특성이 다르다는 것을 발견했고, 파장의 길이에 따라 태양광선을 분류하였습니다.

우리가 물건을 볼 때 사용하는 광선은 가시광선(Visible light, VL)입니다. 가시광선은 빨주노초파남보 7가지 색깔의 광선으로 구성되어 있습니다. 가시광선의 보라색보다 파장이 짧은 광선을 자외선(Ultraviolet light, UV)이라고 하고, 가시광선의 빨간색보다 파장이 긴 광선을 적외선(Infrared light, IR)이라고 합니다. 지구상의 위치에 따라 달라지지만, 지표면에 도달하는 태양광선은 자외선이 5퍼센트, 가시광선은 50퍼센트, 적외선이 나머지 45퍼센트입니다.

가시광선에 의한 가속 피부노화

가시광선은 파장이 $400 \sim 760\,nm$인 광선입니다. 가시광선은 빨주노초파남보 7가지 색깔의 광선으로 구성되어 있는데, 이 중 빨간색은 파장이 $620 \sim 760\,nm$에 속하는, 파장이 긴 가시광선입니다. 반면에 보라색은 $400 \sim 430\,nm$로 파장이 짧은 가시광선입니다.

과거에는 가시광선은 많이 쪼여도 피부에 아무런 영향을 주지 않는 무해한 광선이라고 생각했습니다. 그러나 최근의 연구 결과, 가시광선도 많이 쪼이면 피부의 멜라닌 색소를 증가시켜 피부를 검게 만들고 색소성 반점을 유발한다는 사실이 알려졌습니다. 이렇듯 가시광선도 피부노화를 촉진하는 원인이라는 사실이 많은 연구를 통해 밝혀지고 있습니다. 가시광선이 피부에서 활성산소를 유발한다는 사실도 새롭게 알려졌습니다.

특히 450~500nm의 짧은 파장의 가시광선인 청색광(Blue light)은 과량의 활성산소를 형성하고, 산화적 손상을 유발하여 세포의 기능을 감소시킨다는 사실이 증명되었습니다. 핵 속에 존재하는 DNA에 활성산소가 산화적 손상을 일으킬 수 있다는 사실도 밝혀졌습니다. 청색광에 의한 활성산소의 증가는 콜라겐섬유와 탄력섬유 등과 같은 피부 단백질을 분해하는 단백질 분해효소를 증가시킵니다. 그러면 콜라겐섬유와 탄력섬유가 파괴되어 피부 탄력이 감소하고, 주름살이 늡니다.

녹색광, 황색광, 적색광은 청색광보다는 이런 효과가 덜하지만, 장시간 노출되면 활성산소를 만들어 피부에 나쁜 영향을 줄 수 있습니다.

가시광선이 동양인에게는 멜라닌 색소 침착을 유발하여 피부를 검게 만들 수 있다는 사실도 확인되었습니다. 특히 파란색 계통의 청색광과 보라색의 짧은 파장에 속하는 가시광선이 붉은색의 긴 파장 가시광선보다 색소 침착을 더 많이 유발하며 기미, 주근깨와 같은 색소질환을 더 잘 일으킵니다. 또, 피부색이 검을수록 가시광선이 색소 침착을 더 잘 유발합니다.

따라서 가시광선도 안전한 광선이 아닙니다. 장기간 피부에 쬐면 예상치 못한 문제가 일어나고 피부가 검어지며 색소성 반점이 생기는 등 피부노화를 촉진할 수 있습니다.

그렇다면 가시광선으로 인한 피부노화는 어떻게 막을 수 있을까요? 다음의 5가지 방법이 있습니다.

① 햇빛에 포함된 가시광선의 노출을 피합니다

실외에서 이동할 때 가능하면 그늘을 이용하고, 너무 햇빛이 강한 시간에는 외출을 삼가는 것이 좋습니다. 양산을 사용하는 것도 좋은 방법입니다. 외출 시에는 챙이 넓은 모자를 쓰고, 긴팔 옷과 긴바지를 입는 것이 좋습니다. 가시광선까지 차단할 수 있도록 촘촘하게 직조한 옷감을 선택합니다.

선글라스는 청색광을 효과적으로 차단하는 황색 알로 된 것을 추천합니다.

② 전자기기 화면에서 나오는 청색광을 차단합니다

매일 보는 스마트폰과 컴퓨터 모니터 화면에서 청색광이 나오는데, 이를 차단해야 피부노화를 막을 수 있습니다. 청색광을 차단할 수 있는 화면보호 필터를 사용하거나 블루라이트 차단 모드를 사용하면 좋습니다.

③ 가시광선을 차단하는 색소가 포함된 자외선차단제를 바릅니다

자외선차단제에 들어간 유기성분의 자외선 차단 성분으로는 가시광선을 차단할 수 없습니다.

최근에는 가시광선을 차단하기 위해 가시광선 차단 색소를 자외선차단제에 포함시킨 제품이 나옵니다. 이런 자외선차단제는 바른 후에 색이 남아 미용상 보기 싫은 불편함이 있지만, 자외선뿐만 아니라 가시광선도 차단할 수 있다는 이점이 있습니다.

가시광선을 차단하기 위해 주로 사용되는 색소 성분으로는 철산화

물이 있는데, 이 색소가 가시광선을 효과적으로 흡수하거나 산란시켜 피부에 도달하는 가시광선의 양을 줄여줍니다. 연구에 따르면, 철산화물이 함유된 자외선차단제가 그렇지 않은 자외선차단제에 비해 가시광선에 의해 생기는 피부의 과색소 침착을 효과적으로 억제합니다.

④ 무기자차 자외선차단제를 바릅니다

무기자차 자외선차단제 성분으로 사용하는 징크 옥사이드나 티타늄 다이옥사이드 성분은 가시광선을 효과적으로 산란시키므로 피부에 바르면 가시광선을 효과적으로 차단할 수 있습니다.

그러나 무기자차 자외선차단제는 입자가 크기 때문에 바른 후에 백탁이 심해서 얼굴이 허옇게 변하는 미용적 문제가 있습니다. 그래서 성인들은 외출할 때 사용하기가 어려운 경우가 많습니다. 백탁을 줄이기 위해 입자의 크기를 나노 크기로 작게 만든 무기자차 자외선차단제 제품도 있습니다. 그러나 나노 크기의 자외선차단제는 백탁을 줄이는 동시에 가시광선 차단 효과가 감소하는 단점이 있습니다.

⑤ 항산화 성분이 포함된 제품을 바릅니다

항산화 성분이 들어 있는 자외선차단제 또는 보습크림은 청색광을 비롯한 가시광선이 유발한 활성산소를 제거하여 산화적 손상을 줄여줍니다.

직접적으로 가시광선을 차단하는 효과는 없지만, 가시광선이 피부에서 생성하는 활성산소를 없애주므로 가시광선에 의한 피부노화 촉진을 예방하는 효과를 기대할 수 있습니다.

자외선에 의한 가속 피부노화

가시광선보다 짧은 파장의 광선이 자외선입니다. 자외선은 가시광선 중 가장 짧은 파장의 보라색 광선보다 바깥에 위치한 광선이란 뜻이며, 200~400㎚의 짧은 파장을 갖고 있습니다.

자외선은 다시 파장의 길이에 따라 자외선 A, 자외선 B, 자외선 C로 나뉩니다. 자외선을 파장에 따라 세분하는 이유는 파장에 따라 각 광선의 특성이 다르기 때문입니다. 각 광선에 대한 설명은 80쪽에 좀더 자세히 해두었습니다.

대표적으로 다음 10가지가 자외선이 피부에 미치는 악영향입니다. 첫째, 자외선은 피부에 염증을 유발합니다. 일반적으로 야외 수영장이나 바닷가에서 햇볕을 많이 쬘 경우 피부에 심한 화상을 입습니다. 다음 날 피부가 붉어지고, 화끈거리고, 피부가 따끔거리고, 심한 경우에는 물집도 생깁니다. 이는 햇빛에 의한 화상으로, 일광화상이라고 합니다. 일광화상은 햇빛을 강하게 쬔 후 20~24시간 내에 가장 심하게 생깁니다.

일광화상은 자외선이 피부에 염증을 유발한 결과입니다. 피부가 자외선을 받으면 피부에 있는 혈관이 확장되고, 자외선을 받은 부위로 확장된 혈관을 타고 각종 염증세포가 모입니다. 피부에 모여든 염증세포는 여러 물질을 생성하고 분비하여, 자외선에 의해 손상받은 피부를 치유하기 위해 노력합니다. 염증세포가 내는 물질은 손상을 치유하는 역할도 하지만, 부작용으로 피부에 염증을 유발하는 작용도 합니다. 염증을 유발하기 때문에, 이런 물질을 염증성 사이토카인이라고 부릅니다. 염증성 사이토카인에 의해 자외선으로 인한 염증반응이 더 심해집니다.

염증세포가 자외선에 의한 피부 손상을 치유하지만, 아무리 치유를 잘해도 자외선에 의한 피부 손상을 100퍼센트 완벽하게 치유할 수는 없으며 일부 손상은 남습니다. 또 염증세포가 자외선에 의한 손상을 치유하는 과정에서 염증반응이 일어나며 그로 인해 피부가 손상됩니다. 결과적으로 강한 자외선에 노출되면, 그로 인해 초래된 손상 중 미처 치유되지 못한 손상과 염증반응에 의해 추가로 초래된 손상이 더해져 피부가 상합니다. 자외선을 평생 반복적으로 쬐다 보면 피부의 손상이 계속 생기고, 치유되지 못한 손상은 세월이 흐르며 계속 축적됩니다. 처음에는 눈에 띄지 않지만, 이런 과정이 수십 년 동안 반복되면 축적되어 어느 순간 피부 겉으로 나타납니다. 그 결과 피부가 늙어 보이는 것입니다.

해수욕장에서 심하게 화상을 입으면 다음 날 눈으로 확인할 수 있게 심한 염증반응이 나타나지만, 일상생활에서 받는 소량의 자외선은 겉으로는 알기 어려울 만큼 약한 염증반응을 유발합니다. 염증반응의 정도에 따라 피부 손상의 크기만 다를 뿐, 일상에서 받은 소량의 피부 손상도 수십 년 동안 축적되면 눈에 띌 정도로 심한 피부노화 증상을 초래합니다.

매일 자외선을 받으면 피부에 염증반응이 생기고 염증반응은 피부 조직에 손상을 초래합니다. 세월이 흐르면 손상이 축적되어 결국 피부에 잔주름도 생기고 피부 탄력이 떨어지는 등 노화 증상이 나타납니다. 자외선에 의해 유발되는 피부의 염증은 피부노화를 초래하는 원인이므로, 자외선을 철저히 차단해야 합니다.

둘째, 자외선은 멜라닌 색소를 증가시킵니다. 자외선은 피부를 검게 만듭니다. 이는 자외선이 피부에 있는 멜라닌세포를 자극하여 멜라닌 색소를 많이 만들기 때문입니다. 자외선을 받은 후 피부가 가장 심하게 까매지는 시기는 7일 후입니다.

자외선에 의해 자극받은 멜라닌세포가 만든 멜라닌 색소는 주위 세포로 전달됩니다. 멜라닌세포가 위치한 표피 기저층과 그 주위에 위치한 각질형성세포로 멜라닌 색소를 전달합니다. 각질형성세포로 전달된 멜라닌 색소는 각질형성세포의 핵 위에 위치합니다. 마치 핵에 우산을 씌운 것처럼 멜라닌 색소가 핵을 자외선으로부터 보호해 주는 역할을 합니다.

시간이 지나면 각질형성세포가 분화 과정을 거쳐 각질세포로 변화하고, 멜라닌 색소와 함께 피부 밖으로 떨어져 나가면서 피부는 다시 원래 피부색으로 돌아옵니다.

멜라닌세포가 멜라닌 색소를 많이 만드는 것은 피부를 자외선으로부터 보호하기 위한 작용입니다. 그만큼 자외선이 피부에 안 좋은 영향을 주기 때문에 피부를 보호하는 노력을 하는 것입니다. 그러나 사람들은 피부가 백옥같기를 바라며, 검어지는 것을 싫어합니다. 그러니 멜라닌 색소 없이 피부를 하얗게 유지하고 싶다면 자외선을 철저히 피해야 합니다.

셋째, 자외선은 기미, 주근깨, 흑자 등의 색소질환의 원인입니다. 자외선은 노출 부위 피부에 기미, 주근깨, 흑자와 같은 색소 반점 및 불규칙한 색소 침착을 유발합니다. 그러면 피부가 지저분하고 늙어 보입니다.

기미는 불규칙한 모양의 넓은 갈색 반점이 광대뼈 부근의 뺨과 이마에 발생하는 질환입니다. 대부분은 얼굴 양쪽에 대칭으로 발생합니다.

자외선이 가장 중요한 발생 원인이며, 임신이나 피임약을 장기간 복용할 경우에 생기는 호르몬의 변화도 중요한 원인으로 작용합니다.

주근깨는 깨알 크기의 작은 갈색 반점이 얼굴이나 목, 등에 생기는 것입니다. 햇빛을 받으면 많아지고 색깔이 진해지지만, 겨울철에 햇빛이 약해지면 다시 옅어지는 경향을 보입니다. 피부색이 흰 사람에게 잘 생기는 경향이 있습니다. 자외선에 의해 자극받은 멜라닌세포에서 멜라닌 색소를 많이 만들어서 생깁니다.

흑자는 60세 이상 노인의 피부에서 1~2개 이상 관찰되는 갈색 반점입니다. 주로 자외선에 노출되는 얼굴, 손등, 다리에 생깁니다. 자외선이 멜라닌세포의 수를 증가시키고, 멜라닌 색소의 합성도 증가시켜서 생깁니다.

넷째, 자외선은 모세혈관을 확장시켜 피부를 붉게 만듭니다. 자외선은 피부에 새로운 모세혈관을 만들고 기존에 있는 모세혈관을 확장시키는 작용을 합니다. 따라서 만성적으로 오랜 세월 자외선을 쬐면 피부에 모세혈관이 많아지고, 모세혈관이 확장되어 얼굴이 전체적으로 붉은색을 띱니다.

대개 뺨과 코 부위에 모세혈관이 확장되어 보이는데, 자외선을 평생 많이 보면 목과 윗가슴 부위 피부에도 모세혈관이 심하게 확장되고 수가 증가합니다. 그러면 목과 가슴 부위의 피부가 항상 붉거나 피부가 화끈거리는 증상이 생길 수 있습니다.

자외선에 의해 모세혈관의 수가 증가하고 모세혈관이 확장되면, 모세혈관에 피가 많이 모이고, 그 결과 안면홍조가 발생합니다. 주위 환경의 온도 변화가 심하거나 피부 온도가 올라가면 혈관이 더 확장되기 때문에 안면홍조가 더 심해집니다.

다섯째, 자외선은 검버섯을 유발합니다. 자외선은 피부 양성 종양의 일종인 검버섯을 증가시킵니다. 검버섯은 일명 저승꽃이라고도 부릅니다. 사마귀 표면처럼 오돌토돌하며 약간 튀어나온 갈색의 반구형 병변입니다. 검버섯은 유전적인 영향도 있지만, 자외선을 많이 보면 더 많이 발생합니다.

제가 연구한 결과에 따르면, 하루 6시간 이상 햇빛을 보는 경우에 하루 3시간 이하로 햇빛을 보는 경우보다 2.3배 더 많은 검버섯이 발생했습니다.[6] 검버섯은 양성 종양이기에 피부암으로 발전하지는 않지만 미용적으로 나이 들어 보이고 피부가 지저분해 보이게 합니다.

여섯째, 자외선은 1급 발암물질로 피부암을 유발합니다. 세계보건기구(WHO)에서는 자외선을 1급 발암물질로 규정하고 철저히 차단할 것을 권고하고 있습니다. 자외선을 차단하다 보면 부족해질 수 있는 비타민 D는 보충제 형태로 보충하고, 비타민 D를 만들기 위해 햇볕을 쬐지 않도록 권고할 정도입니다. 인류의 건강을 생각하는 UN 조직에서 이렇게 권고하는 이유는 자외선에 의한 피부암 발병이 계속 증가하고 있기 때문입니다.

자외선을 받으면 피부세포의 DNA가 손상을 입어 돌연변이를 일으키고, 돌연변이가 일어난 DNA를 그대로 두면 암세포로 변화합니다. 따라서 피부세포 DNA에 돌연변이가 생기면, 우리 몸은 돌연변이가 생긴 DNA를 치유하여 정상 DNA로 회복시키거나, 치유가 불가능하면 세포를 죽여 없애버리려 합니다. 암이 생기지 않도록 하기 위한 피부의 노력입니다.

실제로 많은 양의 자외선을 받으면 DNA에 손상받은 피부세포들이 많이 생깁니다. 심하게 손상된 세포는 스스로 죽음을 선택하고 며칠이 지나면 피부에서 떨어져 나가는데, 심한 일광화상을 입은 후에 피부가 벗겨지는 현상이 그것입니다. 해수욕을 한 후 며칠이 지나고 피부가 벗겨진 경험을 한 적이 있을 것입니다. 피부가 벗겨지는 양이 많으면 그만큼 자외선에 의해 죽은 피부세포가 많다는 의미입니다. 피부 껍질은 죽은 피부세포로 된 것이므로 그만큼 많은 피부세포의 DNA에 치유가 불가능할 만큼의 돌연변이를 유발했다는 말입니다.

이렇게 피부암을 예방하려는 노력에도 불구하고, 돌연변이가 생긴 세포가 치유되거나 죽지 않으면 피부암이 발생합니다. 손상된 DNA를 가진 세포가 암세포로 변형된 후 점점 커져 피부암으로 진행한 것입니다. 대부분의 피부암은 평생 받은 자외선의 누적 총량이 많을 경우에 발생합니다.

피부암 중에서 편평상피세포암과 악성흑색종은 피부가 평생 받은 누적 자외선의 양에 비례하여 발생한다고 알려져 있습니다. 지표면에 도달하는 자외선이 1퍼센트 많은 곳에서는 피부암의 빈도가 2~2.5퍼센트 증가한다는 연구가 있습니다.[7] 이처럼 자외선은 피부암을 유발하는 분명한 원인입니다.

한편, 일부 피부암의 경우에는 자외선의 누적 총량보다는 얼마나 심하게 자외선을 쬔 적이 있는지가 중요하다는 연구 결과가 있습니다. 피부에 얼마나 심한 화상이 생겼었는지가 피부암 발생에 더 중요하다는 것입니다. 기저세포암이나 등, 가슴과 같이 불규칙적으로 햇빛에 노출되는 부위에 생기는 악성흑색종이 그렇습니다. 많은 양의 자외선을 받아 다음 날 물집이 생길 정도로 심한 화상을 입은 적이 있는 사람들에 게서 나중에 이런 피부암이 발생할 확률이 높다고 알려져 있습니다.

피부색이 하얀 백인은 피부색이 갈색인 동양인에 비해 피부암이 수 십 배 더 많이 발생합니다. 동양인은 피부에 멜라닌 색소가 많아 자외 선을 차단할 수 있기에 피부암도 예방되는 것입니다. 멜라닌 색소가 피 부 표피를 구성하는 각질형성세포의 핵 위에 위치하여 핵을 자외선으 로부터 보호하고 있기 때문에, 자외선에 의한 DNA의 손상이 적게 일 어나고 그 결과 피부암도 줄어든 것입니다. 마찬가지 이유로 멜라닌 색 소가 아주 많은 흑인에게는 피부암이 거의 생기지 않습니다.

일곱째, 자외선은 피부장벽을 손상시켜 피부를 건조하게 만듭니다. 자외선을 오래 받은 피부는 건조해집니다. 그 이유는 자외선이 피부장 벽의 형성을 방해하기 때문입니다. 피부장벽은 각질형성세포가 분화 과정을 거쳐 죽어서 생긴 각질세포가 30~40층씩 겹겹이 쌓여 그 사이 의 빈 공간을 피부세포가 만든 지질 성분과 당 성분이 채우고 있는 구 조입니다.

자외선은 각질형성세포의 분화 과정을 억제하여 각질세포가 잘 형 성되지 않게 만듭니다. 또한 피부세포에서 지질 성분과 당 성분의 합성 을 억제합니다. 그 결과 피부장벽이 제대로 만들어지지 못하고, 피부장 벽의 기능이 감소합니다. 그러면 피부의 수분이 밖으로 쉽게 빠져나가 서 피부는 점점 건조해집니다. 또한 외부 환경에서 자극 물질과 알레르 기 물질의 침투가 증가하여 피부가 쉽게 자극받고, 자극 물질에 의한 염증이 잘 일어납니다.

자외선에 항상 노출된 피부는 피부장벽 기능이 떨어지므로, 더 건조하고 자극을 쉽게 받으며 염증반응이 잘 일어납니다. 이를 예방하기 위해서는 피부장벽을 회복시킬 수 있는 보습크림을 자주 발라야 노출 피부가 항상 젊고 건강하게 유지됩니다.

여덟째, 자외선은 피부노화의 주범입니다. 일상생활을 하는 동안 피부는 자외선을 조금씩, 계속 받습니다. 자외선에 의한 피부 손상이 매일 모이면, 어느 순간 눈에 띌 만큼 피부가 변화합니다. 어느 날 눈가의 주름이 생긴 것을 알아차리고, '나도 늙는구나'라고 생각하는 것입니다.

자외선이 매일 피부에 염증을 일으키고, 그 염증에 의한 피부 손상이 축적되어 피부노화 증상이 생깁니다. 자외선을 계속 받은 피부는 자연적으로 노화된 피부에 비해 굵은 주름과 잔주름이 많이 발생합니다. 또한 불규칙한 색소 침착 및 흑자, 기미 등의 색소질환이 많이 발생합니다. 피부의 탄력성이 심하게 감소해서 피부가 처집니다.

서울대병원 피부과에서 제가 진행했던 연구 결과에 따르면, 한국인의 경우 하루 평균 1~2시간 이내로 햇빛에 노출되는 생활 패턴을 가지고 있는 사람에 비해, 하루 5시간 이상 햇빛에 노출되는 사람이 4.8배 이상 피부노화가 심하게 일어납니다.[8] 피부가 노화되면 피부의 기능이 감소할 수밖에 없고, 그러면 인체의 건강도 나빠집니다. 항상 젊고 건강한 피부와 몸을 유지하려면 자외선 차단이 매우 중요하다는 사실을 명심해야 합니다.

자외선은 활성산소를 생성합니다. 자외선을 받으면 피부에 많은 활성산소가 만들어지고, 만들어진 활성산소는 피부세포에 산화적 손상을 일으킵니다. 산화적 손상이 계속 축적되면 피부세포의 기능이 감소하고, 결국 피부노화가 초래됩니다.

자외선은 피부를 직접적으로 자극하여 콜라겐을 비롯한 피부 구성에 중요한 단백질의 합성을 감소시킵니다. 또한 단백질을 분해하는 효소인 단백질 분해효소의 발현이 증가합니다. 따라서 자외선을 오래 쪼인 노출 부위의 피부는 비노출 부위 피부에 비해 속이 심하게 망가지고, 그 결과 피부노화 증상이 더 심하게, 더 일찍 나타납니다.

아홉째, 자외선은 노인성 자반증의 원인입니다. 나이 많은 어르신의 손등이나 팔에 갑자기 붉은색의 반점이 생기고 심하면 피부가 까지고 벗겨져서 병원을 내원하는 경우가 흔히 있습니다. 이런 증상은 평생 자외선을 받은 피부의 표피와 진피가 자외선에 의해 얇아져서 혈관을 보호하는 기능이 없어지는 탓에 생기는 증상입니다.

정상적인 피부는 두꺼운 표피와 진피 조직이 혈관을 둘러싸서 외부 충격으로부터 보호합니다. 따라서 웬만한 물리적 충격에도 혈관이 터지지 않습니다. 그러나 평생 자외선을 받으면, 자외선이 표피층의 두께를 점점 얇게 만들고 혈관을 둘러싼 진피를 점점 약하고 얇게 만들어서, 피부 조직이 혈관을 보호하는 역할이 점점 소실됩니다. 자외선은 표피를 구성하는 각질형성세포의 분열과 분화 과정을 억제하기 때문에 자외선을 오래 받은 피부의 표피층은 아주 얇아집니다. 또한 자외선이 콜라겐을 비롯한 여러 피부 구성 단백질의 합성을 억제하기 때문에 진피의 두께도 얇아집니다. 그 결과 피부는 아주 약해지고, 피부 안에 있는 혈관을 잘 보호하지 못합니다. 그러면 피부 안에 있는 작은 혈관이 외부 충격에 의해 쉽게 파열되고, 혈관의 혈액이 흘러나와 갑자기 멍이 들게 됩니다.

자외선에 항상 노출된 손등, 팔의 바깥쪽, 목, 뺨에 갑자기 뻘겋게 멍이 들고, 심하면 피부가 까지면서 출혈이 생기는 노인성 자반증은 갑자기 발현되어 많은 분들이 큰 병이 아닌가 하고 병원을 찾아오지만, 1~2주 정도면 저절로 낫는 질환으로 내과적인 문제는 아닙니다. 그러나 이 경우 피부가 이미 아주 얇아져 있으므로, 피부에 충격을 받을 때마다 재발할 수 있고, 자외선을 차단하지 않으면 점점 증상은 심해집니다.

열째, 자외선이 머리를 나쁘게 합니다. 정신적 스트레스를 받으면 몸의 여러 장기가 제대로 작동하지 못하여 건강이 나빠진다는 것은 잘 알려져 있습니다. 스트레스가 코르티솔이라는 스트레스 호르몬을 증가시키기 때문입니다. 코르티솔이 증가하면 혈압이 오르고, 당뇨가 심해집니다. 코르티솔이 뇌에 작용하여 기억력을 떨어뜨리고, 인지 기능을 나쁘게 하고, 우울증을 유발한다는 사실도 증명되었습니다.

정신적 스트레스는 뇌의 시상하부를 자극하여 부신피질자극호르몬방출호르몬(CRH)을 만들고, 형성된 부신피질자극호르몬방출호르몬은 뇌하수체에서 부신피질자극호르몬(ACTH)을 생산하게끔 촉진합니다. 뇌하수체에서 생성된 부신피질자극호르몬은 부신피질에서 코르티솔의 합성을 증가시킵니다.

따라서 정신적 스트레스를 받으면 혈중에 코르티솔 농도가 증가하여 몸에 나쁜 영향을 미칩니다. 특히 코르티솔은 뇌 안의 해마에서 신경 생성을 억제하여 기억력과 인지 기능을 감소시킨다는 사실이 잘 알려져 있습니다.

정신적 스트레스가 뇌에서 코르티솔의 합성을 증가시키는 과정이 피부에도 있습니다. 피부가 특정 자극을 받으면, 코르티솔 호르몬을 피부에서도 정상적으로 만들 수 있습니다. 흥미로운 사실은 자외선이 피부에서 코르티솔 합성을 늘린다는 사실입니다. 피부가 자외선을 많이 받으면 피부에서 코르티솔 호르몬의 합성이 증가하고, 피부에서 만들어진 코르티솔 호르몬이 혈액 내로 흘러 들어갑니다. 그러면 혈중 코르티솔 농도가 증가해서, 자외선을 받는 것과 정신적 스트레스를 받는 것이 마찬가지의 결과를 초래하는 셈입니다.

자외선을 받으면 피부에서 코르티솔 호르몬이 생성되고, 혈액을 통해 뇌를 비롯한 몸 구석구석에 도달해서 건강에 나쁜 영향을 미치는 충격적인 결과가 됩니다.

뇌의 해마는 기억력, 인지능력, 감정을 관장하는 중요한 부위입니다. 해마는 계속 새로운 신경을 만듭니다. 계속 머리를 쓰면 해마에서 신경 섬유를 계속 만들기 때문에 머리가 더 좋아질 수 있습니다. 또한 유산소 운동을 꾸준히 해도, 해마에서 신경섬유가 더 많이 만들어지므로 머리가 좋아집니다. 이처럼 신경섬유를 만드는 건강한 해마는 기억력과 인지 기능을 좋게 유지하는 데 필수적이며, 좋은 기분 상태를 유지하는 데 중요한 역할을 합니다.

서울대병원 피부과 연구실에서 자외선이 기억력을 나쁘게 하고, 인지 기능을 감소시키며, 우울한 기분이 들게 한다는 사실을 발견했습니다.[9] 자외선이 피부에서 코르티솔 호르몬의 생성을 증가시켜서 뇌 안의 해마에 나쁜 영향을 미치기 때문입니다. 일상생활 중에 매일 피부가 받는 자외선이 코르티솔 호르몬을 증가시켜 해마에서 신경 합성을 억제하고, 그 결과 기억력을 나쁘게 하며 인지 기능을 떨어뜨리는 것입니다. 그러므로 자외선을 철저히 차단하는 것은 피부뿐만 아니라 뇌 건강에도 매우 중요한 일입니다.

스트레스를 받으면 불안, 초조, 우울, 불안정을 느낍니다. 뇌 안의 해마는 우리의 마음 상태를 조절하는 부위입니다. 해마가 건강하면 우울하고 불안한 마음은 생기지 않습니다. 자외선을 받으면 피부에서 생성된 코르티솔이 해마에서의 신경 생성을 억제하기 때문에 해마의 기능은 저하됩니다.

자외선을 평생 받으면 만성적으로 해마에 나쁜 영향을 미치고, 이는 만성적으로 정신적 스트레스를 받는 것과 비슷한 상태인 셈입니다. 정신적 스트레스를 만성적으로 받은 경우와 오랜 세월 자외선을 받는 경우 모두 혈액 내 코르티솔을 지속적으로 증가시키기 때문에 각종 스트레스성 정신질환이 발생할 수 있습니다.

자외선이 코르티솔 합성을 증가시켜 해마의 기능을 억제하는 현상은 감정 조절에 이상을 초래하여 우울한 마음을 유발할 수 있다는 사실이 서울대병원 피부과의 연구 결과로 증명되었습니다.[10] 실제로 혈중 코르티솔 농도가 증가하면 우울증이 생기는 질환이 있습니다. 코르티솔이 비정상적으로 많이 생성되는 쿠싱증후군이 그것입니다. 이 질환을 앓고 있는 환자의 혈중에는 코르티솔 농도가 비정상적으로 증가해서, 환자들에게 우울증이 많이 일어난다고 알려져 있습니다. 자외선이 기분까지 우울하게 만들 수 있다니 놀라울 뿐입니다.

그렇다면 이토록 해로운 자외선으로부터 피부노화를 막고, 피부 선상을 지키려면 어떻게 해야 할까요? 다음 7가지 방법을 기억합시다.

① 햇빛 노출을 최대한 피합니다

자외선에 의한 피부노화를 예방하는 제일 좋은 방법은 자외선이 피부에 닿지 않게 하는 것입니다. 낮에는 가능한 한 외출하지 않는 것이 바람직하지만, 집에만 있기는 어렵습니다. 따라서 가능하면 자외선이 약할 때 외출하는 것이 좋습니다.

매일 지구로 들어오는 자외선의 80퍼센트는 오전 10시에서 오후 3시 사이에 도달합니다. 이 시간대가 햇빛이 가장 강하고, 햇빛에 자외선이 가장 많이 포함되어 있습니다. 가능하면 이 시간을 피해 외출이나 야외 활동을 하는 것이 좋습니다.

학교에서 학생들이 운동장에서 운동하는 체육 시간도 이 시간을 피해 시간표를 짜는 것이 바람직합니다. 거리를 걸을 때도 건물이나 나무 그늘을 찾아서 이동하는 것이 좋습니다. 건물의 그늘이 진 쪽의 인도를 이용하는 것이 현명합니다.

② 자외선을 차단해 주는 물리적 방법을 사용합니다

외출할 때 피부가 자외선에 노출되지 않도록 옷으로 가려줄 필요가 있습니다. 반팔, 반바지보다는 긴팔, 긴바지를 입는 것이 좋습니다. 챙이 넓은 모자와 양산을 꼭 쓰도록 합니다. 남자도 양산을 써야 합니다.

③ 자외선차단제를 매일 꼭 바릅니다

피부노화와 피부암을 예방하고, 기억력과 인지 기능을 나쁘게 하는 것을 차단하고 항상 좋은 머리를 유지하기 위해, 자외선차단제를 어릴 때부터 습관적으로 발라야 합니다.

④ 선글라스를 꼭 쓰는 것이 좋습니다

선글라스는 눈 주위 피부를 햇빛으로부터 보호해 줍니다. 눈 주위에는 자외선차단제를 바르기가 어렵습니다. 눈에 자외선차단제가 들어가면 눈이 따가울 수 있기 때문입니다. 이럴 때 알이 큰 선글라스를 쓰면 눈 주위 피부를 자외선으로부터 보호할 수 있습니다.

햇빛에 포함된 광선이 피부뿐만 아니라 눈에도 치명적인 손상을 유발할 수 있습니다. 자외선 B는 각막에 손상을 줍니다. 자외선 A는 수정체에 손상을 주어 백내장을 유발합니다. 가시광선과 적외선은 망막에 손상을 일으켜 황반변성의 원인이 됩니다. 선글라스는 이러한 광선의 양을 줄여 눈의 손상을 효과적으로 예방하는 데 도움을 줍니다.

선글라스 렌즈는 자외선은 거의 완벽히 차단하고 가시광선도 50~80퍼센트를 차단하는 것이 좋습니다. 파란색 렌즈보다는 노란색 또는 붉은색의 렌즈가 가시광선에 의한 망막 손상을 예방하는 효과가 큽니다. 노란색 또는 붉은색 렌즈가 청색광을 차단하는 효과가 크기 때문입니다. 그러나 밝은 색의 렌즈는 진한 청색 렌즈에 비해 눈부심이 더할 수 있습니다. 특히 어린이의 경우는 눈을 통해 가시광선이 더 쉽게 투과하여 망막에 손상을 줄 수 있기 때문에 어른보다 선글라스를 더 신경 써서 착용해야 합니다.

해가 뜨는 아침 시간과 해가 지는 저녁 시간에는 해가 시평선 바로 위에 위치하기 때문에 태양광선이 눈의 높이와 일치합니다. 이때는 머리 위에 태양이 위치한 낮에 비해 햇빛이 눈으로 바로 들어오기 쉽습니다. 이런 이유로 한낮에는 물론이고, 눈이 덜 부신 아침 및 저녁 시간에도 꼭 선글라스를 쓸 필요가 있습니다.

⑤ 등산 다닐 때 자외선 차단을 더욱 신경 씁니다

고도가 높은 곳일수록 자외선이 강합니다. 산의 고도가 300m 높아질 때마다 자외선량이 4퍼센트 증가합니다. 따라서 등산을 갈 때는 자외선차단제를 더 신경 써서 발라야 합니다.

⑥ 설원이나 해변에서도 더욱 주의합니다

눈이나 모래 등은 자외선을 90퍼센트 이상 반사합니다. 따라서 스키장이나 해변에서는 태양에서 직접 피부에 도달하는 자외선에 눈이나 모래에 반사하여 피부에 도달하는 자외선이 더해지므로 더욱 신경 써야 합니다.

⑦ 인공 태닝은 하지 말아야 합니다

구릿빛 건강한 피부색을 만들기 위해 일부러 햇볕을 쬐거나, 실내 태닝 기계에 들어가서 자외선에 피부를 노출하는 것은 피해야 합니다. 피부를 노화시키고 건강을 해치는 행동입니다.

적외선에 의한 가속 피부노화

적외선은 빨강색보다 긴 파장으로 빨강색 바깥에 위치한 광선입니다. $760nm \sim 1mm$ 파장으로 구성된 광선을 말합니다.

적외선 중에서 $760 \sim 1,400nm$의 파장을 가지고 있으면 적외선 A(IR-A, 근적외선)라고 합니다. 적외선 A는 피부에 깊숙이 침투하여 피부에 많은 영향을 미칩니다. $1,400 \sim 3,000nm$에 속하는 광선은 적외선 B(IR-B, 중적외선)라고 합니다. 적외선 B는 표피층에서 흡수되어 열로 바뀌어 피부 온도를 상승시키는 작용을 주로 합니다. 파장이 $3,000\,nm$ ~$1\,mm$인 광선은 적외선 C(IR-C, 원적외선)라고 하며, 피부에는 거의 도달하지 않고 대기 중에 모두 흡수되기 때문에 피부에는 영향을 주지 않습니다.

적외선은 다음과 같은 기전으로 피부노화를 유발합니다. 적외선 A는 피부 구성 단백질을 손상시키고, 콜라겐섬유와 탄력섬유를 분해하는 단백질 분해효소의 발현을 증가시킵니다. 이런 효소가 피부 속 구조를 파괴하여 피부노화를 유발합니다. 또한 적외선 A는 콜라겐 단백질의 합성도 감소시켜 피부노화를 일으킵니다. 적외선 A는 활성산소 생성을 증가시켜 피부에 산화적 손상을 유발합니다. 산화적 손상이 축적되면 피부는 점점 노화됩니다.

적외선은 피부 온도를 증가시켜 열노화를 유발합니다. 햇볕을 쬐면 피부 온도가 올라갑니다. 초여름 한낮의 강렬한 태양 아래 있으면 사람의 피부 온도는 몇 분 만에 40도 이상으로 올라갑니다. 이는 피부에 흡수된 적외선 B 광선이 열로 바뀌어 온도를 상승시켰기 때문입니다. 적외선에 의한 열 발생은 피부 열노화를 촉진합니다.

적외선에 의해 피부가 노화되는 것을 막으려면 다음의 5가지를 꼭 지켜야 합니다.

① 무기자차 자외선 차단 성분을 바릅니다

무기자차 자외선차단제 성분인 징크 옥사이드와 티타늄 다이옥사이드는 적외선 A인 근적외선도 반사시킬 수 있습니다. 적외선을 반사시키려면 무기자차 성분의 입자 크기가 $200\sim500\,nm$로 커야 합니다. 입자가 크면 백탁이 심하게 생기지만, 적외선을 효과적으로 반사시켜 피부에 도달하지 않게 합니다. 백탁을 없애기 위해 입자의 크기를 줄인 제품은 입자가 큰 경우에 비해 차단 효과가 떨어집니다.

② 항산화 성분이 풍부한 음식을 섭취합니다

적외선 A는 피부에 깊숙이 침투하여 활성산소를 생성시킵니다. 따라서 활성산소를 제거해 주는 항산화 성분이 풍부한 음식을 섭취하면 적외선에 의한 산화적 피부 손상을 예방할 수 있습니다. 항산화 성분은 신선한 과일과 채소에 많이 들어 있어서 하루 5~6가지의 과일과 채소를 골고루 적당량 섭취하면 적외선에 의해 발생한 활성산소를 제거하여 피부노화를 예방하는 데 도움이 됩니다.

③ 항산화 성분을 포함한 보습크림을 바릅니다

항산화 성분이 들어 있는 보습크림을 외출 전후에 얼굴과 노출 부위 피부에 발라주면 적외선 노출로 인해 생성되는 활성산소가 제거되어 산화적 손상을 예방하는 데 좋습니다.

④ 피부 온도를 낮추어줍니다

적외선에 의해 피부 온도가 올라가면 열노화가 일어납니다. 피부의 온도가 적외선의 노출에 의해 오를 땐 피부 온도를 빨리 내려주는 것이 열노화를 예방하는 데 도움이 됩니다. 냉찜질을 하거나, 냉장고에 넣어둔 마스크팩을 하면 좋습니다.

⑤ 외출 시 물리적 방법으로 적외선을 차단합니다

외출할 때는 적외선을 차단하기 위해 양산과 챙이 넓은 모자를 쓰거나 긴 옷을 입는 것이 좋습니다. 또한 가능하면 그늘을 따라 걷습니다. 가급적이면 외출을 줄이는 것이 가장 좋습니다.

알아두면 좋은 자외선의 종류

1. 파장의 길이에 따라 나뉘는 자외선

자외선은 파장의 길이에 따라 자외선 A, 자외선 B, 자외선 C로 나뉩니다. 자외선을 파장에 따라 세분하는 이유는 파장에 따라 각 광선의 특성이 다르기 때문입니다.

자외선 A는 320~400㎚ 파장에 속합니다. 영어로는 UVA라고 하는데, 지구상의 위치에 따라 다소 차이가 있지만 지표면에 도달하는 자외선의 양을 비교해 보면 자외선 A가 자외선 B에 비해 약 100배 정도 많습니다.

자외선 B는 자외선 A에 비해 파장이 짧은 광선으로, 파장이 290~320㎚에 속합니다. 자외선 B는 자외선 A에 비해 피부에 염증을 유발하고 화상을 일으키며 피부노화를 유발하는 효과가 100~1,000배 이상 강합니다. 또한 DNA에 돌연변이를 유발하여 피부암을 유발하는 작용도 매우 큽니다.

자외선 C는 200~290㎚의 파장을 가지고 있습니다. 빛의 특성상 파장이 짧을수록 투과력이 약하고 길면 투과력이 강한데, 자외선 C는 파장이 짧아서 대기권에 있는 오존층을 통과하지 못하고 모두 걸러집니다. 즉, 자외선 C는 지구 표면에는 도달하지 못하며 지구상의 생물체는 평상시에는 자외선 C에 노출되지 않으므로 걱정하지 않아도 됩니다. 다만, 공해로 인해 극지방 상공에 있는 오존층이 심각하게 파괴된

적이 있었는데, 그 구멍으로 자외선 C가 그대로 통과해 지표면까지 도달한 적이 있었습니다. 따라서 미래에 지구의 환경문제가 악화되고 오존층이 파괴된다면 자외선 C도 피부에 상당히 큰 영향을 미칠 수 있을 것입니다.

2. 조심해야 할 자외선 A와 자외선 B

지금 여기서는 자외선 A와 B를 중점적으로 살펴보겠습니다. 이 두 자외선이 피부에 미치는 영향은 차이가 납니다.

우선 자외선 A는 자외선 B에 비해 멜라닌 색소 침착을 잘 유발합니다. 또한 활성산소를 더 잘 생성시켜 산화적 손상을 더 많이 초래합니다. 자외선 B도 멜라닌 색소를 만들고 활성산소를 생성하지만, 자외선 A의 효과가 자외선 B보다 더 강력하다는 의미입니다.

반면, 자외선 A가 피부 염증을 유발하는 정도는 자외선 B에 비해 1/100~1/1,000배 정도로 약합니다. 자외선 A가 DNA에서 돌연변이를 일으키는 효과도 자외선 B에 비해 매우 약합니다.

자외선이 피부에 미치는 영향은 지표면에 도달하는 자외선 A와 B의 상대적인 양과 생물학적 영향의 강도를 고려해야 합니다. 자외선 A는 지표면에 도달하는 양이 100배 많지만 피부에 염증을 유발하는 효과는 1/100~1/1,000배로 약하기 때문에 결국 일상생활에서 염증을 유발하는 영향력은 자외선 B와 비슷하거나 약 10배 정도 약한 것입니다.

실내에서 주의해야 할 쪽은 자외선 A입니다. 자외선 A는 파장이 길어서 유리칭을 쉽게 통과할 수 있으나, 자외선 B는 파장이 짧아서 유리창을 통과하지 못합니다. 따라서 집 안이나 차 안에서 유리 장문을 통과해 들어오는 굉선에는 자외선 A기 포함되어 있습니다. 자외선 A보다 파장이 긴 광선인 가시광선과 적외선도 유리창을 뚫고 실내로 들어옵니다.

자외선 B는 피부에서 비타민 D를 합성할 때 필요한 자외선입니다. 반면에, 자외선 A는 비타민 D를 만들지 못합니다. 따라서 창문을 통과하여 들어오는 햇빛을 쬔다고 해서 비타민 D가 합성되지는 않습니다.

이처럼 정도의 차이는 있지만 자외선 A와 자외선 B 모두 피부에 나쁜 영향을 미칩니다. 따라서 2가지 자외선을 모두 철저히 차단해야 피부를 건강하고 젊게 유지할 수 있습니다.

자외선차단제 제대로 바르는 법

1. 자외선차단제를 선택하는 방법

자외선차단제는 자외선 B의 차단 효과를 나타내는 SPF(Sunburn Protection Factor, 일광화상 차단지수)는 50+ 이상이면서, 자외선 A의 차단 효과를 나타내는 PA(Protection for UVA)는 +++ 이상의 제품을 선택해야 합니다.

① SPF 50+ 이상인 것을 고른다

SPF는 자외선 B에 의한 피부 화상을 어느 정도 막아줄 수 있는지 측정한 결과를 표시한 것입니다. 피부는 어느 정도의 자외선 B를 받으면 피부에 화상을 입어 다음 날 피부가 붉어지는 홍반반응이 일어납니다. 참고로 우리나라 사람들은 여름철 한낮에 30분 정도 햇빛을 받으면, 다음 날 홍반이 발생합니다. 피부에 눈에 보일 만큼 경미한 화상을 입는 것입니다. 이처럼 사람 피부에 눈에 띄는 경미한 홍반, 즉 화상 반응을 유발할 수 있는 최소량의 자외선의 양을 '최소 홍반량'이라고 합니다.

자외선 B의 차단 효과를 표시하는 SPF는 숫자로 표시합니다. 자외선차단제를 바르지 않은 피부와 자외선차단제를 바른 피부의 최소홍반량 비율입니다.

$$\text{일광화상 차단지수(SPF)} = \frac{\text{자외선차단제를 바른 피부의 최소 홍반량}}{\text{자외선차단제를 바르지 않은 피부의 최소 홍반량}}$$

SPF는 자외선차단제를 바르면 바르지 않았을 때에 비해, 화상반응을 일으키는 데 몇 배의 자외선 B가 필요한지 표시한 것입니다. 따라서 SPF의 숫자가 클수록 자외선 B를 차단하는 효능이 우수한 자외선차단제입니다.

우리나라 식약처에서는 SPF 50 이상의 효과는 'SPF 50+'로 표시하도록 규정하고 있습니다. 이런 규정을 만든 이유는 SPF 50 정도면 하루 종일 햇빛을 받아도 다음 날 일광화상이 생기지 않게 하기에 충분하기 때문입니다. 제품 판매를 늘리려고 자외선차단제에 더 높은 숫자를 표시하는 불필요한 경쟁을 예방하는 것입니다. 그러나 나라마다 규정이 달라 미국에서는 'SPF 100'과 같이 실제 효능을 표시합니다.

예를 들어, 우리나라 사람은 일반적으로 30분 정도의 여름철 강한 햇빛에 노출되면 다음 날 경미한 화상을 입게 됩니다. 이런 사람이 오랜만에 여름휴가를 받아 아침 8시부터 저녁 6시까지 10시간 동안 쉬지 않고 해수욕을 즐긴다고 합시다. 일광화상을 입지 않으려면, 즉 다음 날 피부가 붉어지는 홍반반응이 생기지 않으려면 SPF가 얼마인 자외선차단제를 사용해야 할까요? 대략 10시간을 30분으로 나누면 되므로 SPF 20인 자외선차단제를 사용하면 이론적으로는 충분합니다. 그러나 현실적으로는 자외선차단제를 권장량만큼 충분히 바르지 못하는 경우가 많고, 수영하거나 땀으로 자외선차단제가 씻겨 나가는 등의 문제가 있으므로 더 높은 효과가 있는 자외선차단제가 필요합니다. 여유 있게 SPF 50+ 정도의 자외선차단제를 선택하여 바르는 것이 바람직합니다.

② PA+++ 이상인 제품을 고른다

PA는 자외선 A에 의한 색소 침착반응을 어느 정도 막아줄 수 있는지를 측정하여 그 결과를 표시한 것입니다.

자외선차단제의 UVA 차단 효과인 PA는 숫자 대신 +, ++, +++, ++++로 적혀 있습니다. UVA에 의해 피부가 검게 변화하는 것을 얼마나 잘 막아주는지 표기한 것입니다. +가 많을수록 자외선 A 차단 효과가 좋다는 의미이며, 우리나라 식약처에서는 과거 PA+++까지만 표시할 수 있게 했다가 최근에는 PA++++까지 표시할 수 있게 규정을 바꾸었습니다. PA는 +++ 이상을 선택하면 충분합니다.

③ 항염증 및 항산화 효능이 있는 자외선차단제를 고른다

자외선차단제를 아무리 잘 발라도, 100퍼센트 자외선을 차단하는 것은 불가능합니다. 즉, 미량의 자외선은 자외선차단제를 피해 피부에 도달한다는 의미입니다.

자외선차단제에 흡수되지 않고 피부에 도달한 자외선은 피부에서 활성산소와 염증반응을 유발합니다. 자외선에 의해 생성된 활성산소는 피부에 산화적 손상을 유발하고, 염증반응은 피부노화를 일으킵니다. 따라서 자외선차단제를 만들 때 활성산소를 제거하고 염증반응을 억제하는 효능이 있는 성분을 포함시키면, 자외선차단제가 미처 차단하지 못한 자외선이 피부에 도달하여, 피부에 유발하는 산화적 손상과 염증반응을 억제할 것입니다. 그러면 결과적으로 자외선을 더 철저히 차단하는 효과를 얻게 되는 것입니다.

2. 자외선차단제 바를 때 유의할 점

① 피부 면적 1㎠당 2㎎의 자외선차단제를 바른다

자외선차단제는 바르는 양이 매우 중요합니다. 권장량을 발라야 자외선차단제에 적혀 있는 SPF와 PA 효과를 제대로 얻을 수 있기 때문입니다. 우리나라 성인 남성의 얼굴 넓이는 평균 500㎠, 성인 여성은 평균 400㎠입니다. 따라서 남성은 한 번 바를 때마다 1.0g(500㎠×2㎎), 여성은 0.8g(400㎠×2㎎)을 발라야 합니다.

저울이 없어도 권장량만큼 바를 수 있는 방법이 있습니다. 손가락 끝 한마디를 꽉 채울 정도로 자외선차단제를 짜면 대략 0.4~0.5g 정도이므로, 손가락 두 마디를 꽉 채워 짜서 바르면 대략 0.8~1.0g이 됩니다.

일반적으로 자외선차단제를 바를 때 권장량의 1/2~1/3을 바른다는 연구 결과가 있습니다. 권장량의 1/2이면 효과는 1/2이 아니라 1/4로 줄어들고, 1/3이면 1/9로 줄어듭니다. SPF 50인 자외선차단제를 권장량의 1/2~1/3만 바르면, 실제로는 각각 SPF 12.5~5.5 정도로 효과가 없습니다.

따라서 가능한 한 많은 양을 발라야 합니다. 일상에서 자외선차단제를 충분히 바르려면 자외선차단제를 평소 습관대로 바르고, 바로 그 위에 한 번 더 바르면 됩니다. 즉, 평소대로 2번 바르면 권장량의 1/2을 바르던 사람은 권장량만큼 바르는 셈이 되므로 충분한 자외선 차단 효과를 누릴 수 있게 됩니다.

② 2시간마다 덧바른다

자외선차단제에 포함된 자외선 차단 성분은 자외선을 흡수하기 시작한 후에 2시간이 지나면 자외선을 흡수하는 능력이 떨어집니다. 햇빛에 노출되면 자외선 차단 성분의 화학적 구조가 변형되어 자외선을 차단하는 능력이 없어지기 때문입니다. 2시간이 지나면 자외선차단제를 바르지 않은 것과 같은 상태가 되므로, 2시간 후에 자외선차단제를 다시 발라줘야 합니다.

또한 피부에 바른 후에 땀이나 분비된 피지에 의해 자외선차단제가 씻겨 나가면서 자외선 차단 효과가 감소합니다. 수영하거나 운동 중 손이나 수건으로 얼굴의 땀을 닦으면 자외선차단제가 제거됩니다. 따라서 자외선 차단 효과를 유지하기 위해서는 자외선차단제를 2시간마다 덧발라야 합니다.

③ 흐린 날에도 바릅니다

자외선차단제는 매일 바르는 것이 좋습니다. 평생 자외선차단제를 한 번도 안 발랐다고 자랑하는 말을 들을 때가 있는데, 피부 건강과 몸 건강을 해치고 뇌 기능이 나빠지도록 방치하고 있다는 생각에 안타까운 마음이 듭니다.

구름이 잔뜩 끼거나 비 오는 날에도 자외선은 피부에 도달하여 영향을 미칩니다. 따라서 흐리거나 눈, 비 오는 날에도 자외선차단제를 꼭 발라야 합니다.

④ 외출 30분 전에 미리 바를 필요는 없습니다

자외선차단제는 피부에 바르는 즉시 자외선을 차단하기 때문에 외출하기 30분 전에 미리 바를 필요는 없습니다. 외출 직전에 발라도 효과는 동일합니다.

3. 연령별 자외선차단제 바르는 법

자외선이 피부노화를 유발하는 정도와 피부암을 유발하는 위험성은 평생 받는 자외선의 총량과 밀접한 관계가 있습니다. 즉, 평생 많은 양의 자외선을 받을수록 피부는 더 노화되고 피부암이 생길 위험성은 더 커집니다.

연구 결과에 따르면, 사람이 일생 동안 받는 자외선 총량 중 60퍼센트를 18세 이

전에 받는다고 합니다. 18세 이전의 어린이와 청소년은 어른에 비해 밖에서 뛰놀고 생활하는 시간이 많기 때문일 것입니다. 따라서 부모가 신경 써서 자외선차단제를 잘 발라주어야 합니다. 어린 시절부터 자외선차단제를 바르는 습관을 갖도록 하는 것이 피부를 항상 젊고 건강하게 유지하는 방법입니다.

① 생후 6개월 이전의 자외선 차단

6개월 이전의 아이에게는 자외선차단제를 권장하지 않습니다. 이때는 부모가 신경 써서 다른 방법으로 자외선을 차단해 주는 것이 좋습니다. 모자를 씌우고, 긴 옷을 입히며, 그늘을 만들어서 자외선에 노출되지 않도록 해줍니다.

② 6개월~2살의 자외선차단제 사용

이 시기의 아이에게는 무기자차 자외선차단제를 발라주는 것을 권장합니다. 입자의 크기가 200~500㎚으로 큰 무기자차 제품은 피부에 바른 후 백탁이 남아 미용적으로 문제가 있지만, 아이의 피부를 보호하는 것이 우선입니다. 이런 제품은. 입자의 크기가 커서 피부에 흡수될 가능성이 없으며, 자외선을 차단하는 효능이 우수합니다.

최근에는 백탁 현상을 줄이고자 입자의 크기를 10~100㎚으로 줄인 나노 크기의 무기자차 성분이 포함된 자외선차단제도 있으나, 이는 입자의 크기가 작아 아이 피부에 흡수될 위험이 있으므로 2살 이하 아이들에게는 추천하지 않습니다.

③ 2살 이후 아이의 자외선차단제 사용

2살 이후의 아이들은 어른의 피부와 동일한 상태입니다. 따라서 어른들이 사용하는 것과 동일한 자외선차단제를 사용해도 전혀 문제가 없습니다. 부모가 사용하는 자외선차단제를 부모가 먼저 바르고 아이들에게 발라주면 좋습니다.

4. 피부가 뜨거워지면 늙는다, 열노화

　제가 진료했던 중년 여성은 젊은 시절부터 25년 가까이 시장에서 군밤 장사를 했습니다. 겨울철에는 항상 다리 사이에 연탄불을 두고 장사를 했는데, 하루 종일 뜨거운 열기가 허벅지와 무릎 피부에 직접 닿았다고 합니다. 환자는 허벅지 안쪽과 무릎 주변 피부에 특이한 변화가 생겨 진료실을 방문했습니다.

　환자의 다리 피부는 거칠고 건조했으며, 갈색의 색소 침착이 관찰되었습니다. 모세혈관이 확장되고 염증에 의한 홍반이 섞여 얼룩덜룩해 보였습니다. 피부 표면은 얇아져 쉽게 주름이 잡혔으며, 피부 탄력도 감소했습니다. 조직검사 결과 피부 속 탄력섬유가 변성되어 축적된 소견이 관찰되었습니다. 이는 자외선에 의한 광노화에서 관찰되는 조직에서 볼 수 있는 증상과 동일합니다.

이 환자의 피부는 오랫동안 반복된 열 자극으로 피부 온도가 비정상적으로 올라가면서 발생한 전형적인 열노화 증상이었습니다. 이처럼 피부 온도를 올리는 열 자극은 활성산소 생성을 촉진하여 피부노화를 가속화합니다. 그 결과 색소 침착과 잔주름, 탄력 저하 등 피부노화 증상이 심해지게 됩니다.

피부가 열 받으면 생기는 일

정상 피부 온도는 약 31~33도입니다. 피부 온도를 올리는 다양한 열 자극은 피부노화를 촉진하는 중요 원인입니다. 열 자극에 의해 피부 온도가 올라가서 생기는 피부노화를 '열노화'라고 합니다.

일상에서 접하는 열 자극은 다양합니다. 우선, 햇빛에 노출되면 피부가 따끔해집니다. 이는 피부가 적외선을 흡수하고, 흡수된 적외선이 열에너지로 바뀌어 피부 온도를 올리기 때문입니다. 사람 피부의 온도는 강한 햇빛에 노출되면 40도 이상으로 짧은 시간에 상승할 수 있습니다. 피부색이 진할수록 피부 온도가 더 빨리, 더 높게 올라갑니다.

또한 찜질방, 사우나, 뜨거운 욕탕 안에 오래 들어가 있거나 난로를 오랫동안 직접 쪼이거나 뜨거운 전기장판을 사용하면 피부가 직접적으로 열 자극을 받아 피부 온도가 올라갑니다. 피부 온도를 올릴 수 있는 모든 열 자극은 피부노화를 유발합니다.

열 자극이 피부에 미치는 영향은 자외선이 피부에 미치는 나쁜 영향과 비슷합니다. 지속적인 열 자극으로 피부 온도가 오랫동안 증가하면 자외선과 마찬가지로 피부가 영향을 받습니다. 다음은 피부에 열이 가해지면 생기는 일입니다.

혈관을 생성하고 확장시킵니다

열 자극은 새로운 혈관 형성을 유발하여, 모세혈관의 수가 증가합니다. 또한 피부 온도가 올라가면 모세혈관이 늘어나고 확장되기 때문에 혈관을 통과하는 혈류량이 증가하여 피부가 붉게 보입니다. 증상이 심한 경우에는 안면홍조를 유발할 수 있습니다.

염증반응을 유발합니다

열 자극에 의해 피부세포가 염증을 유발하는 염증성 사이토카인을 생성하면 피부에 염증이 발생합니다. 모여든 염증세포가 피부에 손상을 유발하고, 그 손상이 반복되어 축적되면 피부노화가 촉진됩니다.

활성산소를 생성시킵니다

열 자극은 활성산소를 생성시켜, DNA을 비롯하여 피부세포를 구성하는 다양한 성분들에 산화적 손상을 유발합니다. 산화적 손상을 받은 피부세포는 기능이 감소하고, 결국에는 피부노화가 족진됩니다.

피부를 구성하는 단백질을 손상시킵니다

열 자극은 자외선과 마찬가지로 피부 구성 단백질인 콜라겐섬유와 탄력섬유의 생성을 감소시킵니다. 또한 피부 구성 단백질을 분해하는 효소를 증가시켜 단백질이 분해됩니다. 그 결과 피부가 약해지고 피부 탄력이 감소해 주름살이 증가하여 피부노화 증상이 심해집니다.

실제로 피부 온도가 올라가기 쉬운 환경에서 일하는 사람에게 심한 피부노화가 발생하는 사례를 쉽게 접할 수 있습니다. 예를 들어 제빵사의 팔에서는 잔주름이 많이 관찰됩니다. 이는 뜨거운 오븐에 팔을 자주 넣다 뺐다 해서 팔의 피부 온도가 올라갔기 때문입니다. 또한 녹인 유리를 입으로 불어 작품을 만드는 이들의 얼굴 피부에서도 심한 피부노화 현상을 관찰할 수 있습니다. 뜨거운 유리가 얼굴 피부의 온도를 올리기 때문입니다. 연탄불을 다리 사이에 놓고 오랜 세월 군밤을 구워 파는 상인의 다리 안쪽에서도 피부노화 현상이 관찰됩니다.

이처럼, 피부의 온도를 올리는 열 자극은 피부노화를 유발하는 중요한 원인입니다.

열 자극에 의한 가속 피부노화를 예방하는 생활 습관

피부 온도가 올라가지 않게 노력합니다

피부 온도를 올리는 다양한 외부 자극과 환경을 피합니다. 방송에서 유명 여성 배우가 추운 겨울에도 차에 히터를 켜지 않는다고 말한 적이 있는데, 피부 열노화를 예방하는 올바른 행동이라고 생각됩니다.

찜질방에 가거나 뜨거운 욕탕에 들어가거나 전기난로를 오래 쬐는 것은 피부 온도를 높여 열노화를 유발하므로 피하는 것이 좋습니다. 헤어드라이어에서 나오는 뜨거운 바람을 쐬거나, 뜨거운 수건으로 얼굴 팩을 하는 것도 좋지 않습니다.

직업상 필요 시 보호 장비를 착용합니다

요리사, 제빵사, 용광로 작업자 등 고온 환경에서 일하는 경우에는 열 자극으로부터 보호하는 장비를 착용하는 것이 좋습니다.

햇빛 노출을 피합니다

햇빛에 포함된 적외선은 피부 온도를 올리므로 햇빛을 피하는 것이 좋습니다. 햇볕을 쬐면 자외선과 적외선을 동시에 받으므로 자외선에 의한 광노화와 적외선에 의한 열노화가 동시에 일어납니다.

햇빛을 받을 때, 자외선에 의한 광노화와 적외선에 의한 열노화의 피부노화 유발 위험성은 8:2 정도입니다. 자외선에 의한 영향이 80퍼센트이고 적외선에 의한 영향이 20퍼센트라는 의미입니다. 자외선이 더 강력하게 피부노화를 일으키지만, 적외선도 그 영향이 상당합니다.

무기자차 자외선차단제를 사용합니다

자외선을 반사시킬 수 있는 무기자차 자외선차단제 성분이 적외선도 반사시켜서 열노화를 예방할 수 있습니다. 무기자차 자외선차단제 성분의 입자가 클수록 적외선 차단 효과가 좋습니다. 그러나 입자가 크면 백탁이 심하게 남아서 미용상 보기 좋지는 않다는 단점이 있습니다. 반대로 백탁을 줄이기 위해 입자의 크기를 나노 크기로 만들면 적외선 차단 효과는 떨어지게 됩니다.

항산화 또는 항염증 성분을 포함한 보습크림을 발라줍니다

열 자극에 의해 발생한 활성산소와 염증반응을 억제할 수 있는 항산화 성분 또는 항염증 성분이 들어 있는 보습크림이 열노화 예방에 도움이 됩니다.

5. 호르몬 결핍에 의한 갱년기

어떤 여성 환자가 갑자기 피부가 늙은 것 같다며 저를 찾아왔습니다. 54세인 이 여성은 평소에는 피부가 탄력 있고 주름이 적은 편이었다고 합니다. 자외선 차단을 철저히 하는 편이었고, 꾸준히 보습제를 사용해 피부 관리도 잘하고 있었습니다. 그러나 폐경이 시작된 후부터 피부가 건조해지고, 피부의 탄력이 감소하며, 잔주름이 생기는 변화가 급격하게 나타났습니다.

제가 직접 피부 상태를 관찰해 보니 얼굴과 목, 팔의 피부가 얇아져 있었고, 탄력이 떨어져 피부가 아래로 처지는 현상이 생겼습니다. 잔주름이 눈가와 입가에서 관찰되었으며, 피부가 푸석푸석하며 건조한 편이었고, 가려움증도 있다고 했습니다.

이 환자의 피부 증상은 폐경 후 여성호르몬인 에스트로겐이 급격히 감소해서 발생한 것입니다. 에스트로겐 호르몬은 피부의 수분 유지와 콜라겐 합성 등에 중요한 역할을 하는데, 이 호르몬이 줄어들면서 콜라겐 합성이 급속히 감소하고 피부 구조가 약해지다 보니 단기간에 피부 노화가 심해진 것입니다.

이 환자의 사례는 세월이 흘러 생기는 자연적 노화에 더해, 폐경이라는 생리적 변화에 의해 피부노화가 급격히 심해질 수 있음을 보여줍니다. 여성에게 폐경은 피부 건강의 중요한 전환점이며, 이 시기부터는 더 체계적으로 피부노화를 예방하고 피부 상태를 호전시키기 위한 노력이 필요합니다.

호르몬이 부족하면 피부에 일어나는 일

여성의 경우 대개 50세를 전후로 폐경이 일어납니다. 생리가 중지되면 난소에서 여성호르몬인 에스트로겐이 더 이상 만들어지지 않습니다. 그러면 혈중 에스트로겐의 농도가 급격하게 감소하고 에스트로겐이 부족해지면 피부는 급격하게 노화됩니다.

에스트로겐은 피부에서 콜라겐 단백질의 합성을 촉진하는 역할을 합니다. 폐경 이후에는 에스트로겐이 감소하면서 피부에서 콜라겐 합성이 감소합니다. 그 결과, 폐경 후에 콜라겐섬유가 덜 형성되기 때문에 급속하게 피부 주름살이 많아지고 피부 탄력이 떨어집니다.

성인은 매년 1퍼센트 정도 콜라겐 단백질이 감소하는 것으로 관찰됩니다. 그러나 폐경 이후의 여성은 매년 2.1퍼센트씩 감소합니다. 이처럼 폐경 이후에는 콜라겐이 급속하게 감소하며, 폐경 후 첫 5년 동안 피부 콜라겐 단백질의 약 30퍼센트가 감소합니다. 저의 연구 결과, 폐경이 오면 여성의 경우 남성에 비해 주름살의 발생 위험도가 3.5배 증가했습니다.[11] 폐경 이후에 에스트로겐의 결핍 현상에 의해 피부에서 콜라겐 단백질이 급속하게 감소하여 주름살이 갑자기 많이 형성되기 때문입니다.

또한 에스트로겐 호르몬은 뼈에서도 콜라겐 단백질의 합성을 촉진하는 기능을 합니다. 따라서 폐경 후에는 뼈에서도 콜라겐 합성이 감소해 골다공증이 급격히 심해집니다.

갱년기로 인한 가속 피부노화를 예방하는 생활 습관

에스트로겐 호르몬 보충 치료를 고려합니다

산부인과에서는 폐경이 오면 에스트로겐 호르몬을 보충해 주는 치료를 시행합니다. 에스트로겐이 부족해지는 폐경 이후의 여성에게 생기는 골다공증, 우울증 등의 증상을 비롯해 살이 찌고 땀이 많이 나는 등 다양한 폐경기 증상을 예방하기 위해서입니다. 대한폐경학회에서는 폐경이 시작되면 에스트로겐 보충 치료를 권장합니다.

마찬가지로 폐경 이후에 급속히 진행하는 피부노화를 예방하는 데에도 에스트로겐 호르몬을 보충해 주는 치료가 효과적입니다. 저의 연구 결과에 따르면, 에스트로겐을 보충하는 치료를 받는 경우 폐경 이후에 발생하는 피부노화의 위험도가 1/5로 줄어듭니다.[12]

폐경 후 콜라겐 함량이 꾸준히 감소하면, 진피의 대부분을 콜라겐섬유가 차지하고 있기 때문에 진피의 두께가 감소합니다. 그런데 이때 에스트로겐을 투여하는 호르몬 치료를 하면 치료를 받지 않은 대조군에 비해 콜라겐 양이 증가하고, 그 결과 피부 두께가 의미 있게 증가하는 것으로 확인되었습니다. 특히 1년 동안 에스트로겐 호르몬을 보충하는 치료를 받았더니, 피부 탄력이 5.2퍼센트 증가했다는 연구 결과가 있습니다.[13]

폐경 후 여성을 대상으로 실시한 연구에서는 에스트로겐 경구 섭취가 피부 수분도를 개선한다는 사실도 확인되었습니다. 폐경 이후에 에스트로겐 호르몬을 보충해 주는 것은 피부 건강을 유지하고 피부노화를 예방하는 데 매우 효과적인 방법입니다.

그러나 에스트로겐 호르몬 투여가 유방암이나 자궁암의 발생 위험도를 높일 수 있기 때문에, 유방암 및 자궁암의 가족력 혹은 개인력이 있는 경우에는 전문가의 지시에 따라 치료를 받는 것이 안전합니다.

식물성 에스트로겐 성분이 풍부한 음식을 섭취합니다

폐경 이후에는 에스트로겐 수용체를 자극하는 식물성 에스트로겐이 풍부한 음식을 섭취하는 것이 도움이 됩니다.

두부, 콩에는 이소플라본이 풍부하고 참깨, 아마씨에는 리그난이 풍부한데, 이런 성분은 에스트로겐 수용체를 자극하여 부족한 에스트로겐을 대체하는 효과가 있어 피부노화를 예방하는 작용을 합니다.

식물성 에스트로겐 성분을 함유한 크림을 바릅니다

식물성 에스트로겐 성분이 들어 있는 보습크림도 폐경 여성의 피부 노화를 예방하고 호전시키는 데 도움이 됩니다.

6. 피부 주름을 늘리는 흡연

친구들보다 나이가 들어 보인다며 찾아온 환자가 있었습니다. 48세인 여성 환자는 20대 초반부터 하루 한 갑씩 흡연했습니다. 야외 생활은 많지 않았지만 자외선차단제를 잘 바르지 않았습니다.

진찰 결과, 얼굴 피부는 전반적으로 푸석하고 칙칙했습니다. 입가에는 주름이 많았고, 특히 윗입술 위로는 잔주름이 촘촘했습니다. 눈가에도 깊은 주름이 있었고, 피부 탄력이 떨어진 상태였습니다. 피부가 건조하고 붉었습니다. 얼굴에 뾰루지가 1~2개 있었는데, 가끔 생긴다고 했습니다.

이 환자의 피부 증상은 흡연으로 인한 피부노화와 피부장벽 손상이라고 판단했습니다. 평소 자외선차단제를 잘 바르지 않은 상태로 건물 밖에서 담배를 피우면서 받은 자외선 역시 흡연에 의한 피부노화 현상을 더 악화시켰을 것입니다.

흡연을 하면
피부에 일어나는 일

담배를 피우면 피부노화가 촉진됩니다. 흡연은 피부노화를 유발하는 것으로 잘 알려진 원인입니다. 저의 연구 결과에 따르면, 30년 동안 하루 한 갑씩 흡연한 경우에는 비흡연자에 비해 피부노화가 3배 정도 증가했고, 50년 동안 하루 한 갑씩 흡연한 경우에는 5배 이상 피부노화가 심했습니다.

요즘에는 실내에서 담배를 피우지 못하기 때문에 건물 밖에서 햇빛을 받으면서 흡연하는 모습을 자주 보는데, 그러면 피부노화가 더욱 심해집니다. 저의 연구 결과에 따르면, 흡연하면서 자외선을 동시에 받으면 흡연과 자외선이 서로 상승효과를 일으켜 각각의 원인에 의해 생기는 것보다 피부노화가 더 심하게 생긴다는 사실을 관찰했습니다.

담배를 피우면 얼굴 중에서도 입 주위, 특히 윗입술 주위와 눈 주변에 잔주름이 많아집니다. 쌍둥이 형제 중에서 한 명만 담배를 피우는 경우, 비흡연 쌍둥이 형제에 비해 흡연한 쪽의 주름살이 증가하고 피부 탄력이 감소한다는 사실이 입증되었습니다.[14] 또 다른 쌍둥이 연구에서는 10년 동안 흡연한 경우, 흡연하지 않은 다른 쌍둥이 형제에 비해 약 2살 반 정도 나이가 들어 보인다는 연구 결과를 얻었습니다.[15]

흡연하면 얼굴 피부에 멜라닌 색소 침착이 늘고, 구강 점막에도 멜라닌 색소가 증가하여 검은 반점이 많아집니다. 일본에서 진행된 연구에서는, 흡연자는 비흡연자에 비해 피부색이 칙칙하고 어둡다는 사실이 밝혀졌습니다. 흡연은 피부 색을 어둡게 하고, 피부 광택을 악화시킵니다. 다행히도 흡연을 중단하면 이런 변화가 개선됩니다.

담배 연기를 흡입하면 즉시 모세혈관이 수축하여 피부로 가는 혈류가 감소합니다. 그러면 피부에 산소와 영양분의 공급이 줄어듭니다. 그래서 담배를 피우면 상처 치유가 늦어집니다. 또한 피부세포의 증식과 성장이 저해되어 세포 노화가 유발됩니다.

담배는 엄청난 양의 활성산소를 형성하여 피부에 산화적 손상을 초래합니다. 다른 한편으로 흡연은 피부에 정상적으로 존재하는 항산화 방어 시스템을 무력화시킵니다. 활성산소는 콜라겐섬유와 탄력섬유를 비롯한 피부를 구성하고 있는 단백질을 녹여버리는 단백질 분해효소를 비정상적으로 급격하게 증가시켜 피부를 노화시킵니다. 또한 활성산소가 피부세포 DNA에 산화적 손상을 유발하여 기저세포암 및 편평세포암과 같은 피부암을 증가시킨다는 연구 결과도 있습니다.

흡연에 의한 가속 피부노화를 예방하는 생활 습관

금연합니다

가장 중요한 습관입니다. 담배는 백해무익하므로 당장 금연하는 것이 확실한 방법입니다.

항산화 성분이 풍부한 음식을 섭취하고, 보습크림을 바릅니다

흡연이 활성산소를 많이 생성합니다. 따라서 항산화 성분이 많이 함유된 신선한 채소와 과일을 섭취하는 것이 피부노화를 예방하는 데 도움을 줍니다. 항산화 성분이 들어 있는 화장품을 사용하는 것도 흡연에 의한 피부노화를 예방하는 효과가 있습니다. 그러나 이러한 방법들만 믿는 것은 병 주고 약 주는 행동이며, 현명한 생각은 아닐 것입니다. 금연만큼 확실한 방법은 없습니다.

자외선 차단을 철저히 합니다

자외선이 흡연에 의한 피부노화를 가속하므로 자외선차단제를 잘 바르는 등 자외선차단을 철저히 하는 것이 좋습니다. 그러나 역시 금연하는 것이 제일 확실한 방법입니다.

7. 지속적인 대기오염 노출

30년 가까이 서울 시내에서 택시를 운전한 50대 후반의 택시 기사분이 진료실에 왔습니다. 최근 얼굴에 색소성 반점이 많이 생겨 지저분해 보여서 제거하고 싶다고 했습니다. 그는 하루 중 대부분의 시간을 도로 위에서 보내며, 매연과 미세먼지에 끊임없이 노출됐습니다. 자외선차단제는 잘 바르지 않았습니다. 피부를 진찰해 본 결과, 갈색 반점인 흑자가 다수 관찰되었으며 얼굴 피부에 불규칙한 색소 침착이 관찰되었습니다. 또한 얼굴에 잔주름도 많은 상태였습니다.

이 환자는 오랫동안 대기오염 물질에 지속적으로 노출된 결과, 피부노화가 심하게 진행된 것으로 보였습니다. 물론 운전석 창문을 통해 들어온 자외선도 피부노화를 촉진했을 것입니다. 대기오염은 호흡기 건강에만 영향을 미치는 것이 아니라, 가속 피부노화의 원인으로서 피부를 젊고 건강하게 유지하는 데도 악영향을 미칩니다.

진찰 후 환자에게 앞으로는 얼굴에 보습크림을 충분히 바르도록 권유했으며, 특히 항산화 및 항염증 성분이 포함된 보습크림을 사용하도록 했습니다. 그리고 자외선차단제를 꾸준히 사용할 것을 권했습니다.

대기오염 물질에 노출되면
피부에 일어나는 일

대기오염은 실내외 공기가 오염되어 있는 상태를 말합니다. 대기오염 물질은 피부노화를 유발합니다. 독일[16]과 중국[17]에서 각각 수행된 역학적 연구에서, 오염물질이 피부노화를 유발한다는 사실이 드러났습니다. 이들 연구에 따르면, 자동차가 많이 다니는 큰 도로 옆에 거주하면 차량 배기가스에서 배출된 미세먼지에 의해 피부노화가 더 심해졌습니다.

공기를 오염시키는 물질은 미세먼지, 납, 질소산화물, 황산화물, 오존 5가지로 크게 분류됩니다.

미세먼지는 차량 배기구와 공장의 굴뚝에서 주로 배출됩니다. 작은 미세먼지 입자는 일반적으로 차량의 연료가 완전 연소되지 못하고 배출될 때, 산업용 보일러에서 연료가 연소될 때, 폐기물을 소각할 때, 가정에서 요리한 때 생깁니다. 큰 미세먼지 입자는 기계적 공정에 의해 가루 형태로 생성되며, 먼지가 되어 공기 중에 떠다닙니다. 미세먼지는 피부에 침투한 후 활성산소를 증가시키고, 피부를 구성하는 다양한 단백질을 분해하는 단백질 분해효소의 발현을 증가시켜 피부를 약하게 만들며, 주름살 증가와 피부 탄력 감소를 일으킵니다. 우리나라는 겨울철과 봄철에 중국발 미세먼지로 인해 골머리를 앓고 있습니다.

같은 연구에서 자동차 배기가스에서 배출된 질소산화물 농도가 높을수록 피부에 색소 반점이 더 많이 생긴다는 것도 증명했습니다. 공기 중의 질소산화물의 농도가 $10mg/m^3$ 증가하면, 색소 반점이 독일 여성의 뺨에서는 25퍼센트 더 생기고, 중국 여성의 뺨에서는 24퍼센트 더 생겼습니다.

오존은 지상에서 여러 오염 물질과 자외선 사이의 광화학 반응으로 형성됩니다. 대기 중 오존 농도가 증가하면 얼굴 주름살이 증가한다는 사실이 인체 대상 역학적 연구에서 드러났습니다.[18] 오존이 피부에 산화적 손상을 증가시킨 결과 피부노화가 촉진된 것입니다. 납은 금속 가공 공장에서 주로 배출되고 황산화물 역시 공장에서 배출됩니다. 이처럼 대기오염 물질은 피부에 주름과 색소 반점을 형성하여, 피부노화를 촉진합니다.

대기오염에 의한 가속 피부노화를 예방하는 생활 습관

외출을 자제합니다

대기의 질이 나쁜 날에는 외출하지 않는 것이 좋습니다. 외출 시에는 마스크를 꼭 착용하도록 합니다.

실내 공기를 깨끗이 유지합니다

창문을 잘 닫아 실내 공기가 오염되지 않도록 합니다. 실내 공기를 정화할 수 있는 공기 청정기를 사용하는 것도 도움이 됩니다.

보습크림을 두껍게 바릅니다

미세먼지가 피부에 직접 닿지 않도록 몸과 얼굴에 보습크림을 두껍게 바르는 것이 좋습니다. 보습크림이 피부에 막을 형성하여 미세먼지가 피부에 직접 접촉하는 것을 막아줍니다. 결과적으로 미세먼지가 피부 안으로 침투할 가능성이 줄어듭니다.

항산화 성분이 풍부한 음식을 섭취하고, 화장품을 바릅니다

대기오염 물질이 활성산소를 유발하므로 항산화 성분을 많이 포함한 신선한 채소와 과일 등 음식을 골고루 섭취하는 것이 대기오염에 의한 산화적 손상을 예방하는 데 도움이 됩니다. 또한 항산화 성분을 포함한 보습제와 보습크림도 대기오염에 의한 피부노화를 예방하는 데 도움이 됩니다.

항염증 성분을 포함한 화장품이 도움이 됩니다

피부에서 발생한 염증을 억제하는 효능이 있는 항염증 성분을 포함하고 있는 보습제와 보습크림도 대기오염에 의한 피부 손상을 예방할 수 있습니다.

8. 외부 자극에 의한 피부 염증

수년 전 저에게 진료를 받기 위해 왔던 30대 후반 여성이 있습니다. 더 예뻐지기 위해 레이저 시술을 받았는데 이렇게 고생하게 될 줄 몰랐다며 눈물을 흘린 것이 기억납니다.

눈가에 생긴 잔주름을 없애고 피부에 생긴 기미를 없애기 위해 레이저 시술을 3개월 간격으로 5회 받았다고 합니다. 레이저 치료를 받을 때마다 붉은 기와 가벼운 부종이 반복적으로 생겼지만, 레이저 치료 후 며칠 지나면 호전되어 별문제가 없었는데, 어느 날 보니 붉은 홍반이 생겨 없어지지 않고 지속되었다고 합니다. 할 수 없이 홍반을 없애는 레이저 시술을 2회 받았는데 아직도 얼굴이 붉은 상태였습니다. 그리고 피부가 매우 민감해졌으며 더 노화된 것 같다고 걱정을 토로했습니다.

환자의 피부 상태는 반복적인 레이저 치료로 인한 피부 염증으로 생긴 결과들이었습니다. 반복되는 염증반응의 결과 피부혈관이 확장되어 얼굴이 붉어지고, 피부장벽이 손상돼 피부가 민감해지며, 염증반응이 피부를 손상시켜 피부노화가 촉진된 경우입니다.

염증이 생기면
피부에 일어나는 일

우리 몸에 염증이 생기면 그로 인한 조직손상 때문에 노화가 촉진됩니다. 이처럼 염증이 노화를 유발하는 현상을 염증노화라고 합니다.

염증노화는 우리 몸의 모든 장기에서 일어납니다. 예를 들어 뇌에 염증이 생기면 그 결과 뇌의 염증노화가 촉진됩니다. 피부도 예외가 아닙니다. 자외선을 받은 피부나 열 자극을 받은 피부에 염증이 생기면, 그 염증이 피부에 손상을 유발하고 손상이 축적되어 피부의 염증노화가 촉진됩니다. 피부에 염증을 유발하는 모든 원인은 궁극적으로는 피부노화의 원인이라고 해도 과언이 아닙니다.

염증노화가 발생하는 기전은 다음과 같습니다. 우리 몸은 외부에서 자극을 받으면 스스로 보호하고자 염증반응을 일으킵니다. 피부도 자극을 받으면 염증반응이 일어납니다. 외부 자극에 의해 유발된 피부 손상을 치유하기 위해 손상받은 부위 주변에 있는 세포와 혈관을 타고 모여든 염증세포는 여러 물질을 생성하는데, 이런 물질을 염증성 사이토카인이라고 합니다.

예를 들어 해변에서 일광욕을 오래 하면 피부는 화상을 입습니다. 화상 역시 피부의 염증반응입니다. 자외선이 피부세포에 손상을 주었기 때문에 주위 피부세포와 염증세포가 모여들어 손상된 조직을 치유하고 피부세포와 피부 조직을 원래 모습으로 복구합니다. 이처럼 외부로부터 자극을 받아 생긴 조직의 손상을 빠른 시간 내에 원상 복귀시키려는 노력이 염증반응입니다.

염증이 생긴 부위에서는 조직이 붓거나 붉어지며, 손으로 만져보면 따끔할 정도로 온도가 높고, 통증이 느껴지기도 합니다. 일광욕 후에 화상을 입은 피부도 붉고 열이 나고 통증이 있을 수 있습니다.

그러나 외부 자극에 의해 손상된 조직을 염증반응을 통해 100퍼센트 완벽하게 치유해서 손상받기 전의 상태로 복원할 수는 없습니다. 따라서 염증반응 후에는 항상 조직 손상이 남습니다. 또한 염증반응이 너무 심한 경우에는 손상된 조직을 치유하는 원래의 목적과는 달리, 염증세포들이 정상 조직을 파괴하는 부작용이 생기기도 합니다. 염증반응이 반복되면 피부는 점점 더 손상을 입고, 손상은 축적되며, 그 결과 점점 심하게 피부노화가 일어납니다. 이것이 피부에서 염증노화가 생기는 원리입니다.

피부에 가해지는 모든 외부 자극은 예외 없이 피부에 염증을 유발하고, 일단 염증반응이 일어나면 피부 손상을 초래한다는 사실을 다시 한번 강조합니다. 염증이 아주 약하면 피부의 손상도 경미해서, 겉으로는 변화를 알아차리지 못할 수도 있습니다. 하지만 경미한 염증이라도 계속 반복되면 손상이 축적될 것이고, 결국에는 우리 눈으로도 알아차릴 수 있을 만큼 큰 손상이 되며, 피부노화 증상은 점점 심해집니다.

자외선에 노출된 얼굴 피부가 나이 들면서 점점 늙어가는 것은 바로 이런 이유 때문입니다. 매일 자외선을 쬐면 얼굴에는 아주 경미한 염증이 생깁니다. 피부는 매일 자외선이 유발한 염증으로 인한 손상을 조금씩 입고 있는 것입니다.

우리 몸은 손상을 스스로 치유하는 기능을 가지고 있지만 100퍼센트 완벽하게 치유할 수는 없으며 치유되지 않는 손상은 조금씩 쌓여 축적됩니다. 처음에는 이런 손상이 경미하여 피부 밖으로 나타나지 않지만, 세월이 흘러 나이를 먹을수록 축적된 손상은 조금씩 피부를 늙어 보이게 만듭니다.

요즘 사람들은 피부에 관심이 많습니다. 피부를 더 젊게 보이고 싶은 마음에, 피부 관리와 피부 시술을 받는 경우가 많아졌습니다. 그러나 꼭 잊지 말아야 할 점은 피부를 젊어 보이게 하려고 받는 모든 관리와 시술이 정도의 차이는 있지만 피부에 염증을 유발한다는 것입니다.

스케일링, 박피, 레이저, IPL, 서마지 등등 모든 시술은 반드시 피부에 염증을 유발합니다. 시술 후에는 피부가 붉어지고, 붓고, 그 부위의 피부 온도가 올라가고, 심하면 통증도 생기고, 진물도 납니다. 이게 바로 염증반응입니다. 염증이 경미한 경우에는 눈에 보이는 염증 증상이 겉으로는 없을 수 있지만, 피부에 자극을 주었는데 염증이 없을 수는 없습니다. 눈에 보이지 않더라도 염증은 반드시 생깁니다.

앞에서도 언급했듯이 염증반응은 피부 조직에 손상을 발생시킵니다. 피부 관리 또는 시술을 받을 때마다 손상이 발생하면, 시술이 주는 이득보다 염증에 의해 축적된 피부 손상이 더 커질 수도 있습니다.

피부를 더 좋게 하려는 목적으로 피부 관리와 시술을 반복해서 받을 경우, 수년 또는 10년 후에 그 부작용이 어떠한 형태로 나타날지 아무도 확실히 말할 수 없습니다. 레이저 등 여러 피부 시술이 피부에 염증노화를 유발할 가능성은 없는지 곰곰이 생각해 봐야 할 것입니다.

피부 염증에 의한 가속 피부노화를 예방하는 생활 습관

염증을 유발하는 자극을 피하도록 합니다

피부에 염증을 유발할 수 있는 모든 자극을 피하도록 합니다. 피부를 자극하면 반드시 피부에 염증반응이 일어납니다. 환경에서 오는 자외선, 열 자극, 오염물질이 피부를 자극하여 피부에 염증반응을 유발하고, 염증노화를 초래합니다. 따라서 이런 염증을 유발하는 자극들을 피하도록 노력해야 합니다.

피부장벽을 손상시키는 행동을 하지 않습니다

때를 미는 것은 피부장벽을 손상시켜 피부를 건조하게 만들어 피부에 염증을 유발합니다. 비누칠을 많이 하는 것도 피부 기름막을 손상시키므로 피하는 것이 좋습니다. 피부를 건조하게 만들어 염증을 유발하기 때문입니다. 이같이 피부가 건조해질 만한 행위는 하지 않는 것이 좋습니다.

각질 제거 피부 관리는 하지 않습니다

마찬가지로 피부 관리실에서 각질을 제거하는 피부 관리를 받는 것도 피부의 보호막인 각질층을 손상시켜 피부에 염증을 유발합니다. 얼굴 각질 제거는 장기적으로 피부노화를 촉진하는 원인으로 작용하므로 주기적으로 각질 제거 시술을 받는 것은 피부 건강에 매우 나쁜 습관입니다. 우리 피부를 보호하는 장벽인 각질층은 항상 두껍게 잘 유지하는 것이 바람직합니다.

피부 마사지도 가급적이면 하지 않습니다

피부를 탄력 있게 만들 목적으로 시행하는 피부 마사지도 염증을 유발하기 때문에 좋지 않습니다. 피부 마사지는 혈류 개선과 림프액의 순환을 촉진하여 얼굴의 부기를 빼고 피부 건강에 긍정적인 영향을 줄 수 있습니다. 그러나 과도하거나 부적절한 마사지는 피부에 미세 손상을 일으켜 염증반응을 유발할 수 있습니다. 반복적이고 강한 물리적 자극은 피부 조직을 손상시켜 염증을 유발할 수 있고, 얼굴 피부의 염증노화를 일으킬 수 있어서 좋지 않습니다.

모든 피부 시술은 조심해야 합니다

피부를 젊게 만들기 위한 각종 레이저, IPL, 서마지 등의 미용 시술은 상당한 피부 염증반응을 유발합니다. 이러한 시술은 한두 번 받으면 피부가 좋아졌다고 느낄 수 있지만, 반복적으로 받으면 피부에 염증 역시 거듭하여 생기기 때문에 오히려 피부노화를 가속화할 수 있습니다.

레이저 시술은 콜라겐 생성을 촉진하여 주름 개선 등에 단기적으로는 효과가 있다고 알려져 있습니다. 그러나 이 역시 피부에 염증반응을 유발하여 피부 염증노화를 가속화할 수 있습니다. 피부 조직의 만성 염증은 피부노화의 주요 원인입니다. 염증반응의 부작용으로 콜라겐섬유와 탄력섬유의 형성이 감소하고 분해효소가 증가하여 결국에는 피부노화가 심해질 수 있습니다.

피부가 건조하지 않도록 보습제를 잘 바릅니다

피부가 건조하면, 피부에 염증이 생기고, 피부 염증노화를 유발합니다. 따라서 피부 건조를 예방하기 위해 보습제를 하루 2~4회 바르고 피부를 건조하게 만드는 과도한 목욕은 하지 않는 것이 좋습니다.

9. 노화를 촉진하는 푸석함, 피부 건조

피부가 너무 가렵다며 왔던 여성 환자가 기억납니다. 피부에 특별한 발진은 없었으나, 피부가 매우 건조해서 하얀 각질이 일어나 있었고, 긁은 상처가 많은 상태였습니다. 환자는 몸에서 노인 냄새가 난다고 매일 목욕했고, 보습제는 끈적거려서 바르지 않는다고 했습니다.

매일 하는 목욕이 피부장벽을 손상시킨 데다, 보습제를 전혀 사용하지 않은 탓에 수분을 외부로 빼앗겨 피부가 매우 건조해진 상태였습니다. 피부가 건조하면 피부에 염증반응이 생기며, 염증이 생기면 피부가 가려워지고, 심하면 건조성 피부염이 생깁니다. 결과적으로 피부노화가 유발됩니다. 특히 나이 들수록 피부장벽이 잘 형성되지 않기 때문에, 노인의 경우 피부가 건조해지는 것을 자주 봅니다.

피부가 건조해지면
생기는 일

피부를 노화시키는 흔한 원인 중의 하나가 건조한 피부입니다. 목욕과 샤워 습관이 나쁜 경우에는 피부가 심하게 건조해집니다. 아토피피부염과 같은 질환도 피부를 건조하게 만듭니다. 자외선을 받으면 피부장벽이 손상되고 수분 발산이 증가하여 피부가 건조해집니다. 대기가 건조해도 피부에서 수분이 빨리 증발하여 피부는 건조해집니다. 피부가 메마르면 피부노화 속도가 빨라집니다.

피부장벽이 망가지면 피부는 건조해집니다. 피부장벽이 손상되면 피부의 수분이 외부 환경으로 빼앗기지 않도록 수분을 잡고 있는 피부장벽의 기능이 감소하기 때문입니다.

눈에는 보이지 않지만, 두꺼운 기름막이 피부의 맨 바깥쪽을 감싸고 있습니다. 우리 몸을 둘러싸고 있는 기름막은 각질층을 이루고 있는 각질세포들 사이의 틈새를 채웁니다. 이 기름막이 수분의 손실을 막는 보습 기능을 수행합니다.

각질세포와 기름막으로 이루어진 구조물인 피부장벽이 잘 형성되어 피부장벽 기능이 좋은 상태라면, 수분을 외부로 빼앗기지 않아 피부가 건조해질 일이 없습니다. 그러나 피부장벽이 손상되면 피부는 건조해집니다.

건조한 피부에는 염증이 생기고 염증노화가 일어납니다. 바로 다음과 같은 과정을 거치죠. 피부가 건조해지면 피부는 건조하지 않으려고 열심히 노력합니다. 피부는 피부장벽인 각질층을 튼튼하게 만들려고 노력합니다. 그래서 각질층을 구성하고 있는 각질세포를 많이 만들고 각질세포 사이를 채우는 지질을 더 많이 합성하기 위해 여러 물질을 생산합니다. 피부세포가 생산하는 물질은 각질형성세포에 신호를 보내어 필요한 일을 수행하게 합니다.

그러나 이런 물질은 피부에 염증을 유발하는 부작용도 초래합니다. 피부에 염증을 유발하기 때문에 이 물질을 염증성 사이토카인이라고 부릅니다. 피부가 건조하면 피부세포가 만든 염증성 사이토카인에 의해 피부에 염증이 생기고, 염증이 생긴 피부는 가려워집니다. 또한 염증이 일어나면 염증세포가 많이 모이고, 염증세포들이 생성하는 활성산소가 증가합니다. 증가한 활성산소에 의해 피부세포에 산화적 손상이 일어나고, 피부세포의 노화가 촉진됩니다. 활성산소가 단백질 분해효소의 발현을 촉진하여 콜라겐섬유와 탄력섬유를 비롯한 피부를 구성하는 단백질을 파괴하여 피부를 약하게 만들고, 탄력을 감소시키며, 주름살을 증가시키고, 피부를 늙게 만듭니다.

피부 유래 염증성 사이토카인은 피부뿐만 아니라 우리 몸의 노화도 촉진합니다. 피부에서 만들어진 염증성 사이토카인들이 혈액으로 흘러들어와 혈액 내 염증성 사이토카인의 농도가 증가합니다. 염증성 사이토카인이 전신을 돌아다니면서 뇌를 비롯한 전신에 염증을 유발하는 나쁜 영향을 미칩니다. 그러면 몸의 노화현상이 전반적으로 촉신됩니다. 이처럼 피부가 건조하면 우리 몸 전체가 빨리 늙는다는 사실은 충격적입니다.

특히 혈액 내에 증가한 염증성 사이토카인이 뇌로 들어가서 기억력과 인지 기능을 담당하는 해마의 신경 합성을 억제하면, 뇌의 기능이 감소하여 머리가 나빠지고 뇌의 노화가 촉진된다는 연구 결과들이 잘 알려져 있습니다.

자원자가 참여한 임상 연구 결과, 건조한 피부에서 생성된 염증성 사이토카인이 인지 기능을 떨어뜨린다는 사실이 확인되었습니다.[19] 건조한 피부를 가지고 있는 자원자군과 피부가 건조하지 않은 정상 자원자군을 3년간 추적 관찰한 결과, 건조한 피부를 가진 자원자군의 인지 기능이 더 빠르게 나빠진다는 사실이 확인되었습니다. 건조한 피부에서 만들어진 염증성 사이토카인이 기억력과 인지 기능을 담당하는 해마의 신경 생성을 억제하기 때문입니다. 그 결과 기억력이 나빠지고, 인지 기능이 감소합니다.

나이가 들면서 기억력이 감소하고 인지 기능이 점점 나빠지는 원인 중의 하나로, 건조한 피부가 중요한 역할을 하고 있다는 새로운 사실이 놀라울 뿐입니다.

따라서 보습제를 잘 바르면 인지 기능 감소를 예방할 수 있습니다. 자원자가 참여한 임상 연구를 통해, 건조한 피부에 보습제를 발라 건조한 피부를 개선해 주면 인지 기능이 나빠지는 것을 예방할 수 있다는 사실이 확인되었습니다.[20]

피부가 건조한 노인 자원자를 둘로 나누어, 한 집단에는 3년간 보습제를 하루 2번 이상 바르게 하고, 다른 집단에는 보습제를 바르거나 바르지 않거나 평소 습관대로 유지하게 했습니다. 보습제를 3년 동안 꾸준히 사용한 경우, 혈액 내의 염증성 사이토카인 농도가 유의미하게 감소함을 관찰했습니다. 보습제를 바르자, 피부 건조증이 호전되고 피부에서 염증성 사이토카인이 적게 생성돼 혈액 내로 흘러 들어가는 양이 줄었기 때문입니다.

그 결과 보습제를 바르지 않은 사람들에 비해 보습제를 철저히 바른 사람들은 인지 기능이 나빠지는 속도가 늦어지고 인지 기능이 나빠지는 것을 예방할 수 있음을 밝혀냈습니다. 반면에 보습제를 바르지 않으면 피부 건조가 계속되고 인지 기능이 계속 나빠지는 결과를 관찰하였습니다. 즉, 피부에 바른 보습제는 피부 건조를 예방할 뿐만 아니라, 뇌의 인지 기능이 나빠지는 것도 예방합니다.

이제는 피부에 보습제를 바르는 이유로 뇌 건강이 추가되어야 합니다. 피부노화뿐 아니라 뇌의 노화도 막기 위해 피부 건조를 예방해야 합니다. 그러기 위해서는 보습제를 꼭 발라야 한다는 사실을 명심하고 매일 실천하기 바랍니다. 보습제는 뇌 영양제입니다.

피부 건조에 의한 가속 피부노화를 예방하는 생활 습관

보습제를 규칙적으로 바릅니다

보습제를 규칙적으로 하루 2회 이상 바르는 것이 좋습니다. 나이가 들면 피부가 콜레스테롤, 세라마이드, 지방산 등 각질층에서 각질세포 사이를 채우고 있는 지질이 충분히 만들어지지 않기 때문에, 지질 성분을 더해 준다고 생각하고 보습제를 듬뿍 발라주는 것이 피부 건조를 예방하는 최선의 방법입니다.

올리브 오일이나 바세린으로 보습제를 대체하지 않습니다

콜레스테롤, 세라마이드, 지방산과 ABH 혈액형 당을 포함하고 있는 약산성 보습제 대신에 올리브 오일이나 바세린을 바르는 경우가 있는데, 아무것도 바르지 않는 것보다는 낫지만 피부의 지질 성분과 동일한 비율의 지질을 함유한 보습제에 비해서는 피부장벽을 재생하거나 기능을 좋게 하는 효과가 떨어집니다. 따라서 콜레스테롤, 세라마이드, 지방산이 1:1:1 비율로 포함되어 있고, ABH 혈액형 당을 증가시키는 성분이 들어가 있는 약산성 보습제를 선택하는 것이 좋습니다.

물로만 샤워하는 것도 좋습니다

세정제는 가끔 사용하는 것이 좋습니다. 항문 주위와 겨드랑이와 같이 접히는 부위만 매일 세정제로 간단히 닦고, 몸은 물로만 샤워하거나 가끔 거품을 내어 살살 닦아주는 것만으로도 충분합니다. 샤워도 매일 하기보다는 2~3일에 한 번씩, 아주 간단히 해야 합니다. 세정제를 사용할 때는 저자극, 약산성 세정제를 사용하는 것이 좋습니다.

적정 실내 습도를 유지합니다

실내 습도가 낮으면 피부의 수분이 외부로 더 많이 증발해서 피부는 더 건조해집니다. 따라서 실내 습도를 40~60퍼센트로 유지하기를 권장합니다.

보습제 제대로 바르는 법

1. 좋은 보습제는 어떻게 고를까?

보습제를 선택할 때는 아래 3가지 조건을 만족하는지 봐야 합니다.

① 지질 성분이 피부와 같은 비율로 든 보습제

보습제를 선택할 때는 피부 각질층과 같은 지질 성분이 동일한 비율로 포함된 제품을 선택하는 것이 좋습니다. 피부장벽을 구성하는 지질은 콜레스테롤, 세라마이드, 지방산의 3종류로, 1:1:1의 비율로 각질층에 존재합니다. 따라서 피부에 바르는 보습제도 이들 지질 성분이 동일한 비율로 들어가 있는 제품이 가장 좋습니다.

② 약산성 보습제

보습제의 산도가 pH 5.0~5.5인 약산성 보습제를 선택해야 합니다. 피부의 정상 산도가 약산성이고, 약산성 상태에서 피부장벽이 잘 형성되며 그 기능이 가장 잘 유지되기 때문입니다. 약산성이 아닌 보습제를 피부에 계속 바르면, 피부장벽 기능에 나쁜 영향을 미쳐서 피부 건강이 악화될 것입니다.

③ ABH 혈액형 당 성분을 증가시키는 보습제

피부장벽 구성성분 중에 지질 성분과는 별개로 ABH 혈액형 당이 중요하다는 사실을 서울대병원 피부과 실험실에서 발견했습니다. ABH 혈액형 당은 피부장벽의 기능 유지에 필수적인 성분이며, 피부의 염증을 억제하는 기능이 있습니다. 그런데 건조한 피부와 노화된 피부에서는 각질층에 존재하는 ABH 혈액형 당 성분의 감소로 인해 피부장벽의 기능이 감소했습니다. 따라서 ABH 혈액형 당 성분을 피부장벽에서 증가시킬 수 있는 성분이 들어가 있는 보습제가 좋습니다.

2. 무조건 많이 발라야 할까?

보습제는 아끼지 말고 충분하게 듬뿍 발라주어야 합니다. 피부를 감싸는 보습제가 두꺼울수록 보습 효과가 좋기 때문입니다. 피부가 건조하다면 성인은 일주일에 250~500g을 바르도록 권장하고 있습니다.[21]

손가락 한 마디를 꽉 채울 만큼 보습제를 짜면 대략 0.5g입니다. 보습제를 이만큼 짜서 손바닥 2개 넓이의 피부에 바르는 것이 좋습니다. 성인의 피부는 손바닥 약 150개 넓이입니다. 따라서 한 번에 전신에 바르는 보습제의 양은 0.5g×150개/2의 계산식의 결과로 약 37.5g의 보습제를 바르는 것이 좋습니다.[22]

계산하기 편하게 한 번 바를 때 35g을 바른다고 하면, 매일 70g의 보습제를 2회에 걸쳐 바르는 것이고, 일주일이면 490g, 약 500g의 보습제를 바르는 셈입니다. 보습제를 시중에서 구입하면 한 통에 200g이므로 일주일에 2통 반을 바르는 것이 권장량입니다.

다소 많은 감이 있으나 이렇게 충분히 발라야 피부장벽을 튼튼하게 유지할 수 있고, 피부 건조를 예방하여 피부를 젊고 건강하게 지킬 수 있으며, 인지 기능도 좋게 유지할 수 있습니다.

3. 보습제를 바르기 전에 씻어야 할까?

보습제를 바를 때 전에 바른 보습제를 샤워해서 닦아내고 다시 바르는 경우가 있는데, 이는 올바른 방법이 아닙니다. 전에 바른 보습제를 닦아내기 위해 샤워하면, 피부장벽이 손상되어 피부가 더 건조해지기 때문입니다. 보습제는 전에 바른 보습제 위에 덧바르는 것입니다. 절대로 먼저 바른 보습제를 닦아내고 바르면 안 됩니다.

4. 하루에 몇 번 바르는 게 적절할까?

피부가 건조하지 않은 사람은 하루에 2회를 바르면 충분합니다. 그러나 피부가 건조하거나 가려움증이 심한 경우에는 하루에 3~4회는 발라야 피부 건조를 개선할 수 있습니다. 4번 바를 때는 아침, 점심, 저녁, 자기 전에 바르는 것을 추천합니다.

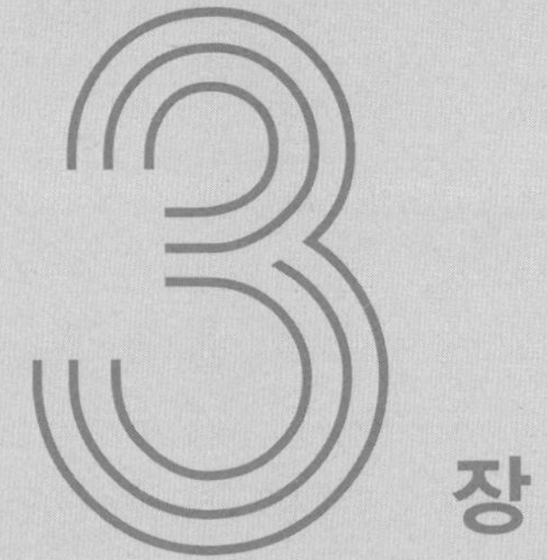

3장

저속 피부노화를 위한
7가지 생활 습관

1. 피부 건강의 기본, 숙면

　수년 전 진료했던 31세의 여성은 바쁜 직장과 몇 달 전 출산한 어린 딸의 육아 때문에 잠을 5시간 정도밖에 못 자고, 자다가도 아기 때문에 자주 일어난다고 했습니다. 처음에는 단순히 피로감을 느끼는 정도였으나, 시간이 지날수록 피부에도 변화가 나타나기 시작했다고 합니다.

　팔, 다리의 피부가 건조해지는 것을 느꼈고, 얼굴이 여기저기 가려워졌으며 평소 없던 비듬이 많아졌습니다. 얼굴에 여드름과 같은 트러블이 생기기 시작했는데, 최근에는 턱 주변과 볼에 지속적으로 발생했습니다. 얼굴 피부 톤이 전체적으로 칙칙해졌고, 평소보다 잔주름이 눈에 띄게 늘어난 것 같았습니다.

　진찰해 본 결과, 팔, 다리를 비롯한 몸에는 건조성 습진이 관찰되었고 얼굴에는 붉은 발진과 각질이 있었습니다. 두피도 비듬이 많은 상태였습니다. 얼굴과 두피의 증상은 전형적인 지루습진이었습니다.

수면 시간을 가능한 한 충분히 늘리도록 권유했으며, 규칙적인 운동을 하여 수면의 질을 좋게 하도록 권했습니다. 그리고 건조성 습진과 지루습진 치료를 위한 약물을 처방했습니다.

환자는 잠을 충분히 자도록 노력하고 적당한 운동을 병행하였습니다. 피부 건조 증상은 점차 회복되고, 지루습진 증상도 현저히 줄었으며, 약을 중지한 후에도 증상이 재발하지 않았습니다. 수면의 질과 양이 피부 건강에 밀접하게 연관되어 있다는 것을 잘 보여주는 사례입니다.

피부는 잠잘 때 건강해지고 젊어진다

피부는 잠잘 때 건강해지고 젊어집니다. 과학적으로 볼 때, 잠을 자는 동안 피부 조직과 피부를 구성하고 있는 세포의 손상이 치유되고 회복됩니다. 낮 동안에 손상받은 피부장벽이 치유되고, 콜라겐섬유 등 피부를 구성하는 다양한 성분이 합성되며, 피부 회복 과정이 집중적으로 이루어집니다. "미인은 잠꾸러기"라는 말이 있습니다. 잠을 잘 자면 피부가 젊고 건강해지기 때문에, 피부가 예쁜 미인이 된다는 과학적인 근거가 있는 말입니다.

수면 부족은 고혈압, 당뇨병, 비만, 심혈관 질환, 우울증, 심지어 암의 발병 가능성까지 높인다는 사실이 잘 알려져 있습니다. 따라서 숙면을 취하는 것은 건강을 위해 꼭 필요합니다. 수면은 몸의 회복과 재생이 일어나는 중요한 시간입니다. 피부 역시 예외가 아닙니다.

연구 결과, 불규칙한 수면이 피부 건강을 해치고 피부노화를 촉진한다는 사실이 밝혀졌습니다. 잠을 충분히 자고 규칙적인 숙면을 취하면 낮 동안 손상받은 피부가 자는 동안 재생되고 빠르게 회복됩니다. 그러나 잠자리에 드는 시간이 불규칙하거나 수면 시간이 부족하고 자는 동안 몇 번씩 깨는 등 수면의 질이 낮은 경우는 피부 건강에 부정적인 영향을 미칩니다.

우선 규칙적인 일주기 리듬에 따라 생활해야 합니다. 우리 몸을 건강하게 유지하는 데 필요한 다양한 호르몬은 낮과 밤에 만들어지는 양이 다릅니다. 또한 우리 몸에 염증을 유발하는 물질인 염증성 사이토카인도 낮과 밤에 따라 만들어지는 양이 다릅니다. 이렇게 낮과 밤에 따라 나타나는 세포 및 인체 기능의 변화를 일주기 리듬이라고 합니다.

몸의 모든 세포는 일주기 리듬에 따라 그 기능이 주기적으로 변화합니다. 일주기 리듬을 조절하는 가장 중요한 자극은 햇빛입니다. 눈을 통해 햇빛이 들어오면 우리 몸은 깨어 있는 상태가 됩니다. 반대로 빛이 감소하는 밤이 되면 잠을 자야 합니다. 밤에 숙면을 취하면서 몸은 치유되고 성장하며 다음 날을 준비합니다. 이런 일주기 리듬은 '생체시계'라고 부르는 일종의 자율조절 시스템에 의해 조절됩니다.

생체시계는 일종의 자율시계입니다. 낮인지 밤인지에 따라 우리 몸을 구성하는 세포의 기능을 조절합니다. 우리 몸의 생체시계는 뇌의 시상하부에 존재합니다. 시상하부에서 낮인지 밤인지에 따라 우리 몸에 분포하는 신경을 다르게 활성화시킵니다. 또한 다양한 호르몬의 생산을 다르게 조절하며, 낮과 밤에 분비되는 호르몬의 양을 조절합니다.

그 결과, 시상하부에서 말초조직으로 보내는 신호가 낮과 밤에 따라 달라지고, 그 신호에 따라 말초조직을 구성하는 세포들의 일주기 리듬이 결정됩니다. 이처럼 뇌에 있는 시상하부는 생체의 기능을 낮과 밤의 주기에 따라 조절하는 생체시계의 역할을 정확하게 수행하고 있습니다.

아침에 눈을 뜨고 빛을 받으면 망막에 존재하는 세포가 빛에 반응하여 시상하부로 신호를 보냅니다. 그러면 시상하부는 생체시계를 낮으로 세팅합니다. 반대로 밤에는 눈으로 들어오는 빛이 감소합니다. 자려고 누워 불을 끄면 생체시계는 밤으로 세팅됩니다.

사람을 포함한 모든 생명체는 낮과 밤의 주기에 맞춰 세포의 기능을 조절하고 있습니다. 낮과 밤에 따라 세포의 기능이 변화하는 고유한 생체 리듬을 가지고 있으며, 그 주기는 약 24시간입니다. 그런데 불규칙하게 자거나, 자주 밤늦게까지 일을 하거나, 자기 전에 핸드폰을 오랫동안 보는 습관이 있거나, 자는 도중 중간에 자주 일어나면 생체시계에 영향을 미쳐 일주기 리듬이 불규칙해집니다.

빛 외에도 음식 섭취나 운동과 같은 신호도 우리 몸의 생체시계를 불규칙하게 만들고, 생체시계를 잘못 설정할 수 있습니다. 밤중에 식사를 많이 하면 몸의 생체시계가 잠을 자야 할 밤인데 식사 시간으로 잘못 세팅됩니다. 그러면 규칙적인 일주기 리듬에서 벗어나서 잠을 잘 못 잡니다. 밤늦게 운동해도 규칙적이었던 생체시계의 세팅이 바뀌어 일주기 리듬이 바뀌고, 잠을 자는 데 방해가 됩니다. 따라서 숙면을 취하기 위해서는 규칙적인 생활 패턴을 유지하여 일주기 리듬을 유지해야 합니다.

숙면이 피부에 미치는 긍정적 효과

잠을 규칙적으로 자고 양질의 수면을 취하는 것은 피부를 건강하고 젊게 유지하는 핵심적인 생활 습관입니다. 잠을 잘 자야 피부가 건강하고 젊음이 유지되는 이유는 다음과 같습니다.

자는 동안 피부가 건강하게 회복됩니다

밤 10시에서 새벽 2시 사이는 피부가 가장 많이 회복되는 황금시간입니다. 잠을 자는 동안 피부세포가 가장 많이 증식됩니다. 잠을 자는 동안 손상된 피부세포를 재생시키고, 피부 상처를 치유합니다. 낮 동안 받은 외부 자극에 의한 피부 염증반응을 회복시키고, 염증반응에 대한 일련의 재생 및 회복 과정이 자는 동안에 일어납니다.

또한 자외선에 의해 유발된 DNA의 산화적 손상이나 돌연변이를 치유하여 정상 DNA로 복구하는 일도 밤에 일어납니다. 피부에 침투한 발암물질에 의한 DNA 손상도 밤에 치유됩니다. 피부세포를 건강하게 만들고 세포 기능을 최적화시키는 대사작용이 활발하게 일어나는 시간도 밤입니다. 피부의 면역 기능을 활성화시키는 유전자들도 수면 중에 활발하게 발현되기 때문에, 면역 기능도 밤에 좋아집니다.

따라서 생체시계가 조절하는 일주기 리듬에 따라 일정한 시간에 잠자리에 들고, 충분하게 양질의 수면을 취하는 것은 피부를 건강하고 젊게 유지하는 데 필수적이며 매우 중요한 일입니다.

성장호르몬과 멜라토닌은 증가하고, 코르티솔은 감소합니다

생체시계를 담당하는 시상하부는 생체시계에 맞추어 낮에 필요한 호르몬과 밤에 필요한 호르몬을 생산하고 분비하는 조절 기능을 수행합니다. 시간에 맞춰 각종 호르몬을 적절한 수준으로 분비함으로써 건강을 유지하는 중요한 역할을 합니다.

① 성장호르몬

세포의 성장에 관여하는 성장호르몬은 깊은 수면 중에 합성되어 분비되는 것으로 알려져 있습니다. 따라서 한창 클 나이에는 잠을 잘 자야 키도 크고 몸이 건강해집니다. 근력 운동을 한 날에는 수면을 충분히 취해야 성장호르몬의 분비가 증가하여 근육량도 잘 증가합니다.

또한 성장호르몬은 피부세포가 받은 손상을 치유하고, 새로운 피부세포를 생성시키는 작용을 한다고 알려져 있습니다. 따라서 잠을 잘 자야 성장호르몬의 도움으로 피부세포를 건강하게 유지할 수 있습니다.

② 코르티솔 호르몬

생체시계 역할을 하는 시상하부는 코르티솔이라는 스트레스 호르몬의 합성을 조절하는 시상하부-뇌하수체-부신으로 연결되는 축의 시작 부위입니다. 시상하부에서 부신피질자극호르몬방출호르몬을 분비하면 뇌하수체에서 부신피질자극호르몬이 증가하고, 부신에서 코르티솔이 만들어집니다. 이같이 시상하부는 부신에서의 코르티솔의 합성을 생체시계에 맞춰 적절하게 조절하고 있습니다.

코르티솔은 염증반응을 억제하는 기능이 탁월하여, 외부 자극에 의한 염증반응으로부터 우리 몸을 보호하는 기능을 합니다. 또한 정신적 또는 물리적 스트레스에 잘 반응할 수 있게 하는 역할을 합니다. 스트레스를 받으면 코르티솔 호르몬의 분비가 증가하며, 스트레스에 대한 대응력을 증가시켜 줍니다. 따라서 코르티솔 호르몬은 염증이 일어날 가능성이 높고 스트레스를 받을 일이 많은 낮에 필요합니다.

우리 몸의 생체시계에 세팅된 시간에 따라, 실제로 코르티솔의 혈중 농도는 저녁 시간에 감소한 후 밤에는 계속 낮은 농도를 유지합니다. 코르티솔의 혈중 농도는 이른 아침에 다시 증가하여 높은 농도에 도달하며 활발히 활동하는 낮 동안 계속 증가합니다. 코르티솔 호르몬은 외부 자극에 의한 피부의 염증반응을 억제해 주고, 생활 속의 스트레스에 잘 대응할 수 있게 하므로 피부를 건강하게 유지하는 데 매우 중요한 역할을 합니다.

그러나 수면을 잘 취하지 못해 생체시계가 망가진다면, 낮에 필요한 적절한 농도의 코르티솔 호르몬을 합성하지 못하고, 그 결과 피부 염증반응의 조절에 실패하면 피부 건강에 나쁜 영향을 미쳐 피부노화를 촉진할 수 있습니다.

코르티솔 호르몬이 좋은 기능만 하는 것은 아닙니다. 코르티솔 호르몬의 농도가 너무 높으면 피부세포의 성장을 억제합니다. 또한 코르티솔 호르몬은 피부장벽을 손상시키는 작용을 하기 때문에 과다하게 증가하면 피부 수분 소실이 증가하여 피부가 건조해집니다. 코르티솔 호르몬이 저녁 시간부터 감소하여 밤에 낮은 농도를 유지하는 이유는, 밤에는 피부 손상을 치유하기 위해 더 많은 피부세포를 만들 필요가 있으므로 세포의 분열과 분화가 왕성하게 일어나야 하기 때문입니다. 코르티솔 호르몬 농도가 높으면 피부세포의 분열을 억제하기 때문이죠. 따라서 밤에는 코르티솔 호르몬의 합성을 억제하여 피부의 회복과 재생을 도와주는 것입니다.

그러나 밤에 잠을 못 자고 수면의 질이 낮으면 밤에도 코르티솔 호르몬의 혈중 농도가 증가합니다. 증가한 코르티솔 호르몬은 피부 손상을 치유하는 것을 방해하고, 피부장벽의 재생을 막아 피부장벽 기능을 약화시킬 수 있습니다. 피부장벽 기능이 감소하면 피부는 건조해지고 외부로부터 자극 물질이 잘 침투해서 민감해집니다.

또한 코르티솔 호르몬은 여드름을 악화시키는 것으로 알려져 있습니다. 코르티솔 호르몬이 피지샘에서 피지 분비를 증가시키기 때문입니다. 잠을 잘 자지 못하면 코르티솔 호르몬이 증가하고, 피지 분비가 활발해져 여드름이 생기거나 기존 여드름 병변이 악화됩니다. 피지 분비가 증가하여 생기는 지루습진의 증상도 심해집니다. 충분한 수면을 취하는 것은 피부질환의 예방과 치료에 필수적입니다.

③ 멜라토닌

멜라토닌의 혈중 농도는 밤에 최고조에 도달하며 이른 아침에 감소합니다. 멜라토닌은 수면을 유도할 뿐만 아니라 밤에 증가한 멜라토닌은 활성산소를 제거하기 때문에 항산화 효과를 발휘하여 피부 재생 및 피부노화 억제에 중요한 역할을 합니다.

잠을 잘 자지 못하면 멜라토닌이 적게 만들어지고, 멜라토닌에 의한 활성산소가 제거되는 정도도 감소해 산화적 스트레스가 증가합니다. 그러면 피부 재생과 피부노화 억제 효과는 감소되고 오히려 피부노화가 촉진됩니다.

이처럼 피부 건강에 중요한 역할을 하는 호르몬의 합성과 분비가 생체시계에 맞추어 조절되기 때문에, 수면 부족은 적절한 호르몬 분비를 방해하여 인체 건강뿐 아니라 피부 건강을 악화시킵니다. 결과적으로 피부질환이 유발되거나 피부노화가 촉진됩니다.

자는 동안 피부장벽이 형성됩니다

피부는 각질형성세포가 10층 정도 층층이 쌓여 표피를 만들고 있고 표피를 구성하고 있는 각질형성세포는 분열과 분화 과정을 거쳐서 궁극적으로는 표피층의 가장 바깥에 각질층을 형성합니다. 표피 내 각질형성세포는 표피의 제일 아래에 위치한 기저층에 있는 줄기세포가 계속 분열하여 그 수를 유지합니다. 1개의 줄기세포가 2개의 세포로 분열한 후, 하나는 그 자리에서 계속 줄기세포의 역할을 하고 다른 하나는 표피 위층으로 이동하여 분화하기 시작합니다. 줄기세포의 분열도 주로 밤에 일어납니다. 특히 자정부터 새벽 2시 사이에 가장 활발한 것으로 알려져 있습니다.

각질형성세포의 분화 과정도 일주기 리듬에 따라 밤에 주로 진행되고, 분화 과정의 결과물인 각질세포가 각질층을 형성합니다. 각질층은 각질세포가 수십 층 쌓여 형성되고, 우리 몸을 보호하는 매우 숭요한 역할을 합니다. 각질층을 피부장벽이라고 부르는 이유입니다. 각질층이 튼튼하게 잘 만들어져야 피부가 건강하고, 외부 환경으로부터 몸을 안전하게 보호하는 기능을 잘 수행할 수 있습니다.

생체시계에 따라 밤이 되면 낮 동안에 받은 피부장벽 손상을 회복하고 피부장벽을 재생하는 방향으로 피부세포의 기능이 전환하도록 세팅되어 있습니다. 피부장벽을 구성하는 각질세포를 만드는 각질형성세포의 분화 과정은 숙면을 취하는 밤에 활발하게 일어나고, 각질세포의 사이를 채우고 있는 지질 성분의 합성도 밤에 일어납니다.

이렇게 숙면을 취하는 밤에 피부장벽이 형성되고 치유됩니다. 낮에 받은 피부장벽의 손상을 치유하고 재생함으로써 약해진 피부장벽 기능을 회복합니다. 또한 다음 날 피부가 받을 외부 자극으로부터 몸을 보호하기 위해 피부장벽을 튼튼히 형성해 두는 것입니다.

따라서 낮과 밤의 주기가 일정하게 잘 유지되어야 피부장벽인 각질층도 잘 만들어지고, 피부장벽 기능도 유지할 수 있습니다. 만일 잠을 잘 자지 못하고 밤낮이 자주 바뀌면 피부세포의 분열과 분화 과정에 문제가 발생해 피부장벽 형성과 기능에 문제가 생깁니다.

하루 5시간 이하로 만성적인 수면 부족이 있으면 하루 7~8시간씩 숙면을 취한 사람에 비해 피부장벽 기능이 1/3 정도 감소한다는 사실이 확인되었습니다. 다른 임상 연구에서는 며칠간 잠을 충분히 자지 못한 급성 수면 부족 상태에서도, 만성 수면 부족과 마찬가지로 피부장벽의 기능이 감소해 피부의 수분도가 감소한다는 사실을 확인했습니다.[23] 그 결과 피부가 건조해지고 피부 탄력도 감소했습니다. 이처럼 충분한 수면은 피부장벽 형성에 매우 중요한 조건입니다.

잘 자야 약산성 피부 산도가 유지됩니다

피부의 생리적 기능이 항상 최상의 상태를 유지하기 위해서는 잠을 충분히 자야 합니다. 잠을 잘 자면 피부의 산도가 pH 5.0~5.5의 약산성으로 잘 유지된다는 연구 결과가 나와 있습니다. 잠을 잘못 자면 피부가 점점 알칼리성으로 바뀝니다. 수면 부족은 코르티솔 호르몬을 증가시키고, 이것이 산성 물질인 지방산과 세라마이드와 같은 피부지질의 합성을 감소시켜 피부의 산도가 바뀌는 것입니다.

인간의 피부는 약산성 상태에서 피부장벽 기능을 비롯하여 모든 피부 기능이 최고로 잘 유지됩니다. 그 이유는 피부에 존재하는 효소들의 기능이 약산성에서 최고로 유지되기 때문입니다. 피부의 분화 과정에 관여하는 여러 효소도 약산성 상태에서 분화 과정이 잘 일어나도록 조절하고 있습니다. 그 결과 약산성 상태에서 각질층이 가장 효율적으로 형성됩니다. 또한 각질세포 사이를 채우고 있는 지질 성분들의 합성에 관여하는 효소들도 약산성 상태에서 지질을 가장 잘 만듭니다. 잠을 잘 자야 피부 산도를 약산성으로 잘 유지할 수 있고, 약산성 상태여야 피부장벽이 튼튼하게 형성됩니다.

반면, 잠이 부족하면 피부 산도가 비정상적으로 높아져 알칼리화됩니다. 그러면 피부장벽이 잘 형성되지 못하며, 결과적으로 피부를 보호하는 피부장벽 기능이 감소됩니다. 피부장벽 기능이 감소하면 피부를 통해 빠져나가는 수분 소실이 증가하여 피부는 건조해집니다. 건조한 피부에는 염증이 생기며, 염증이 지속되면 피부노화가 촉진됩니다.

잘 자야 피부 혈류가 유지됩니다

잠을 충분히 잘 자면 피부에 도달하는 혈류량이 잘 유지되어 피부가 수분을 충분히 보충받고, 산소와 영양분을 잘 공급받습니다. 그러면 피부의 기능이 좋아지고, 피부는 건강해집니다.

숙면을 취하면 부교감신경이 활성화되어 혈관이 늘어나고 혈류량이 증가합니다. 반면 잠이 부족하면 교감신경이 활성화되어 혈관이 수축되고 혈류량이 감소됩니다. 또한 잠이 부족하면 코르티솔과 아드레날린이 증가하여 혈관을 수축하는 탓에 피부로 도달하는 혈류가 감소합니다. 숙면을 취하지 못하여 혈류량이 감소하면 피부가 건조해지고 산소와 영양분 공급이 저하됩니다. 이는 피부 건강에 나쁜 영향을 미치며 피부노화를 촉진합니다.

수면 부족은 피부 혈류를 감소시켜 안색을 좋지 않게 만들거나 피부의 윤기를 감소시키고 간혹 다크서클을 유발할 수 있습니다.

수면 부족이 피부노화를 악화시킵니다

여러 임상 연구를 보면 수면 부족이 피부 건강을 해치고 피부노화를 증가시킨다는 사실을 알 수 있습니다. 수면 장애는 피부를 덜 건강하게 변화시키며 피곤해 보이게 만듭니다. 또한 수면 부족이 눈꺼풀을 처지게 만들고, 눈밑에 다크서클을 유발하며, 안색을 창백하게 하고, 잔주름을 유발하는 사실도 확인되었습니다.

수면 중 분비되는 성장호르몬은 섬유아세포에서의 콜라겐 단백질을 비롯한 피부를 구성하는 단백질들의 합성을 촉진합니다. 따라서 수면 부족에 의해 성장호르몬의 합성이 감소하면 결과적으로 콜라겐 단백질을 비롯한 다양한 단백질의 생성이 감소하여 피부 탄력이 저하되고 주름이 생기기 쉽습니다.

또한 진피를 구성하는 다양한 세포들도 생체시계에 따라 그 기능이 낮과 밤에 따라 변화합니다. 잠자는 시간이 불규칙하거나 잠을 잘 못 자면 생체시계가 자꾸 불규칙하게 변화하고 진피를 구성하는 세포들의 기능도 나빠집니다. 진피에 존재하는 섬유아세포는 콜라겐섬유와 탄력섬유를 만들어 진피를 튼튼하고 탄력 있게 만드는 중요한 역할을 하고 있습니다. 그런데 생체 리듬이 자주 바뀌면 그 기능이 떨어집니다. 그 결과, 피부에 잔주름이 많아지고 피부 탄력도 감소하며 피부의 노화 속도는 더 빨라지는 것입니다.

하루 5시간 이하의 만성적인 수면 부족 상태라면 하루 7~8시간 동안 숙면을 취한 사람에 비해 얼굴에 잔주름을 비롯한 노화 징후가 증가하여 외모에 대한 만족도가 감소한다는 연구 결과가 있습니다.[24]

저속 피부노화를 위한 건강한 수면 습관

충분한 수면 시간을 확보합니다

성인은 매일 7~9시간의 수면이 필요합니다. 개인의 생활 패턴에 맞춰서 충분한 수면 시간을 유지하는 것이 중요합니다. 또한 취침 시간과 기상 시간도 일정하게 유지하는 것이 일주기 리듬을 일정하게 유지하는 데 도움이 됩니다.

잠자기 좋은 수면 환경을 만듭니다

어두운 조명과 적정 온도의 쾌적한 수면 환경을 만드는 것이 숙면을 취하는 데 중요합니다. 실내 온도는 섭씨 20~22도, 습도는 50퍼센트로 유지하는 것이 피부 건강과 수면에 도움이 됩니다. 스마트폰과 같은 전자기기는 잠자리에 들기 2시간 전부터 사용하지 않는 것이 좋습니다. 스마트폰 화면에서 나오는 청색 광선이 멜라토닌 분비를 억제하여 수면 유도를 방해하기 때문입니다.

카페인과 알코올 섭취를 줄입니다

카페인과 알코올이 숙면을 방해하는 것은 잘 알려져 있습니다. 커피를 마시고 잠이 잘 안 오는 사람이라면 오후부터는 마시지 않는 것이 좋습니다. 음주도 수면을 방해하기 때문에 과음은 하지 않도록 합니다.

따뜻한 샤워가 수면에 도움이 됩니다

잠을 못 이룰 때는 따뜻한 물로 샤워를 해보면 좋습니다. 숙면에 도움이 될 수 있기 때문입니다.

규칙적인 운동과 식습관을 유지합니다

매일 일정한 시간에 자신에게 맞는 강도의 운동을 규칙적으로 하고 균형 잡힌 식단의 음식을 일정한 시간에 규칙적으로 섭취하는 것이 수면의 질을 높이고 피부 건강에도 긍정적인 영향을 미칩니다. 밤늦은 시간의 운동과 야식은 숙면을 방해합니다.

수면 전 피부 재생에 도움이 되는 제품을 바릅니다

피부세포가 재생되는 밤 시간대에 피부에 수분을 공급하고 항산화 성분을 함유한 크림과 같은 제품을 사용하는 것이 피부 건강에 도움이 됩니다. 잠자리에 들기 전 피부를 약산성 클렌저로 간단히 세정한 후, 피부장벽을 튼튼히 해 주는 효능이 있는 보습크림을 사용하는 것이 좋습니다. 항산화 성분이 함유된 크림은 산화적 손상을 받은 피부가 밤새 재생되는 과정 중에 도움을 줄 수 있습니다.

숙면은 피부노화를 예방하고 피부노화의 속도를 늦출 수 있는 중요한 요소입니다. 충분한 수면은 단순히 몸의 피로를 푸는 것을 넘어, 피부 재생과 회복을 돕고 건강한 피부를 유지하는 데 필수적입니다. 건강한 수면 습관을 유지하며, 매일 숙면을 취하고, 잠자기 전에 피부 회복과 재생에 도움이 되는 성분을 잘 발라준다면, 건강하고 젊고 탄력 있는 피부를 유지할 수 있습니다. 잘 자는 것은 어떤 고가의 화장품이나 시술보다도 젊은 피부를 유지하고 피부노화를 예방해 주는 최고의 방법입니다. 오늘부터 충분한 숙면을 취하기 위해 건강한 수면 습관을 실천하여 피부를 항상 건강하고 젊게 유지하기 바랍니다.

2. 피부에 활력을 주는 규칙적인 운동

기운이 없고 나이 들어 보이는 남성이 진료실로 들어왔습니다. 50대 중반으로 보였으나 차트를 보니 40대 초반이었습니다. 대학 교수로서 하루 종일 책상에서 책을 보고, 연구실에서 연구하고, 강의하면서 20년을 보냈다고 합니다. 운동이라고는 가끔 동네를 30분 정도 산책하는 것이 전부였다고 합니다.

예전보다 얼굴이 칙칙하고 잔주름도 눈에 띄게 늘어나서 나이 들어 보이고 피곤을 더 자주 느낀다고 했습니다. 세안 후에 얼굴 피부가 당겼고 머리에 비듬이 많아졌습니다. 피부도 가려워서 잠을 설치는 경우가 많아졌습니다. 건조피부에 의한 가려움증과 지루습진으로 진단했습니다.

건조피부와 지루습진에 도움이 되는 처방을 한 후에, 운동의 중요성과 피부 건강에 미치는 영향을 설명했습니다. 규칙적으로 근력 운동과 유산소 운동을 하는 저의 경험을 이야기하며 꼭 운동을 하라고 권했습니다.

두 달 후에 진료실을 다시 방문한 환자는 피부가 전보다 환하고 생기 있어 보였고, 주변 사람들로부터 요즘 젊어 보인다는 말을 많이 들었다고 좋아했습니다. 대학에 있는 헬스장에서 운동을 규칙적으로 하고, 학교 운동장을 저녁마다 30분씩 뛰었다고 합니다. 처음에는 좀 힘들었지만, 몸 상태가 아주 좋아졌습니다. 피부 건조증도 좋아지고, 잠도 푹 잘 수 있었습니다. 운동으로 혈액순환이 좋아지니 산소와 영양분이 피부에 잘 공급되었을 것입니다. 또 운동이 주는 스트레스 해소 효과 덕분에 마음도 편해졌다고 합니다.

건강 유지의 필수, 규칙적인 운동

운동이 전신에 긍정적인 영향을 미친다는 사실은 잘 알려져 있습니다. 규칙적인 운동이 피부를 비롯한 전신의 건강을 좋게 합니다. 운동이 인체에 미치는 좋은 효과는 다음과 같습니다.

첫째, 운동은 심박동 수를 증가시키고 혈액순환을 개선하여 심혈관 질환을 예방합니다. 둘째, 체지방을 감소시키고 근육량을 증가시켜 당뇨병과 비만을 비롯한 만성 대사질환을 예방하는 효과가 확실합니다. 셋째, 균에 감염되거나 초기 암세포가 있는 경우에 운동은 면역력을 증가시켜 균이나 암세포를 면역세포가 제거함으로써 감염과 암 발생을 예방하는 효과도 분명합니다. 넷째, 우울증을 비롯한 정신 질환을 예방하고, 기억력과 인지 기능을 좋게 하며, 치매를 예방합니다. 다섯째, 운동은 골밀도를 증가시켜 골다공증을 예방하고, 뼈를 튼튼하게 만들어줍니다. 근력을 증가시켜 낙상의 위험을 현저하게 줄여주는 효과도 있습니다. 여섯째, 규칙적인 운동은 숙면을 유도하고 수면의 질을 높여주므로 피로 회복 및 전반적인 건강 향상에 큰 도움을 줍니다.

최근에는 규칙적인 운동이 피부 건강과 피부노화 예방에도 긍정적인 영향을 준다는 연구 결과들이 주목받고 있습니다. 운동이 피부를 젊고 건강하게 만드는 이유는 운동이 전신 염증을 줄여주고 활성산소를 제거하는 항산화 효소의 발현을 증가시키는 효과가 있기 때문입니다.

운동은 피부 혈류량을 증가시키고, 증가된 피부 혈류량은 피부에 산소 및 영양분 공급을 증가시킵니다. 그 결과 표피 및 진피 세포의 재생을 촉진시키며, 노화된 세포의 기능 저하를 회복시키는 데 큰 도움을 줍니다. 특히, 폐경기 이후 여성에게 관찰되는 피부 탄력 저하와 피부 건조함은 여성 호르몬인 에스트로겐 감소에 따른 콜라겐 손실과 혈류 감소가 주요 원인인데, 규칙적인 운동이 폐경에 따른 생리적 변화도 어느 정도 호전시킬 수 있다고 알려져 있습니다.

또한 규칙적인 운동이 노화에 따른 피부의 구조적 변화를 예방한다는 사실이 알려져 있습니다. 한 연구 결과에 따르면, 규칙적인 유산소 운동이 콜라겐 합성을 촉진해서 피부의 진피층 두께를 증가시키고 피부노화를 억제시킨다고 합니다.[25] 캐나다 연구팀은 40~65세 사이의 건강한 중년 남녀 29명에게 주 3회, 30분씩 달리기 또는 자전거 타기와 같은 유산소 운동을 3개월간 시행하게 했습니다. 그 결과, 운동군에서는 진피층 내 콜라겐 밀도가 운동 전보다 증가했으며 피부 진피층 두께가 유의미한 정도로 증가했습니다. 피부의 탄력이 증가하고 피부 주름도 줄어드는 경향을 보였습니다. 이와 같은 연구 결과를 볼 때, 피부 건강을 유지하고, 피부노화를 예방하는 데 규칙적인 운동이 큰 도움이 된다는 사실은 분명합니다.

운동이 피부에 미치는 긍정적 효과

운동은 피부 혈류량을 증가시킵니다

운동은 심박수를 높여 혈액순환을 원활하게 하고 피부로의 혈류량을 증가시킵니다. 결과적으로 운동하면 피부로 산소와 영양분이 더 효과적으로 공급됩니다. 풍부한 산소와 영양분은 피부세포의 성장을 촉진하고 세포 기능을 활성화시켜 손상된 피부를 회복시키는 데 도움이 됩니다. 운동을 규칙적으로 하는 경우에는 산소와 영양분 증가로 인해 피부 두께가 증가하여 피부 탄력이 증가하고 주름이 줄어들므로 피부가 건강하고 젊어 보입니다.

연구에 따르면 최대로 심박수를 높이는 정도의 심한 운동은 피부 혈류를 약 8배까지 증가시킬 수 있다고 합니다.[26] 운동이 피부 혈류량을 증가시키는 이유는 운동하면 몸에서 열이 나고 체온이 상승하므로 체온을 낮출 필요가 생기는데, 체온을 높이는 열을 외부로 발산하기 위해서는 피부 혈관을 확장시켜야 하기 때문입니다. 확장된 혈관으로 피가 많이 흘러서 피부로의 혈류량이 증가하는 것입니다.

일반적으로 피부에 존재하는 혈관이 확장하는 능력은 노화되면 점점 감소합니다. 그 감소하는 정도가 운동하지 않는 사람은 더 큽니다. 반면에, 운동을 계속하는 사람의 피부 혈관은 운동하지 않는 사람에 비해 약 1.5배 더 확장된다고 알려져 있습니다. 매일 규칙적으로 운동하는 습관을 가진 사람은 운동을 하지 않는 사람에 비해 혈관이 50퍼센트 더 확장될 수 있기 때문에, 피부 혈류량도 그만큼 더 증가하여 피부에 더 많은 산소와 영양분을 전달한다는 의미입니다.

또한 충분한 피부 혈류량을 유지하는 것은 피부의 수분량을 유지하는 데 매우 중요합니다. 규칙적으로 운동하는 성인의 피부는 운동하지 않는 사람의 피부에 비하여 수분량이 더 많은 것으로 나타났습니다.[27] 규칙적으로 운동을 하면 피부 수분량이 증가하여 피부가 보습이 잘된 상태를 유지합니다.

운동은 건강하고 젊은 피부를 만듭니다

규칙적인 운동은 우리 몸을 구성하는 모든 장기에서 노화 방지 효과를 나타내는 것으로 잘 알려져 있습니다. 운동은 피부 섬유아세포에서의 콜라겐 단백질 생성을 촉진하여 피부 탄력을 유지하고, 주름 형성을 억제하며, 젊은 피부를 유지하는 데 도움을 줍니다.

운동은 여성호르몬과 성장호르몬의 분비를 증가시키며, 이들 호르몬이 피부 섬유아세포를 자극하여 콜라겐 합성을 증가시킵니다. 콜라겐 합성이 증가되면 진피 두께가 증가하고, 피부가 힘을 받아 튼튼한 구조를 이룹니다. 그러면 피부의 탄력이 증가하고 피부 주름살도 개선됩니다. 또한 운동을 통해 근육이 더 강하고 탄력이 생길수록, 근육 위에 위치한 피부가 처지지 않게 지지하는 효과가 커집니다. 그 결과 피부에 주름이 덜 생기고, 피부는 더 탄력 있고, 더 건강해 보입니다. 결국 꾸준한 운동은 피부 구조를 개선할 뿐만 아니라, 체형까지 젊게 만들어 더욱 젊고 건강해 보입니다. 규칙적으로 운동을 지속하면 더 건강하고 젊어 보이는 피부와 몸을 만들 수 있습니다.

운동은 염증반응을 감소시킵니다

피부노화의 주요 원인 중 하나가 염증반응에 의한 피부 손상입니다. 반복된 염증반응이 노화를 유발하기 때문에 최근에는 노화 현상을 염증에 의한 손상이 축적된 결과라고 생각하고 있습니다.

운동은 염증을 억제하는 효과를 발휘하여 체내 염증 수치를 낮춰줍니다. 규칙적인 운동은 염증을 유발하는 염증성 사이토카인의 분비는 감소시키고, 반대로 염증을 억제하는 항염증성 사이토카인의 분비를 증가시켜 피부뿐만 아니라 인체의 노화를 확실히 지연시킬 수 있다고 알려져 있습니다.

운동은 스트레스 호르몬인 코르티솔을 줄입니다

스트레스를 받으면 부신에서 스트레스 호르몬인 코르티솔의 분비가 증가합니다. 또한 스트레스는 시상하부를 자극하여 부신피질자극호르몬방출호르몬의 분비를 증가시킵니다. 증가한 부신피질자극호르몬방출호르몬은 뇌하수체를 자극하여 부신피질자극호르몬을 늘리고, 부신피질자극호르몬은 혈액을 통해 신장 옆에 존재하는 부신을 자극하여 코르티솔 호르몬의 합성을 증가시킵니다. 그 결과 코르티솔의 혈중 농도가 증가하는 것입니다. 이처럼 우리 몸에는 스트레스 호르몬인 코르티솔을 만드는 시상하부-뇌하수체-부신 축이 존재하며, 스트레스를 받으면 이 축이 활성화됩니다.

규칙적인 운동은 시상하부-뇌하수체-부신 축의 스트레스에 대한 반응도를 감소시킵니다. 즉, 동일한 세기의 스트레스를 받아도 규칙적으로 운동하는 사람의 신체에서는 운동을 하지 않는 사람에 비해 적은 양의 코르티솔을 합성합니다. 반복적이고 규칙적인 운동은 신체의 스트레스 적응력을 향상해서 혈중 코르티솔 수치를 낮추는 효과가 있습니다. 주 3회, 30분 정도 규칙적인 운동을 하면 코르티솔 농도가 감소한다는 연구 결과가 있습니다.[28] 이미 만성 스트레스로 인해 몸과 마음이 지친 상황에서도, 운동을 시작하면 증가한 혈중 코르티솔을 낮추어 스트레스를 해소하는 효과가 있습니다.

운동하는 동안에는 과중한 업무나 사회생활 스트레스에서 잠시 벗어날 수 있어서 혈중 코르티솔 농도가 낮아지며, 피부에 미치는 나쁜 영향도 줄어듭니다.

코르티솔은 스테로이드 호르몬의 일종입니다. 코르티솔 농도가 높아지면, 섬유아세포에서의 콜라겐 합성이 감소합니다. 콜라겐뿐만 아니라 다양한 피부 구성 단백질의 합성도 줄어듭니다. 그 결과 진피가 약해지고 탄력이 감소하며 피부 주름살이 생기는 등 피부노화 증상을 촉진합니다.

코르티솔 호르몬은 여드름을 악화시키고 피부 트러블을 유발할 수 있습니다. 또한, 코르티솔은 피부장벽 기능을 망가뜨려 피부를 건조하게 만듭니다. 피부가 건조해지면 피부가 가려워지고, 염증이 생겨 건조성 습진이 발생하며, 염증이 지속되면 피부노화가 촉진됩니다.

운동은 베타엔도르핀 호르몬을 증가시킵니다

마라톤을 하는 사람은 $35km$ 정도를 지나면 다리의 통증도 없어지고 기분이 좋아지며 편한 마음이 든다고 합니다. 이는 운동이 뇌에서 베타엔도르핀이라는 호르몬의 분비를 증가시키기 때문입니다. 베타엔도르핀은 행복 호르몬이라고 알려져 있습니다. 많이 웃으면 뇌에서 베타엔도르핀이 나와 행복감을 느낍니다. 운동을 할 때도 마찬가지로 베타엔도르핀이 증가하여 기분이 좋아지고 통증도 없어지기 때문에 스트레스 해소에 도움이 됩니다.

운동은 항산화 방어 시스템을 증가시킵니다

활성산소에 의한 산화적 손상은 피부노화의 주된 원인 중 하나입니다. 운동은 활성산소를 제거해 주는 항산화 효소들의 활성을 증가시킵니다. 적당한 강도의 운동은 체내에서 정상적으로 존재하는 항산화 방어 시스템을 강화시켜 산화적 손상으로부터 피부세포를 보호합니다. 운동에 의해 증가한 항산화 효소들이 활성산소를 더 많이 제거하여 산화적 손상을 줄여줍니다.

피부를 비롯한 인체 조직에는 활성산소를 효과적으로 제거하기 위한 항산화 방어 시스템이 있습니다. 과산소 디스뮤테이즈(SOD), 카탈레이즈, 글루타티온 과산화효소 등과 같은 다양한 효소들이 항산화 방어 시스템을 구성합니다. 또한 비타민 C, 비타민 E, 글루타티온 등의 항산화 물질도 항산화 방어 시스템을 구성하고 있습니다.

운동을 8주 정도 꾸준히 하면 항산화 효소들의 발현이 20~40퍼센트 증가한다는 연구 결과가 있습니다.[29] 꾸준한 운동은 비타민 E와 글루타티온과 같은 항산화 물질의 발현도 증가시킵니다. 이처럼 꾸준한 운동은 항산화 방어 시스템의 기능을 증가시키고, 그 결과 활성산소를 더 많이 제거하여 산화적 손상을 감소시키며, 피부를 젊고 건강하게 유지시켜 줍니다.

운동은 미토콘드리아 기능을 정상화시킵니다

피부를 포함한 우리 몸의 노화가 생기는 중요한 원인 중 하나는 미토콘드리아의 수와 기능이 떨어지기 때문입니다. 미토콘드리아는 에너지를 생산하는 곳입니다. 미토콘드리아의 수와 기능이 감소하면 우리 몸에서 에너지로 사용하는 ATP라는 물질의 생산이 감소됩니다. 세포가 이용할 에너지가 감소되면 피부세포의 기능이 감소하고, 피부의 전반적인 기능도 감소됩니다.

운동은 미토콘드리아 기능이 나빠지는 것을 예방하고 미토콘드리아를 새로 만들게 하는 효과가 있습니다. 운동을 하면 미토콘드리아의 생합성이 늘어나 미토콘드리아의 수와 크기가 증가하기 때문에 피부의 노화 과정이 억제됩니다.

한편 미토콘드리아는 ATP를 만드는 과정에서 정상적으로 활성산소를 조금씩 만듭니다. 그런데 미토콘드리아의 기능이 노화현상으로 점점 감소하면, 미토콘드리아가 ATP를 만드는 효율이 떨어지고 그 결과 활성산소를 비정상적으로 과다하게 생성하게 됩니다. 그 결과 활성산소에 의한 산화적 손상이 과다하게 유발되어 노화가 촉진되고, 피부노화가 급격하게 진행됩니다. 그런데 운동은 손상된 미토콘드리아를 제거하고 그 기능을 향상시켜 활성산소가 비정상적으로 많이 만들어지는 것을 예방하는 효과도 있습니다. 따라서 규칙적인 운동은 미토콘드리아로부터의 비정상적인 활성산소 생성을 예방하여, 피부를 항상 건강하고 젊게 만들어줍니다.

저속 피부노화를 위한 운동 습관

규칙적인 운동을 생활화합니다

유산소 운동, 근력 운동, 스트레칭을 규칙적으로 하면 혈중 코르티솔 호르몬 농도가 낮아져 피부 건강을 지킬 수 있으며 피부노화를 예방할 수 있습니다.

걷기, 조깅, 수영, 자전거 타기 등의 유산소 운동은 피부의 혈액순환을 촉진하고 산소 공급을 증가시켜 피부 건강을 좋게 하고 피부노화를 예방하는 효과를 보입니다. 다만, 수영은 좋은 유산소 운동이지만 염소 처리된 수영장에 자주 들어가면 피부가 자극받을 수 있습니다.

유산소 운동은 일주일에 150~180분 정도 중간 강도로 하는 것이 좋습니다. 중간 강도의 운동은 맥박이 빨라지고 땀이 날 정도를 말합니다. 즉, 하루 30분씩 주 5일을 하거나 하루 60분씩 주 3일, 중간 강도의 운동을 하면 좋습니다. 고강도로 운동할 경우에는 하루 25분씩 주 3회를 권장합니다. 고강도 운동은 대화가 어려울 정도로 숨이 차는 정도를 말합니다. 운동 효과는 약 2일간 지속되기 때문에 최소 주 3회는 해주는 것이 좋습니다.

근력 운동은 근육량을 증가시키고 피부 탄력을 개선하며 피부를 젊어 보이게 만들어줍니다. 근력 운동은 주 2회 이상 전신의 주요 근육을 포함하여 계획적으로 하는 것이 권장됩니다. 한 세트당 8~12회를 반복하여 3세트 정도 하는 것이 좋습니다. 자신의 체력과 근력 운동 경험에 따라 근력 운동의 강도를 조절하도록 합니다.

스트레칭은 매일 또는 운동 전후에 10~15분 정도 합니다. 전신 주요 근육을 골고루 이완시키는 것이 좋습니다.

야외 운동 시 자외선에 유의합니다

야외 운동 시 자외선 노출을 최소화하기 위해 복장에 신경 쓰고, 자외선이 약하거나 없는 아침이나 저녁 시간대에 나가는 것이 현명합니다. 그리고 자외선차단제를 꼭 바르는 습관을 들여야 합니다.

실내가 아닌 야외에서 운동을 자주 하는 경우에는 자외선, 대기오염, 건조한 기후 등의 환경적 요소에 의해 피부가 자극받고 피부의 염증이 심해질 수 있습니다. 오히려 운동에서 얻는 좋은 효과를 상쇄할 정도로 피부노화에 나쁜 영향을 줄 수도 있기 때문에 주의를 요합니다.

과도한 운동은 자제합니다

운동이 피부에 긍정적인 영향을 미치는 것은 사실이지만, 지나치게 높은 강도의 운동은 오히려 부정적인 영향을 미칠 수 있습니다. 과도한 운동은 혈중 코르티솔 호르몬 수치를 높이고 활성산소를 과도하게 생성하여 산화 스트레스를 증가시키므로 피부 염증과 노화를 촉진할 수 있습니다.

한편, 과도한 운동은 피부 내 항산화 방어 시스템을 약화시킬 수 있습니다. 운동을 과하게 하면 항산화 효소 및 항산화 물질이 감소되어 산화적 손상에 오히려 취약해질 수 있다는 의미입니다. 이처럼 무리한 운동은 피부에 염증을 증가시켜 피부노화를 촉진할 수 있으므로 적당한 강도의 운동을 권장합니다.

땀을 제때 제거합니다

땀은 피부에서 증발합니다. 그 과정에서 피부의 온도를 떨어뜨려 체온을 조절하는 효과가 있으나, 증발하면서 피부의 수분을 함께 빼앗을 수 있습니다. 즉, 땀을 방치하면 피부가 일시적으로 건조해질 수 있으므로 운동 후 수건으로 눌러 땀을 닦아내는 방식으로 피부 자극을 줄이며 땀을 제거해야 합니다.

운동 후 간단히 샤워합니다

땀의 산도는 약산성입니다. 피부의 산도도 약산성입니다. 따라서 땀이 피부의 산도를 크게 변화시키지 않습니다. 그러나 땀이 증발한 후에 염분이 피부에 남으면서 알칼리화되어 피부가 일시적으로 약알칼리로 변할 수 있습니다.

따라서 운동 후에는 약산성 클렌징으로 간단히 샤워하고 약산성 보습제를 사용하는 것이 피부 산도를 약산성으로 유지하고 피부장벽 기능을 유지하는 데 도움이 됩니다.

운동 후에는 혈관이 확장된 상태이므로 너무 뜨거운 물을 사용하기보다는 미지근한 물로 샤워하는 것이 피부 건강에 좋습니다.

피지를 제거합니다

운동을 하면 체온 상승으로 얼굴 피부 온도가 올라가서 피지 분비가 증가하는 경향이 있습니다. 얼굴 피부 온도가 1도 상승하면 피지 분비가 10퍼센트 증가합니다.

운동을 오래 하면 얼굴 피부 온도가 상승하고 피지 분비가 증가하기 때문에, 피지 분비가 원인인 지루습진이나 여드름의 증상이 일시적으로 나빠질 수 있습니다. 따라서 운동 후에는 약산성 세안제로 분비된 피지를 제거해 주는 것이 좋습니다.

적절히 수분을 섭취합니다

운동 중 땀으로 인한 탈수를 방지하기 위해 충분한 물을 마시는 것이 좋습니다. 목이 마르기 전에 미리 물을 마시는 것이 탈수를 예방하는 좋은 방법입니다.

샤워 후에 약산성 보습제를 바릅니다

샤워 후에 보습제 도포는 필수인데, 피부장벽을 튼튼하게 만들어주는 보습제를 선택합니다. 즉, 피부와 동일한 지질 성분이 들어 있으면서 각질층의 혈액형 당 성분을 증가시키는 효능이 있고 약산성으로 만들어진 보습제를 구입하여 샤워 후에 꼭 발라주도록 합니다.

운동은 피부노화를 예방하고 건강한 피부를 유지하는 데 도움이 됩니다. 자신의 건강 상태와 체력에 맞는 적절한 운동을 꾸준히 실천한다면, 젊고 탄력 있는 피부를 유지하는 데 많은 도움을 받을 수 있습니다.

3. 건강하게 스트레스 해소하기

의대 본과 4학년 학생들은 극심한 스트레스를 받습니다. 졸업시험과 의사국가고시 준비로 하루 평균 수면 시간이 턱없이 부족하고, 공부할 분량이 많아 스트레스를 많이 받으며, 운동할 시간도 거의 없습니다. 이런 생활에 시달리다 피부가 갑자기 뒤집어진 여학생이 연구실을 찾아온 적이 있습니다.

평소에는 여드름이 거의 없지만, 시험 준비로 잠을 줄이고 스트레스를 많이 받으면 이마와 턱 주변에 뾰루지가 잔뜩 올라온다고 했습니다. 그리고 공부하다가 보면 몸이 많이 가려워져서 몸을 여기저기 긁고 있는 자신을 발견한다고 합니다. 밤을 새우다 보니 얼굴이 칙칙해지고, 세안할 때 얼굴 피부가 따갑고 당긴다고 했습니다.

스트레스 호르몬인 코르티솔이 증가하여 피지 분비가 증가하고, 그 결과 여드름이 심해지거나 피부에 뽀루지가 올라온 것입니다. 코르티솔 호르몬이 피부장벽을 손상시켜 피부가 건조해지고 가려움증이 생기며 피부가 민감해진 것으로 볼 수 있습니다. 정신적 스트레스가 피부 건강에 매우 나쁜 영향을 준다는 것을 보여주는 사례입니다.

피부의 주적, 스트레스

현대 사회에서 정신적 스트레스는 일상의 일부가 되었습니다. 스트레스는 마음을 복잡하게 만들고 많은 생각을 하게 만드는 것을 넘어, 신체 전반에 걸쳐 나쁜 영향을 미쳐 건강을 해치고 피부에도 직·간접적으로 많은 악영향을 주고 있습니다.

실제로 많이 긴장하거나 큰 걱정거리가 있을 때처럼 정신적 스트레스를 받으면, 얼굴이 붉어지거나 손바닥에 땀이 나는 경험을 한 적이 있을 것입니다. 이는 뇌와 피부가 긴밀히 연결되어 있음을 보여주는 예입니다. 과학자들은 뇌와 피부 사이의 이러한 연결 통로를 과학적으로 이해하기 위해서 많은 연구를 진행했는데, 뇌와 피부가 서로 신호를 주고받으며 긴밀하게 연결되어 있다는 것을 알았습니다. 뇌와 피부가 수고받는 신호는 신경 또는 뇌와 피부가 만드는 호르몬을 포함한 여러 생리활성 물질들을 통해 이루어지고 있습니다.

예를 들어 심리적 스트레스를 받으면 이에 대처하기 위해 뇌 신경에서 여러 호르몬과 신경전달물질이 만들어지고, 이들이 2차적으로 피부에 영향을 줍니다. 반대로 피부에 염증이 생기거나 외부에서 자극을 받으면 피부세포들이 여러 물질을 만들고, 이들이 혈관으로 흘러 들어가 혈액을 통해 뇌에 영향을 미칩니다. 이처럼 뇌와 피부는 긴밀하게 연결되어 있습니다. 정신적 스트레스를 받으면 뇌가 반응하고, 그 결과 여러 물질이 생성되어 피부에 악영향을 미칩니다. 그 결과 피부 건강이 나빠지고, 피부노화가 촉진됩니다.

일상생활에서 받는 정신적 스트레스는 피부노화를 유발합니다. 스트레스를 많이 받으면 사람이 금방 늙습니다. 정신적 스트레스는 피부 장벽 기능을 감소시켜 피부를 건조하게 만들고 건조한 피부는 빨리 노화합니다. 스트레스는 피부에 염증반응을 유발하고 피부노화를 촉진합니다. 연구 결과 일상의 스트레스가 높은 집단에서 피부의 항산화 능력이 감소되고 주름 형성이 증가하는 것이 확인되었습니다.

스트레스받은 피부는 어떻게 망가질까

이처럼 정신적 스트레스가 피부 건강을 해치고, 피부노화를 유발한다는 사실에는 의심의 여지가 없습니다. 정신적 스트레스가 피부에 미치는 영향에 대해 자세히 알아보겠습니다.

아드레날린과 코르티솔 호르몬이 증가합니다

스트레스를 받으면 교감신경이 활성화됩니다. 그러면 부신에서 아드레날린 호르몬이 분비되어 혈중 아드레날린 농도가 높아지고 이것이 전신으로 퍼져 우리 몸 구석구석에 영향을 미칩니다. 아드레날린은 에피네프린이라고도 부릅니다. 아드레날린은 스트레스를 받았을 때 몸을 항상 긴장 상태로 유지하는 작용을 합니다. 아드레날린에 의해 심장 박동수가 증가하고, 혈관이 수축되어 피부가 창백해지고, 혈당이 증가합니다. 피부에 있는 많은 세포는 아드레날린 수용체를 발현하고 있어서 스트레스를 받으면 피부세포가 증가한 아드레날린에 의해 영향을 받습니다.

또한 스트레스를 받으면 시상하부-뇌하수체-부신 축이 순차적으로 활성화되어 스트레스 호르몬인 코르티솔을 분비합니다. 부신에서 합성되고 분비된 코르티솔은 혈액을 통해 전신의 장기에 영향을 줍니다.

이처럼 스트레스를 받으면 피부가 아드레날린이나 코르티솔 호르몬에 의해 영향을 받습니다. 만약 스트레스가 지속되면 이들이 피부에 미치는 영향이 점점 더 증폭되어 피부 건강이 나빠지고, 피부에 여러 문제가 생기며, 피부의 노화현상이 가속화될 수 있습니다.

피부장벽이 손상됩니다

피부장벽은 표피의 각질층을 말합니다. 피부장벽은 더러운 주위 환경으로부터 우리 몸을 보호하는 역할을 하는 보호막입니다. 외부로부터 균의 침입을 막고, 자극 물질과 같은 유해 성분이 우리 몸으로 들어오지 못하게 하며, 피부의 수분이 밖으로 빼앗기지 않게 잘 가두어 피부의 보습을 유지하는 중요한 역할을 하는 장벽입니다.

스트레스 상황에서는 피부장벽이 손상되고, 그 결과 피부가 우리 몸을 보호하는 기능이 감소합니다. 스트레스가 지속되는 경우에는 피부 장벽이 정상적으로 형성되지 못하고, 이미 형성되어 있는 피부장벽에도 손상이 일어납니다. 또한 손상된 피부장벽 기능이 재생 과정을 거쳐 스스로 회복되어야 하는데 스트레스가 회복을 방해합니다. 이는 스트레스를 받으면 증가하는 코르티솔 호르몬이 피부세포의 성장을 억제하여 피부장벽 형성을 막기 때문입니다.

스트레스를 받아 피부장벽 기능이 손상되면 피부가 쉽게 건조해지고 외부 자극에 더 예민해져 피부염이나 피부 트러블이 발생하기 쉬운 상태가 됩니다. 게다가 피부 트러블이 생기면 그 자체가 다시 심리적 스트레스로 이어지는 악순환이 일어나기도 합니다. 이렇듯 스트레스는 몸을 보호하는 피부장벽 기능을 약화시켜 피부를 건조시키고 피부 염증을 유발하는 등 다양한 피부 문제를 초래합니다. 스트레스 관리는 염증성 피부질환의 예방과 관리 측면에서도 매우 중요합니다.

피부 염증반응이 영향을 받습니다

스트레스는 피부의 면역반응과 염증반응에도 영향을 줍니다. 스트레스를 받으면 뇌세포와 피부세포에서 분비되는 생리활성물질들과 호르몬들이 피부에 존재하는 면역세포와 염증세포에 영향을 미칩니다. 예를 들어, 스테로이드 호르몬의 일종인 코르티솔 호르몬은 면역을 전반적으로 억제합니다. 그래서 스트레스를 받으면 면역력이 감소하고, 그 결과 균에 쉽게 감염됩니다.

코르티솔 호르몬은 염증반응을 억제하는 효과가 잘 알려져 있습니다. 염증을 유도하는 물질의 생성을 막아 염증을 억제합니다. 급성 스트레스를 받으면 시상하부-뇌하수체-부신 축이 활성화되어 일시적으로 혈중 코르티솔 농도가 상승하고, 이렇게 단기적으로 증가한 코르티솔 호르몬은 피부에서 염증을 억제하는 역할을 합니다.

그러나 만성적으로 스트레스를 받으면 혈중 코르티솔 호르몬 농도가 지속적으로 높아집니다. 만성적으로 증가한 코르티솔은 오히려 피부 염증을 증가시켜 피부에 나쁜 영향을 미칩니다. 만성적으로 코르티솔 농도가 증가한 경우에는 코르티솔이 결합하는 수용체의 민감도가 떨어지기 때문입니다. 수용체의 민감도가 떨어져 있기 때문에 코르티솔이 수용체에 결합해도 더 이상 염증을 억제하지 못하는 것입니다.

또한 만성 스트레스 상황에서 증가한 코르티솔은 피부에 존재하는 비만세포에서 히스타민 등의 물질을 분비시켜 가려움증을 유발하고 염증을 악화시킵니다. 그 결과 만성 스트레스 상황에서는 피부 염증이 심해지고 피부가 가려워집니다.

만성 스트레스는 코르티솔 호르몬 외에도 염증을 유발하는 염증성 사이토카인과 신경전달물질들의 발현을 증가시켜 피부 염증을 악화시킵니다. 그 결과, 스트레스를 지속적으로 받으면 평소 잠잠하던 염증성 피부질환들이 악화되곤 합니다.

연구 결과에 따르면, 스트레스 수준이 높을수록 아토피피부염, 건선, 여드름, 두드러기, 지루습진 등의 염증성 피부질환의 증상이 심해지거나 발생 빈도가 늘어난다는 사실이 증명되었습니다. 스트레스를 받으면 여드름 증상이 심해지거나 얼굴이 가려워지거나 비듬이 많아지는 지루습진 증상이 악화되는 환자들이 많은데 이는 스트레스에 의해 피부 염증이 심해져서 생기는 현상입니다.

피부 혈류량이 감소합니다

스트레스는 아드레날린과 코르티솔 호르몬을 증가시키고, 이들의 작용으로 혈관이 수축되기 때문에 피부의 혈류량이 감소해서 피부로의 산소 공급과 영양 공급이 줄어듭니다. 산소 및 영양 공급이 줄어 피부세포의 기능이 감소하며, 안색이 칙칙하게 변하고, 결과적으로 피부 건강이 나빠집니다.

산화적 손상이 유발됩니다

스트레스는 활성산소를 증가시킵니다. 늘어난 활성산소는 피부세포를 공격해 DNA에 산화적 손상을 유발합니다. 또한 세포를 구성하는 단백질에도 산화적 손상을 유발하여 세포막에 손상을 일으키고, 결과적으로 피부세포의 노화를 유도합니다.

또한 스트레스로 인해 미토콘드리아 기능이 떨어지면 세포 내 에너지 대사가 비효율적으로 이루어지고, 미토콘드리아에서 비정상적으로 많은 활성산소를 생성하여 심각한 산화적 손상을 유발합니다. 산화 스트레스는 피부뿐 아니라 전신의 건강에도 부정적인 영향을 줍니다.

피부노화가 촉진됩니다

정신적 스트레스는 피부노화를 가속화하는 중요한 원인입니다. 만성 스트레스를 받으면 체내에 활성산소가 증가하고 만성 염증 상태가 지속되면서, 세포와 조직이 서서히 손상을 입고 그 결과 노화의 진행이 빨라집니다.

특히 스트레스 시 분비되는 아드레날린은 콜라겐 합성을 억제합니다. 또한 콜라겐섬유와 탄력섬유를 분해하는 효소를 증가시켜 섬유를 파괴하고, 결과적으로 피부의 구조를 약하게 만들어 피부 탄력을 감소시키고 주름살을 증가시킵니다.

아드레날린 호르몬은 염색체 말단의 텔로미어를 단축시킨다는 연구 결과도 알려져 있습니다.[30] 텔로미어는 염색체의 말단부에 반복적으로 존재하는 DNA 염기서열을 말합니다. 세포노화를 조절하는 이 텔로미어는 세포가 분열할 때마다 조금씩 짧아지며, 텔로미어가 짧아지면 세포는 노화됩니다. 이와 같은 아드레날린의 작용은 피부노화를 악화시킵니다. 연구 결과에 따르면 장기간 심한 스트레스를 받으면 세포의 텔로미어 길이가 짧아지고, 세포노화가 빨라진다고 합니다.

스트레스 상태에서 증가하는 코르티솔 호르몬도 아드레날린과 비슷하게 콜라겐 합성을 감소시키고, 섬유아세포의 수와 기능의 감소를 유발하여 주름살을 증가시키며, 피부의 탄력을 저하시키는 등 피부노화를 촉진한다고 알려져 있습니다. 또한 코르티솔 호르몬도 피부의 콜라겐섬유와 탄력섬유를 분해하는 효소를 발현시켜 피부노화를 촉진한다고 알려져 있습니다. 실제로 장기간 스테로이드 호르몬 치료를 받은 환자들의 피부에서 나타나는 부작용 중 하나가 피부가 얇아지고 탄력이 떨어지는 피부 위축인데, 이는 코르티솔 호르몬에 의해 유발되는 피부노화의 특징과 동일한 기전에 의해 발생하는 것입니다.

만성 스트레스에 의해 늘어난 코르티솔 호르몬은 인슐린 저항성을 유발하여 혈당을 높입니다. 증가된 혈당은 피부의 다양한 단백질에 붙습니다. 이를 당화현상이라고 합니다. 예를 들어 콜라겐 단백질이 당화되면, 당화된 콜라겐섬유는 딱딱해지고, 기능이 변화합니다. 당화가 심해지면 피부에 주름이 생기거나 피부 탄력이 떨어지고, 피부는 늙어 보이게 됩니다. 이처럼 스트레스에 의해 생기는 인슐린 저항성과 당화 반응은 피부를 구성하는 단백질들을 변성시켜, 피부 탄력 저하와 주름살을 유발하고 피부노화를 촉진시킵니다.

저속 피부노화를 위한 스트레스 관리법

명상으로 정신적 스트레스를 감소시킵니다

스트레스가 피부에 이처럼 광범위한 악영향을 미칠 수 있지만, 다행히 스트레스를 줄이는 방법도 많이 연구되고 있습니다. 이 중 명상과 호흡 조절법은 대표적인 비약물적 스트레스 완화 기법으로 자리 잡았습니다. 이 방법들은 특별한 도구 없이 마음과 호흡을 다스리는 것만으로 신체의 스트레스 반응을 낮추는 효과가 있어, 피부 건강 개선 및 피부노화 예방에도 긍정적인 영향을 줄 수 있습니다.

명상은 마음을 고요하고 편안하게 유지하여 현재에 집중하게 하는 연습으로, 정신적 안정을 찾는 데 도움이 됩니다. 명상은 교감신경계의 과도한 활동을 억제하고 부교감신경계를 활성화하는 것으로 밝혀졌습니다. 쉽게 말해, 명상을 하면 몸이 '긴장 모드'에서 '이완 모드'로 전환되면서, 심장 박동과 호흡이 느려지고 혈압이 떨어지며 근육의 긴장이 풀립니다. 이러한 이완 반응 상태에서는 아드레날린과 코르티솔 같은 스트레스 호르몬의 분비가 줄어듭니다.

규칙적으로 명상을 통하여 몸의 스트레스 수위를 낮춰주면, 스트레스 호르몬의 혈중 농도가 감소하고 염증성 사이토카인의 혈중 농도도 줄어들어 피부에 긍정적인 변화가 일어납니다. 명상을 통한 마음 안정은 결과적으로 피부 염증 수준을 낮추기 때문에 피부질환을 개선하고 피부 건강에 도움을 주며 피부노화를 늦추는 효과가 있습니다.

예를 들어 만성 피부질환인 건선 환자들을 대상으로 한 연구에서 건선치료와 동시에 명상을 통한 스트레스 완화 프로그램을 병행한 그룹이 건선치료만 받은 그룹보다 피부 병변이 더 빨리 호전된다는 사실을 확인했습니다. 다른 연구에서는 8주간의 명상 프로그램을 수행한 건선 환자들의 피부 증상이 좋아지고 삶의 질이 유의하게 개선되는 것이 확인되었습니다.[31] 또한 명상은 아토피피부염 환자들의 가려움 완화 및 수면 개선에도 도움이 되었다는 연구 결과가 있습니다. 명상은 피부질환으로 인한 심리적 부담을 감소시키는 효과도 있습니다.

이렇듯 명상은 정신적인 평온을 가져다줄 뿐 아니라, 스트레스 반응을 낮춤으로써 피부의 염증반응을 줄여주고 피부장벽을 재생시키는 등 피부 건강에 이로운 변화를 유도합니다.

스트레스 해소를 위한 명상법을 소개합니다.[32] 특별한 방법은 아니지만, 편한 마음으로 규칙적으로 수행하면 효과를 볼 수 있습니다.

우선, 조용한 장소를 선택하여 편안한 자세로 앉습니다. 복식 호흡법을 유지하며 지금 이 순간에 집중하도록 합니다. 명상을 할 때는 호흡이나 몸의 감각에 집중하면 좋습니다. 마음을 편하게 유지하도록 노력합니다. 이 상태를 10~15분간 유지합니다. 이렇게 아침과 저녁으로 하루 2회 명상 시간을 가집니다.

매일 10~15분의 명상은 정신적 스트레스를 감소시켜, 스트레스로 인한 피부 트러블을 예방하고 피부의 회복력을 높여줍니다. 명상은 수면 유도에 도움을 주고 면역 기능을 향상시켜 피부 건강에 실질적인 도움을 줄 수 있습니다. 우리 마음을 편안하게 해주는 명상은 건강하고 젊은 피부를 오랫동안 유지하기 위한 좋은 습관입니다.

호흡의 조절을 통하여 스트레스를 해소합니다

호흡법, 특히 깊고 느린 복식 호흡은 즉각적으로 신경계를 안정시키는 것으로 알려져 있습니다. 숨을 길게 내쉬는 동작은 미주신경을 자극하여 부교감신경을 활성화시킵니다. 교감신경이 억제되고 부교감신경이 활성화되어 스트레스를 완화시키는 데 도움이 됩니다.

긴장하거나 불안할 때 숨을 깊이 쉬면 스트레스를 이겨내는 데 일시적으로 도움이 되는 것을 경험상 알고 있을 것입니다. 스트레스를 받는 긴장된 순간 우리는 자신도 모르게 심호흡을 하곤 합니다. 숨을 깊게 들이마시고 천천히 오래 내쉬는 호흡법은 스트레스를 완화시켜 심장 박동을 줄여줍니다. 또한 코르티솔과 같은 스트레스 호르몬 분비를 감소시켜, 결과적으로 우리 몸과 마음을 스트레스로부터 해방된 평온한 상태로 전환시켜 줍니다.

이렇게 잠깐만 호흡을 조절하면 정신적 스트레스를 해소하고, 마음을 이완 상태로 만들 수 있습니다. 따라서 호흡법은 스트레스를 느낄 때마다 수시로, 짧은 시간만 해도 스트레스를 해소할 수 있는 유용한 방법입니다. 호흡 조절을 통해 스트레스를 감소시키면 앞서 언급한 정신적 스트레스가 피부에 미치는 나쁜 영향들을 줄일 수 있습니다.

한 연구에서는 피부장벽을 인위적으로 손상시킨 후에, 실험 참가자들에게 20분간 편안한 호흡을 하도록 했더니, 대조군에 비해 피부장벽 회복이 더 빨리 일어나는 것을 관찰했습니다.[33] 이는 호흡 조절을 통해 교감신경 흥분을 가라앉히고 부교감신경을 활성화시키면 피부 재생과 치유에 도움이 된다는 사실을 확인시켜 주는 결과입니다.

횡격막을 이용한 복식 호흡은 흉식 호흡보다 부교감신경 활성화가 뛰어나다고 알려져 있습니다. 복식 호흡을 규칙적으로 수행하면 심박수와 혈압을 낮출 수 있고 스트레스를 해소할 수 있습니다. 스트레스 호르몬인 코르티솔 호르몬 분비를 억제하는 효과가 나타나고, 그 결과 피부 트러블이 완화되고, 망가진 피부장벽 기능이 회복됩니다. 스트레스가 감소하면 피부의 혈류가 늘어나는 효과를 통해 피부로의 영양 공급 및 산소 공급이 많아지고 피부 재생이 효율적으로 개선됩니다. 도움이 되는 '4-7-8 복식호흡법'은 다음과 같은 방법으로 하면 됩니다.[34]

먼저, 편안히 앉거나 누워 배 위에 손을 올립니다. 배를 천천히 부풀려 횡격막을 아래로 내리면서, 숨을 코로 4초간 깊게 들이마십니다. 그 후, 7초간 숨을 참습니다. 입으로 천천히 8초간 내쉽니다. 5~10분 동안 이와 같은 방식으로 복식 호흡을 시행합니다.

아침 기상 직후에 복식 호흡으로 하루를 시작하는 마음을 차분히 유지시킵니다. 회사에서 일하는 중간에도 복식 호흡으로 근무 중 활성화된 교감신경을 억제시키고 정신적 스트레스를 감소시켜, 집중력을 높이는 데 도움을 받을 수 있습니다. 정신적 스트레스를 받을 때 바로 복식 호흡을 시행하면, 깊은 숨 몇 차례로 즉시 마음의 안정을 회복할 수 있습니다. 취침 전에 복식 호흡을 통해 숙면의 질을 높일 수 있습니다.

숙면은 피부재생에 큰 도움을 줍니다. 무엇보다 호흡법은 언제 어디서나 무료로 실천 가능하다는 장점이 있어, 손쉽게 해 볼 수 있는 자가 관리법입니다.

명상과 복식 호흡을 동시에 수행합니다

스트레스 해소를 위한 호흡법은 명상과 함께 할 때 더욱 효과적입니다. 명상하면서 호흡을 조절하면 정신적 안정과 신체 이완을 동시에 가져올 수 있습니다. 이러한 기법을 꾸준히 실천하면 만성적으로 높아진 스트레스 호르몬 수치가 안정되고, 피부 혈류와 산소 공급을 개선시켜 안색을 좋게 하며, 피부 건강을 유지시키고 피부노화를 지연시키는 효과를 기대할 수 있습니다.

스트레스를 줄여주는 명상과 호흡법은 결과적으로 피부노화 속도를 늦추는 데 도움을 줍니다. 명상과 호흡법으로 스트레스를 해소하면 텔로미어가 길어집니다. 규칙적으로 명상 수련을 하는 사람들이 텔로미어 길이가 더 긴 경향을 보인다는 연구 결과가 나와 있습니다.[35] 이는 명상과 호흡법을 통한 스트레스 해소가 세포 노화를 늦출 수 있음을 의미합니다. 명상과 호흡 조절을 통해 스트레스를 줄여주면 우리 몸은 스트레스를 덜 받고, 피부를 포함한 인체의 노화 속도를 늦출 수 있다는 점을 시사합니다.

명상과 호흡 조절을 꾸준히 하면 혈중 코르티솔 수치가 감소하고 전신의 염증반응이 감소합니다. 이러한 변화는 피부의 콜라겐 단백질의 양을 증가시켜 주름 형성을 억제하고, 피부 탄력을 유지하는 데 도움을 주며, 손상된 피부세포를 재생시키는 데 도움을 줍니다.

명상과 호흡법은 긴장을 완화시키기 때문에 수면의 질도 향상시켜 피부 재생에 큰 도움이 됩니다. 스트레스가 많을 때 푹 잠들지 못해 다 크서클이 생기거나 피부가 푸석해지는데, 스트레스 해소로 마음이 편안해지면 숙면을 취하고 피부 톤과 탄력이 좋아집니다. 이처럼 명상과 호흡법으로 스트레스를 해소하는 것이 장기적으로 피부노화 예방에 도움이 됩니다.

규칙적이고 꾸준하게 운동합니다

운동이 정신적 스트레스 해소에 도움을 주고, 스트레스 호르몬인 코르티솔을 감소시킵니다. 그 결과 전신의 염증 수준이 낮아지고, 코르티솔 감소로 혈관이 확장되어 혈액순환이 좋아지며, 피부에 영양과 산소 공급이 증가하여 피부 기능이 좋아집니다.

숙면을 취합니다

숙면하는 시간은 스트레스에 의한 피부 손상을 재생시키는 중요한 시간입니다. 따라서 깊은 잠을 충분히 취하여 스트레스를 해소하는 것은 피부 건강에 중요한 습관입니다.

항산화 성분이 풍부한 식단을 유지합니다

항산화 성분이 풍부한 식단은 스트레스에 의한 산화적 손상을 억제하여 피부노화를 예방합니다. 평소에 이러한 식습관을 유지하는 것이 피부노화를 막는 데 중요합니다.

자신만의 스트레스 해소 방법을 마련합니다

규칙적인 생활 리듬을 유지하고 자신만의 스트레스 해소법을 찾는 것도 중요합니다. 취미 생활이나 산책, 음악 듣기 등 마음을 편안하게 해주는 활동을 통해 일상의 스트레스를 해소하는 것이 도움이 됩니다.

4. 촉촉함을 유지하기 위한 물 마시기

얼굴 피부에 하얀 각질이 일어나고 좁쌀처럼 피부 트러블이 자주 생겨서 진료실을 방문한 33세 여성이 있었습니다. 세수하고 나면 얼굴이 당기고 화장이 들뜨며, 최근에는 피부 톤이 칙칙해 보여 걱정이라고 했습니다. 진찰 결과 몸 피부도 건조했고, 가려워서 긁은 상처가 있었습니다.

환자는 직장을 다니고 있었으며, 아침부터 저녁까지 일이 많아 바쁜 일상을 보내는 편이었습니다. 아침은 보통 먹지 않고, 점심식사는 구내식당에서 긴단히 때우며, 길증이 나도 물보나는 커피나 녹자를 마시는 경우가 많다고 했습니다. 환자와 함께 따져보니 하루에 물을 마시는 양은 고작 500ml 내지 1L 정도밖에 되지 않았습니다.

수분 부속과 피부장벽 손상으로 인해 피부가 매우 건조해진 상태라고 진단하여 하루 2L 정도의 물을 적당히 나눠서 마시도록 권했고, 보습제를 많이 바르도록 했습니다. 2달 후 다시 진료실을 방문한 환자는 피부 상태가 많이 호전되었다고 만족했습니다.

몸에 물이 부족하면
일어나는 일

성인 몸의 약 60퍼센트와 어린이의 몸의 75퍼센트는 물이 차지하고 있습니다. 즉, 물은 인체에서 가장 큰 부분을 차지하는 단일 구성 요소입니다.

매일 숨을 쉴 때마다 폐를 통해 상당량의 수분이 소실됩니다. 그리고 피부의 각질층이 수분의 발산을 막고 있으나, 피부장벽 기능이 손상된 경우에는 피부를 통해서 많은 양의 수분이 소실됩니다. 물론 땀을 흘리고 소변을 볼 때도 상당량의 수분을 배출합니다.

체내 수분이 적절히 유지되면 혈류량이 늘어나고 인체 조직에 혈액이 안정적으로 도달해서 산소와 영양분이 원활히 공급되고 노폐물 제거도 잘됩니다. 피부도 예외가 아니며, 충분한 수분 섭취가 피부의 건강과 기능 유지에 긍정적인 영향을 줍니다.

피부는 비교적 많은 수분을 함유하고 있습니다. 특히 피부 각질층의 적절한 수분 함량은 피부장벽 기능 유지에 중요하며, 외부로부터의 다양한 자극에 대한 방어력을 유지하는 데 중요합니다. 표피의 수분 함량은 피부의 촉촉함을 유지하는 데 핵심적 역할을 합니다. 수분이 부족하면 피부가 건조해지고 피부가 거칠어집니다.

피부가 건조해지면 피부세포가 건조한 상태에서 벗어나고, 피부장벽의 기능을 좋게 하고자 스스로 노력합니다. 피부 건조 상태에서 벗어나고자 피부세포는 다양한 물질을 분비하여 피부장벽을 재생시켜 피부를 덜 건조하게 만듭니다. 이런 물질들은 염증을 유발하여 염증성 사이토카인이라고 부릅니다. 염증성 사이토카인은 피부에 염증을 유발하므로, 피부에 수분량이 부족하면 피부가 건조해지고 피부에 염증이 생깁니다.

피부 건조를 예방하기 위해서는 충분한 양의 물을 마셔야 합니다. 하루에 2L 이상의 물을 섭취할 필요가 있습니다. WHO에서는 성인 기준 하루 약 2L 이상의 물을 섭취하도록 권장하고 있습니다. 세계적으로 권위 있는 의료기관인 미국 메이오 클리닉에서는 음식에 포함된 수분을 합쳐서 남성의 경우에는 약 3.7L, 여성의 경우에는 약 2.7L의 수분을 하루에 섭취하도록 권유하고 있습니다.

일반적으로 음식 섭취로 얻는 수분이 하루 권장 수분량의 약 25퍼센트를 차지하고 있습니다. 따라서 하루에 음식 외에 약 2~2.5L 정도의 물을 마시는 것이 권장됩니다. 순수한 물 외에도 무가당 차를 마시거나 이온 음료를 마시면 수분을 섭취할 수 있습니다. 카페인 음료나 알코올은 이뇨 작용이 있어 오히려 탈수를 유발할 수 있기 때문에, 이를 감안해 물과 같이 마시는 것이 필요합니다. 그리고 과일과 채소 등 수분 함량이 높은 식품에서도 수분을 얻을 수 있습니다.

2015년에 발표된 연구에 따르면 19~49세 사이의 한국인은 하루에 평균 약 1L 정도의 물을 섭취하고 있었습니다.[36] 이는 WHO의 하루 물 섭취 권장량인 2L에 비해 많이 부족한 수준입니다. 따라서 상당수의

한국인이 하루 2L 이상의 물을 음식 외에 추가로 섭취하도록 노력해야 할 것으로 판단됩니다.

개인별 하루 활동량이 많은지, 땀을 많이 흘리는 생활 환경인지 등에 따라 하루에 마실 물의 양이 달라져야 합니다. 더불어, 더운 계절이나 운동 후에는 충분한 수분 섭취가 필요하며, 건조한 실내에서 생활하는 경우에도 상대적으로 더 많은 수분 섭취가 필요합니다. 반대로 기온이 낮거나 습도가 높은 환경에서는 수분 섭취가 상대적으로 적게 필요하나, 기본 권장량 수준에서 크게 벗어나지 않아야 합니다. 개인의 건강 상태와 앓고 있는 질병이 있는지에 따라서도 하루에 필요한 수분량이 달라지므로, 탈수되지 않도록 수분 섭취에 신경 써야 합니다.

만약 하루에 마시는 물의 양이 부족할 경우에는 탈수 현상이 나타납니다. 체내의 수분을 잃고 보충이 안 된 경우를 탈수라고 합니다.

탈수는 체내의 수분이 빠져나갈 때 전해질도 같이 소실되는지, 소실되지 않는지에 따라 2가지로 구분됩니다. 모두 충분한 물을 마시면 해결할 수 있습니다.

첫 번째 형태의 탈수는, 우리 몸의 전해질 농도는 변하지 않고 수분 양만 적어지는 것입니다. 이 경우에는 수분과 전해질이 동일한 비율로 소실되는데, 일반적으로 날씨가 추운 날 소변을 많이 보거나 이뇨제를 복용한 후에 발생합니다.

두 번째 형태의 탈수는, 수분 손실이 전해질 손실보다 커서 혈액 내에 전해질의 농도가 높아지는 것입니다. 더운 날씨에 땀을 많이 흘리거나 운동 중 땀을 많이 흘리면 전해질보다는 수분 소실이 많아지기 때문에 몸속 전해질 농도가 높아집니다. 일반적으로 땀을 많이 흘려 탈수가 일어났는데 물을 적게 마시는 경우에 해당합니다. 즉, 수분 손실을 보충하기에 충분한 양의 물을 마시지 않는 경우에 발생합니다.

우리 몸이 수분을 잃게 되어 탈수되면 여러 문제가 생깁니다. 체중의 2퍼센트 이상의 수분을 잃어버리면 지속적으로 피로감이 증가됩니다. 기분이 평상시와 달라지며, 분노, 혼란, 우울증, 긴장감과 같은 부정적인 감정이 증가하고, 맑은 정신을 유지하기 어려워집니다. 심각한 탈수는 단기 기억력과 지각 능력을 떨어뜨립니다.

반면, 충분하게 물을 섭취하는 경우에는 인지 기능이 좋아집니다. 특히 주의력은 물론이고 기분이 좋아질 수 있습니다. 이처럼 충분한 수분 공급은 인지 기능과 일상의 기분을 유지하는 데 중요한 역할을 합니다. 따라서 충분한 양의 수분이 공급될 수 있도록 노력해야 하며, 체액 조절 능력이 감소된 어린이와 노인은 특히 신경을 써야 합니다.

관찰 연구에 따르면, 총수분 섭취량이 부족하면 신장 결석이 생길 위험이 높아진다는 사실이 확인되었습니다. 반대로, 물을 많이 마시면 신장 결석 위험이 줄어드는 것으로 나타났습니다. 이런 결과를 근거로 신장 결석을 예방하고 신장 결석 치료 후에 재발 위험을 감소시키는 목적으로 수분 섭취량을 늘리는 것이 권장됩니다.

수분 섭취량이 적을수록 변비가 생기기 쉽다는 연구 결과가 알려져 있습니다. 그러나 원래 변비가 있는 사람들이 물을 많이 마신다고 해서 변비 증상이 좋아지지는 않는 것으로 보입니다.

수분 결핍은 피부에 다양한 문제를 유발하고, 피부의 기능을 떨어뜨립니다. 피부에 수분이 부족한 경우에 피부에 염증이 생기고, 그 결과 피부노화가 촉진됩니다.

충분한 수분 섭취는 피부의 수분량을 증가시키고, 피부 건조를 감소시킵니다. 연구에 따르면 평소에 마시는 물보다 더 많은 물을 추가적으로 마시는 경우에, 표피 각질층의 수분량이 증가한다는 사실이 확인되었습니다. 즉, 추가적인 수분 섭취를 통해 각질층에 더 많은 수분을 공급할 수 있는 것입니다. 연구 결과에 따르면, 평소에 마시는 물의 양보다 하루에 1~2L의 수분을 추가적으로 30일 이상 계속 섭취할 경우, 피부 수분량이 증가하는 것을 확인했습니다.[37] 추가 수분 섭취 2주 후부터 얼굴, 팔, 다리 등 여러 부위의 피부에서 수분 함량이 눈에 띄게 높아졌습니다. 그 결과 피부 건조함이 좋아지고, 피부의 거친 정도도 호전되었습니다. 또한 피부의 탄력성도 추가적인 수분 섭취로 인해 호전되었습니다.

이러한 과학적인 연구 결과들을 볼 때, 충분한 수분 섭취는 피부의 수분도를 높이는 데 기여하며, 특히 중년층 이상의 건조한 피부를 가진 사람들에게는 매일 충분한 양의 물을 마시는 습관이 피부 건조를 완화시키는 데 큰 도움이 됩니다.

충분한 수분 섭취는 피부장벽 기능을 향상시킵니다. 일부 연구에서는 매일 마시는 물의 양보다 많은 물을 추가적으로 매일 충분히 섭취해 주는 것이 피부의 수분량을 증가시킬 뿐만 아니라, 피부장벽 기능도 강화한다는 사실이 밝혀졌습니다. 피부장벽 기능이 강화된다는 것은 피부를 통한 수분 손실이 줄어들고 외부로부터 자극 물질의 흡수가 감소되어 피부의 염증반응과 자극반응이 줄어든다는 의미입니다. 피부장벽 기능이 강화되면 피부 건강이 좋아지고 피부노화가 늦춰집니다.

탈수가 일어나면 피부노화가 촉진됩니다. 물을 많이 마시는 것이 체내 수분량을 증가시켜 콜라겐섬유와 탄력섬유의 합성을 직접적으로 늘리거나 분해를 억제한다는 근거는 아직 충분하지 않습니다. 그러나 탈수로 인하여 체내 수분이 만성적으로 부족한 경우에는, 혈액량 감소로 인해 피부로 혈액 공급이 줄어들어 영양분과 산소 공급도 줄어듭니다. 그 결과 피부를 구성하는 세포 기능이 감소되고, 섬유아세포에서의 콜라겐섬유와 탄력섬유의 합성이 감소되며, 피부노화가 촉진됩니다.

피부장벽에 수분 함량이 떨어지면, 각질층이 손상되고 미세하게 균열을 보입니다. 그러면 수분이 외부로 더 많이 소실되어 피부는 더 건조해집니다. 또한 손상된 각질층의 균열을 통하여 외부 자극 물질이나 유해 물질이 쉽게 침투해서 피부는 자극을 받습니다. 피부 건조와 외부 자극 물질의 피부 내 침투로 인하여 피부에 염증이 유발됩니다.

피부에 염증이 생기는 이유는 건조해진 피부와 자극을 받은 피부세포가 분비한 염증성 사이토카인 때문입니다. 피부는 염증에 의해 손상을 입고, 이러한 손상이 축적되면 피부노화가 점점 심해집니다.

또한 피부에는 정상적으로 활성산소를 제거하는 항산화 방어 시스템이 있지만, 피부가 건조하고 자극을 받은 상태에서는 이러한 시스템의 작용이 약해지기 쉽습니다. 그러면 활성산소를 효과적으로 제거하지 못해 피부에 산화적 손상이 증가하고 피부노화가 심해집니다.

물을 너무 적게 마시는 생활 습관은 피부를 건조하게 만들고, 피부장벽을 약하게 만들어 피부에 염증이 생깁니다. 그러면 염증반응에 의한 피부 손상과 산화적 손상이 쉽게 일어나는 환경이 됩니다. 이는 서서히 콜라겐 단백질 합성을 감소시키고 주름살을 증가시키며 피부 탄력을 떨어뜨려 궁극적으로 피부노화를 촉진합니다. 따라서 갈증을 느끼지 않더라도 의식적으로 수분을 충분히 보충해 주는 것이 피부를 젊고 건강하게 유지하는 데 매우 중요합니다.

피부 저속노화를 위한 올바른 수분 섭취법

목이 마르다는 것은 이미 탈수가 시작되었다는 의미입니다. 따라서 목이 마르기 전에 미리 물을 마시는 것이 바람직합니다. 탈수로 인해 갈증이 느껴지면 충분히 물을 마셔야 하며, 갈증이 없더라도 조금씩 물을 마셔 탈수를 예방하는 것이 좋습니다.

소변 색을 보면 탈수 상태를 어느 정도 짐작할 수 있습니다. 소변 색은 연한 노란색이 적당합니다. 하얗고 맑은 물색이면 너무 물을 많이 마신 것이고, 노란색이 진하면 탈수 상태이므로 물을 더 많이 마시는 것이 좋습니다.

하루에 필요한 물 섭취량은 개인에 따라 다르지만, 일반적으로 성인 여성은 평균 2.7L, 남성은 평균 3.7L입니다. 이 중 25퍼센트는 음식을 통해 섭취합니다. 음식을 통해 섭취하는 수분을 제외하고 여성의 경우에는 약 2L, 남성의 경우에는 약 2.7L의 물을 하루에 일정 간격으로 나누어서 마시는 것이 좋습니다.

운동을 하거나 날씨가 더워 많은 땀을 흘리는 경우에는 소금과 전해질도 보충할 필요가 있습니다. 장시간 운동했을 때는 순수한 물을 마시는 것보다는 전해질이 들어 있는 스포츠 음료를 마시는 편이 좋습니다.

술을 마실 때는 알코올의 이뇨 작용으로 인해 탈수가 올 수 있으므로 물을 함께 섭취하는 것이 바람직합니다. 카페인 음료 역시 이뇨 효과가 있어 과량 섭취 시 오히려 수분을 빼앗길 수 있으므로, 물이나 카페인 없는 음료로 수분을 보충하는 것이 좋습니다.

물은 한꺼번에 많은 양을 마시기보다 수시로 조금씩 마시는 것이 좋습니다. 물을 과다하게 마실 경우에도 문제가 발생할 수 있습니다. 신장은 시간당 최대 약 0.8~1L의 물을 배출하고 그 이상은 배출하지 못하기 때문에 물을 그 이상으로 마실 경우에는 혈중 나트륨 농도가 감소하는 등 전해질 농도가 희석되는 부작용이 생길 수 있습니다.

과다하게 물을 섭취한 경우의 초기 증상은 메스꺼움, 두통, 어지럼증이며, 심해지면 사망 위험까지 있습니다. 주로 마라톤과 같은 오랜 시간 운동을 한 후에 짧은 시간에 과도한 물을 마시면 이러한 증상이 나타납니다. 과다 수분 섭취는 드문 일이지만 심각한 부작용이 생길 수 있기 때문에 목마름 정도나 소변 색을 보면서 적정량을 섭취하는 것이 중요합니다.

5. 머리부터 발끝까지 제대로 씻기

여름방학을 활용하여 서울대병원 피부과 실험실에서 연구해 보겠다는 고등학생들과 함께 연구한 내용을 소개합니다. 실험 목적은 때를 미는 것이 피부에 미치는 영향을 조사하는 것이었습니다. 실험에는 5명의 고등학생이 참여했습니다. 매주 월요일 아침마다 4주간, 병원 앞 목욕탕에서 몸을 반으로 나누어 오른쪽 또는 왼쪽만 세신사에게 때를 밀도록 하였습니다. 그리고 때를 민 쪽의 피부 상태와 때를 밀지 않은 쪽의 피부 상태를 다양한 측정 장비를 이용하여 비교 관찰했습니다.

그 결과 때를 민 피부에서 밀지 않은 피부에 비해 다음과 같은 변화를 관찰했습니다. 첫째, 피부 탄력이 때를 민 피부에서 심하게 감소했습니다. 둘째, 때를 민 피부의 산도가 약산성에서 알칼리성으로 변했습니다. 피부의 정상 산도는 약산성인 pH 5.0~5.5이며 약산성에서 피부가 가장 건강한 상태를 유지하는데, 피부 산도가 변화한 것입니다. 셋째, 때를 민 피부가 심하게 건조해져서, 건조성 습진이 생기고 가려움증이 생겼습니다. 넷째, 피부에서 균을 배양한 결과, 때를 민 쪽의 피부에서 균이 훨씬 많이 배양되었습니다. 깨끗해지기 위해 때를 민다고 생각했는데, 때를 민 쪽의 피부에 균이 더 많다니 놀라울 뿐입니다. 그 이유는 때를 밀 때 피부에 정상적으로 존재하고 있는 항균 물질이 소실되어 피부의 항균 능력이 없어졌기 때문입니다.

실험 결과가 보여주는 것과 같이 때를 밀면 피부장벽이 손상받아 피부가 건조해지고, 피부에 염증이 유발되고, 피부 건강이 나빠지며, 피부 노화가 촉진됩니다.

자주, 깨끗하게, 정성껏 씻는 게 피부에 좋을까?

하루에 몇 번 씻는 것이 좋을까요? 일반적으로 과도한 세안이나 샤워는 오히려 피부 건강에 해롭습니다.

세안은 하루 2회 정도가 적합합니다. 세안 횟수가 지나치게 많으면 얼굴의 피부장벽이 손상될 가능성이 있습니다. 여드름이 자주 생기는 피부도 하루 2회 정도 세안하는 것이 적절합니다. 여드름이 있다고 피지를 제거하기 위해 하루 3~4회 이상 얼굴을 씻으면 오히려 피부장벽을 손상시켜 피부를 건조하게 만듭니다. 피부가 건조하면 염증이 생기고, 염증반응에 의해 여드름이 더 악화될 수 있습니다.

샤워는 1~2일에 한 번 정도 간단하게 하는 것이 좋습니다. 땀을 많이 흘리거나 야외 활동으로 몸이 더러워진 경우에는 추가로 씻어야겠지만, 하루 2회 이상 샤워하는 것은 피부 건강에 나쁜 습관입니다.

몸을 너무 자주 씻으면 피부장벽의 주 구성성분인 지질을 세정제 거품이 녹여내어 피부장벽에 손상을 초래합니다. 피부장벽이 손상되고 그 기능이 감소하면 피부의 수분이 외부로 쉽게 소실되며, 피부는 건조해집니다. 잦은 샤워는 피부를 건조하게 하고, 심한 경우 건조성 습진을 유발합니다. 또한 외부 환경에서 세균과 자극 물질이 피부 안으로 쉽게 들어와 자극을 유발합니다.

따라서 매일 샤워하기보다는 2일에 한 번 정도 씻는 것이 좋습니다. 매일 땀을 흘리는 경우에는 흐르는 물로만 간단히 샤워하여 땀만 제거하고, 세정제를 꼭 사용해야 하는 경우에는 가능한 한 짧게 샤워하는 편이 좋습니다.

자주, 깨끗하게, 정성껏 씻는 것이 좋다는 생각은 잘못된 상식입니다. 오히려 너무 잦은 샤워는 피부 건강에 좋지 않은 영향을 줍니다. 피부에 정상적으로 존재하고 있는 상재균이 지나친 세정에 의해 감소하면, 오히려 더 해로운 병원균이 증식하기 때문에 피부 건강에 나쁜 영향을 미칩니다.

잔뜩 거품을 내서 오래 씻는다고 더 깨끗해지는 것은 아닙니다. 몸을 닦는 이유는 피부에 붙어 있는 먼지, 균 등을 제거하기 위함입니다. 흐르는 물로만 간단히 씻어도 대부분의 먼지와 균을 말끔하게 제거할 수 있습니다.

물론 기름기가 있는 성분이 피부에 붙어 있는 경우에는 물로만 샤워해서는 제거하기 어렵습니다. 이런 경우에는 세정제를 사용해 거품으로 문질러주면, 세정제의 계면활성제 성분이 피부에 붙어 있는 기름기 성분을 거품으로 감쌉니다. 기름기가 있는 성분은 이 거품을 물로 헹궈 낼 때 씻겨 나가는 것입니다.

다만, 거품으로 너무 오래 몸을 닦으면 세정제 성분이 피부장벽을 구성하는 지질까지 녹여내기 때문에 피부장벽에 손상이 일어납니다. 세정제 거품은 피부에 붙어 있는 기름기 성분을 제거하기 위해 짧은 시간만 머무르게 합니다. 더 오래 머무르면 피부장벽을 손상시키기 때문입니다. 세안 또는 샤워 시 거품으로 닦는 시간은 10초 이내로 충분합니다. 저 역시 이 시간 안에 거품으로 닦는 것을 마무리합니다.

머리는 하루 한 번 약산성 샴푸로 감는 것이 두피 건강에 좋습니다. 두피는 피지를 분비하는 피지샘이 많은 부위입니다. 피지샘에서 피지 분비가 많은 경우에는 피지를 먹고 사는 곰팡이와 세균이 증가합니다. 피부 상재균인 곰팡이와 세균이 피지를 분해하고, 분해 산물로 지방산을 많이 만들어냅니다. 증가한 지방산은 염증을 유발하는 효과가 있어 피부에 염증을 유발합니다.

지루습진이라고 하는 질환은 두피에 피지 분비가 많은 경우에 생기는 염증성 피부질환입니다. 머리가 가렵고, 비듬이 많아지며, 염증이 심하면 두피에 뾰루지도 생깁니다. 비교적 흔한 질환으로, 머리를 하루 한 번 감아 피지를 제거하면 두피 염증을 감소시키고 지루습진의 증상을 호전시킬 수 있습니다.

얼굴 피부 타입에 따라 세안도 달리해야 합니다. 건성, 지성, 민감성 피부는 각기 다른 특성을 가지고 있으므로, 적합한 세안 방법과 빈도를 선택하면 얼굴 피부 건강에 도움이 됩니다.

피지가 적고 건조한 건성 피부

건성 피부는 피지 분비가 적어 쉽게 건조해지며 세안 후에 당김이 심한 것이 특징입니다. 세안은 하루 2회 정도가 적당합니다. 아침에는 굳이 세안제를 쓰기보다 미지근한 물로만 가볍게 씻고, 저녁에는 순하고 저자극성인 세안제를 사용하여 짧게 세안하는 것이 좋습니다.

세안 후 피부가 뽀득할 정도로 유분이 다 제거되는 느낌이 든다면 너무 오랜 시간 문질러 피부장벽의 지질 성분들이 많이 녹아 없어진 상태입니다. 그전에 세안을 마무리해야 합니다. 알칼리성이 강한 고형 비누나 폼클렌저는 건성 피부의 피부장벽을 쉽게 손상시키므로 피하고, 약산성 클렌저를 사용하는 것이 좋습니다. 세안 후에는 물기가 마르기 전에 보습크림을 바로 발라 수분을 가두고, 수분의 증발을 막는 보호막을 형성해 주는 것이 피부 보습을 유지하는 데 효과적입니다

피지 관리가 중요한 지성 피부

지성 피부는 피지 분비가 왕성하여 얼굴이 번들거리고, 모공이 넓은 특징이 있습니다. 피지샘에서 피지가 분비된 후에는 모낭을 통과해서

피부 밖으로 잘 배출되어야 하는데, 모낭의 입구가 각질에 의해 막힌 경우에는 피지가 모낭 안에 고여 여드름을 유발하고, 피부에 뾰루지와 같은 피부 트러블이 쉽게 생깁니다.

따라서 지성 피부의 경우에는 아침과 저녁 2회, 세정제를 사용하여 세안하는 것을 기본으로 하되, T존처럼 기름진 부위는 신경 써서 약산성 세안제로 피지를 잘 닦아냅니다. 기름기를 완전히 제거하려고 강한 세정력이 있는 알칼리성 클렌저로 여러 번 세안하는 것은 피부장벽을 손상시킬 수 있습니다. 순한 약산성 세안제를 이용해 거품을 낸 후에 부드럽게 문지르는 정도로 세안하는 것이 좋습니다.

지성 피부도 피부 보습이 중요합니다. 지성 피부는 피지 분비가 많기 때문에, 피부에 기름기가 많은 상태라서 피부가 건조하지 않다고 생각하기 쉽습니다. 그러나 지성 피부도 세안을 심하게 하는 경우에는 얼굴에 있는 피지뿐만 아니라, 피부장벽을 구성하는 지질 성분이 녹아 없어지기 때문에 피부장벽이 손상됩니다. 그러면 피부장벽 기능이 감소되어 피부의 수분이 밖으로 쉽게 소실되고, 피부가 건조해집니다.

지성 피부이지만 세안 후에 피부가 심하게 당기는 느낌이 있다면 피부장벽이 이미 손상된 경우로, 피부가 많이 건조해진 상태라고 할 수 있습니다. 이런 경우에는 세안 후에 피부장벽을 개선할 수 있는 보습크림을 꼭 발라주어야 합니다.

쉽게 자극받는 민감성 피부

민감한 피부는 작은 자극에도 얼굴 피부가 쉽게 붉어지거나 따끔거리고 쉽게 피부 발진이 생기는 피부를 말합니다. 민감성 피부는 피부장벽 기능이 약한 피부 상태입니다. 민감성 피부의 경우에는 세안을 과도하게 자주 하지 않는 것이 좋습니다. 세안 시에는 물의 온도에 신경 써야 합니다. 너무 차갑거나 뜨거운 물은 피부에 자극을 줄 수 있기 때문에, 피부 온도와 비슷한 30~33도의 미지근한 물로 세안하는 것이 좋습니다.

민감성 피부에는 순한 저자극 약산성 세안제를 사용하도록 합니다. 세안 후에 피부가 건조해지면 민감성 피부가 따끔거리거나 붉어질 수 있기 때문에 바로 피부장벽을 튼튼하게 해 줄 수 있는 보습크림을 도포해야 합니다.

저속 피부노화를 위한
샤워 방법

물로만 씻어도 문제가 없습니다

물로만 세안과 샤워를 하는 것의 이점은 순수한 물에는 계면활성제를 비롯한 화학성분이 없으므로 피부가 예민한 경우에도 자극을 유발하지 않으며 피부장벽을 손상시킬 가능성도 적다는 점입니다. 실제로 밤사이 과도한 피지 분비가 없는 건성 피부라면 피부가 너무 건조하거나 예민한 경우에는 아침 세안 때 굳이 세정제를 사용하지 않고 물로만 간단히 씻어도 좋습니다.

하지만 물만으로는 피지샘에서 분비된 기름 성분인 피지나 피부에 묻어 있는 지용성 성분을 완전히 제거하기 어렵습니다. 피지가 피부에 많으면, 피부에 상재하는 세균이 피지를 분해하여 지방산을 만듭니다. 이들 지방산이 피부에 염증을 유발하여, 지루습진과 같은 염증성 피부 질환이 발생할 수 있습니다. 따라서 피부에 피지 분비가 많은 경우에는 물만으로 세안하기보다는 약산성 세정제로 거품을 낸 후에, 얼굴 피부를 살살 문질러 피지를 제거하는 것이 피부 건강에 도움이 됩니다.

피부가 너무 건조하고 예민하여 세안제를 사용 후에 피부가 심하게 당기거나 따끔거리는 증상이 있는 경우에는, 아침에는 물로만 가볍게 세안한 후에 보습크림을 잘 바르는 것이 좋습니다. 밤새 깨끗한 방에서 잠을 잔 경우에는 얼굴 피부에 먼지나 균이 묻어 있을 가능성이 많지 않으므로 물로만 간단히 씻는 것이 바람직합니다. 피지 분비가 밤새 거의 없는 경우에도 마찬가지입니다. 그러나 이런 경우에도 저녁 세안만큼은 약산성 세안제를 사용하여 세안하는 것이 필요합니다. 하루 종일 분비되어 피부를 덮고 있는 피지 성분과 피부에 달라붙은 먼지, 자외선 차단제를 비롯한 화장품에는 지용성 성분이 많기 때문에 물로만 세안해서는 깨끗하게 제거할 수 없습니다. 따라서 약산성 세정제로 거품을 내어 간단히 세안할 필요가 있습니다.

세정제 거품으로 10초 정도 닦으면 충분합니다

세정제로 몸을 닦을 때는 거품을 잘 내서 세성하는 것이 좋습니다. 작은 거품 방울이 피부에 묻어 있는 기름때를 거품 안으로 녹여내어 잡고 있으며, 그 거품을 물로 헹굴 때 기름때가 제거됩니다. 따라서 거품을 잘 형성하는 것이 세정 효과를 높이는 데 도움이 됩니다. 또한 거품은 손과 피부 사이의 마찰을 줄여 샤워할 때 피부에 물리적 자극을 줄여주는 효과가 있습니다.

　사람들은 세안하거나 샤워할 때 거품을 잔뜩 낸 후 오랫동안 피부를 박박 문질러야 깨끗이 닦인다고 생각하는 경향이 있습니다. 하지만 거품을 오래 문지른다고 해서 피부가 더 깨끗해지거나 세정제의 세정력이 좋아지는 것은 아닙니다.

　세안과 샤워의 목적은 피부 표면에 묻어 있는 먼지나 균, 오염물질을 씻어내는 것입니다. 피부에 묻어 있는 먼지나 대부분의 균은 흐르는 물로도 쉽게 씻겨 나가지만 기름기가 많은 지용성 성분이 묻어 있는 경우에는 물만으로는 씻기지 않기 때문에 세정제가 필요합니다. 연구 결과에 따르면 세정제에 포함되어 있는 계면활성제가 피부에 묻어 있는 지용성 성분을 제거하는 데 10초 정도면 충분하다고 합니다.[38]

　세정은 순간적으로 일어나지만, 계면활성제가 피부 속으로 침투해 피부에 손상을 주는 것은 시간에 비례합니다. 필요 이상 오랜 시간 거품을 내서 피부를 문지르면, 계면활성제가 피부장벽을 구성하고 있는 지질 성분을 녹여냅니다. 세정제가 피부에서 기름 성분을 빼내는 부작용이 있다는 의미입니다. 그러면 피부장벽이 손상되고, 손상된 피부장벽을 통해 수분이 소실되어 피부가 건조해지며, 피부에 염증을 유발합니다. 따라서 오랫동안 비누칠을 하는 것은 바람직하지 않습니다. 화장을 진하게 했거나 얼굴에 분비된 피지 양이 너무 많거나 지용성 오염물질이 피부에 많이 묻어 있다면 조금 더 오래 닦아야겠지만, 그래도 30초 이내면 충분합니다.

　결론적으로 피부를 닦을 때는 박박 문지를 필요 없이, 거품을 잘 내서 10초 정도, 길어도 30초 이내로 부드럽게 문지르는 것이 좋습니다.

거품을 헹굴 때는 미지근한 온도의 흐르는 물로 피부에 남아 있는 세정제 성분이 없도록 충분히 제거합니다.

샤워 후에 피부의 물기를 제거할 때도 신경 써야 합니다. 수건으로 피부를 세게 문지르면 피부장벽이 손상되기 쉽습니다. 원래 피부장벽은 곧 떨어져 나가기 직전의 각질세포들이 쌓여 있는 각질층이라 피부에 아주 약하게 붙어 있는 구조물입니다. 따라서 수건으로 세게 문지르면 각질층이 힘없이 떨어져 나갈 수 있습니다. 힘을 주어 수건으로 몸을 비비지 않고, 톡톡 두드려 물기를 제거하는 것이 바람직합니다.

어린이와 노인의 샤워 방법은 달라야 합니다

신생아의 경우 출생 후 몇 주간은 피부장벽이 성인만큼 완전하지 않습니다. 따라서 목욕을 시키는 과정에서 쉽게 피부장벽이 손상될 수 있고, 피부장벽이 손상되면 피부가 심하게 건조해질 수 있습니다.

신생아와 영유아의 경우에는 피부가 더러워지는 경우도 많지 않기 때문에 목욕을 자주 해주거나 세정제를 매번 사용할 필요가 없습니다. 신생아와 영유아의 목욕 빈도는 생후 첫 1년 동안은 주 3회 정도면 충분합니다. 매일 목욕을 시키면 피부가 건조해질 수 있고 집에서만 생활하는 아이들은 피부가 더러워지는 경우가 거의 없어서 일주일에 3회 정도만 따뜻한 물로 부드럽게 씻기면 충분합니다. 비누나 샴푸도 매번 쓸 필요 없이, 대소변이 묻은 엉덩이 주변이나 겨드랑이와 목과 같이 주름진 부위만 순한 약산성 세정제로 부드럽게 닦아주면 충분합니다.

세정제는 약산성에 향료가 첨가되어 있지 않은 무향 제품이 좋습니다. 약산성 세정제를 선택해야 하는 이유는 피부의 정상 산도가 약산성이기 때문에 피부 산도와 동일한 산도의 세정제를 사용하는 것이 좋기 때문입니다. 피부가 약산성이어야 피부장벽을 잘 형성하고 피부가 건강해집니다. 무향 세정제를 선택해야 하는 이유는 향료 성분이 알레르기를 잘 유발하기 때문에, 향료에 의한 알레르기를 줄일 수 있습니다.

부모들이 아이들의 피부가 약하다는 생각에 방부제가 없는 세정제를 사용해야 하는 것이 아닌지 궁금해합니다. 방부제가 들어가 있지 않으면 제품이 세균에 오염될 수 있기 때문에 오히려 문제가 될 수 있습니다. 식약처에서 사용을 허락한 방부제 성분은 사용 허가된 농도라면 인체에 무해하다고 과학적으로 입증돼 있으며, 우리나라뿐만 아니라 전 세계적으로 사용되고 있는 성분이므로 전혀 문제가 되지 않습니다. 일부 인터넷 사이트에서 방부제에 대한 공포감을 조장하는 경우가 있는데 걱정하지 않아도 됩니다.

물속에서 너무 오래 목욕시키지 않고 5분 내로 끝내야 하며, 37~38도로 체온과 비슷한 온도가 적당합니다. 목욕 후에는 반드시 무향 제품의 약산성 보습제를 전신에 발라 보습을 유지해 줍니다.

나이가 들면 피부의 구조적 변화와 생리적 변화로 인해 피부는 점점 건조해질 수밖에 없습니다. 나이를 먹을수록, 특히 70대가 넘어가면 피부가 종잇장처럼 얇아지고 건조해지며 가려움이 일어납니다. 피부장벽을 형성하는 각질층의 두께가 감소하고, 각질세포 사이를 채우고 있는 지질을 합성하는 능력도 감소하여, 젊은 시절에 비해 피부장벽이 잘 만들어지지 않습니다. 피부장벽의 기능이 감소되어, 피부 수분이 외부로 쉽게 도망가고, 외부에서 자극 물질이 쉽게 피부 안으로 침투할 수 있습니다. 그 결과 피부는 더욱 건조해지고, 자극을 쉽게 받습니다.

나이가 들수록 샤워의 횟수도 줄이고 최대한 간단하게 샤워하여 피부장벽의 추가 손상을 막고, 샤워 후에는 보습제를 충분히 발라주어 충분한 보습을 유지하기 위한 노력을 병행하여야 합니다.

노년층은 매일 샤워하면 피부가 쉽게 건조해지므로 일주일에 2~3회만 하는 것을 추천합니다. 땀을 많이 흘렸거나 몸에서 냄새가 나는 경우에는 흐르는 물로만 간단히 땀을 제거하고 몸을 씻어주는 것이 좋습니다. 전신을 거품으로 닦는 대신에, 더럽다고 생각되는 항문 주위나 겨드랑이 부위만 거품을 내어 살짝 닦아줍니다. 세정제는 약산성 제품이 좋습니다. 두피에서는 항상 피지가 분비되기 때문에 하루 한 번 정도 가볍게 머리를 감도록 합니다. 특히 머리가 가렵고 비듬이 있다면 약산성 샴푸로 매일 머리를 감는 것이 도움이 됩니다.

실제로 노인들에서 관찰되는 심한 가려움증은 대부분 과도한 목욕과 비누 사용이 원인인 경우가 많습니다. 과도한 목욕이 피부를 건조하게 만들고, 건조한 피부에 염증이 생겨 가려움증이 시작되는 것입니다. 따라서 노인의 경우에는 샤워 시간도 가능한 한 짧게, 3분 이내로, 흐르는 물로만 닦고, 더러운 부위만 세정제로 거품을 낸 후에 가볍게 문지르는 정도로 하는 것이 좋습니다. 샤워 시 물의 온도는 너무 뜨겁지 않게 체온보다 약간 따뜻한 정도로 미지근한 편이 좋습니다. 물론 때를 미는 행동은 절대 안 됩니다. 때를 밀면 각질층이 떨어져 나가기 때문입니다. 우리 몸을 보호하는 피부장벽을 밀어내는 해로운 행동입니다.

노인 피부 관리의 핵심은 보습입니다. 샤워나 세안 후에는 물기가 약간 남은 상태에서 전신 피부와 얼굴에 보습제를 충분히 발라주어야 합니다. 샤워를 2일에 한 번 하는 경우에도, 샤워를 하지 않는 날에도 여러 번 보습제를 덧발라서 보습에 신경을 쓰는 것이 필요합니다. 제가 서울대병원 피부과에서 진료할 때 피부가 건조하고 가려움증으로 고생하는 환자들에게는 하루 4회 보습제를 전신에 충분히 바르도록 권했습니다. 실제로 아침, 점심, 저녁, 자기 전으로 하루 4회 보습제를 충분히 바른 환자들은 노인 피부의 건조증과 가려움증이 많이 호전되는 것을 관찰할 수 있었습니다.

저속 피부노화를 위한 머리 감는 법

건강한 두피는 모발 건강과 직결됩니다. 머리를 매일 감으면 모발이 상한다는 속설도 있지만, 현대인들은 두피를 청결하게 하기 위해 매일 머리를 감습니다. 최근 아시아인을 대상으로 진행한 연구에서 매일 샴푸하는 그룹이 주 1회만 감은 그룹에 비해 두피의 기름기, 냄새, 가려움증 등 모든 지표에서 좋은 상태를 보였습니다. 또한 머리를 하루에 한 번 감는 정도로는 모발에 객관적인 손상이 관찰되지 않았습니다.[39] 이 결과는 일명 샴푸를 쓰지 않는 '노푸(No-Poo)'나 머리를 자주 감지 않는 것이 모발 건강에 좋다는 속설이 틀렸음을 증명합니다.

두피 상태에 따라 머리 감는 횟수를 조절해야 합니다. 피지 분비가 많고, 가렵고, 비듬이 많은 지성 두피의 경우에는 하루 한 번, 약산성 샴푸로 거품을 충분히 내어 머리를 감으면 건강한 상태를 유지할 수 있습니다. 반대로, 건조한 두피를 가진 사람의 경우에는 자주 머리를 감으면 오히려 건조함을 악화시키므로, 일주일에 2~3회 정도만 머리를 감아도 충분합니다. 나이가 들수록 피지 분비가 줄어들므로 나이가 많은 노년층은 젊었을 때에 비해 머리 감는 빈도가 줄어들 수 있습니다. 결국 중요한 것은 두피의 상태에 맞춰 감는 횟수를 탄력적으로 조절하는 것입니다.

특히 여름철이나 운동 후에 땀을 많이 흘린 날이나 미세먼지와 대기오염이 심한 날에는, 저녁에 반드시 머리를 감아 두피에 쌓인 땀과 피지, 미세먼지를 제거해 주는 것이 좋습니다. 두피에 피지와 먼지가 쌓여 염증을 유발하면 머리가 가려워질 수 있고 이는 심하면 탈모로 이어질 수도 있습니다.

머리를 자주 감으면 머리카락이 더 많이 빠진다고 생각하지만 이는 사실이 아닙니다. 빠지는 머리카락은 머리를 감아서 빠지는 것이 아니라 휴지기 모발로 이행되어 빠지는 것입니다. 오히려 머리를 너무 안 감으면 피지와 증가된 세균에 의해 유발되는 염증으로 인해 탈모가 생길 수 있습니다. 두피를 청결히 유지하는 것은 탈모 예방에 중요합니다. 머리를 감는 것을 두려워 말고 올바른 방법으로 규칙적으로 머리를 감아 두피 건강을 지키는 편이 좋습니다.

올바른 머리 감기 방법은 다음과 같습니다. 먼저 미지근한 물로 두피를 충분히 적신 후 샴푸를 사용합니다. 너무 뜨겁거나 차가운 물보나는 미지근한 물이 좋습니다. 샴푸할 때는 손톱으로 박박 긁지 않고, 손가락의 지문이 있는 부위로 가볍게 마사지하듯 문지릅니다. 거품을 굳이 오래 둘 필요는 없으며, 10초 정도 거품을 유지하면 머리에 묻은 먼지와 땀, 그리고 피지를 제거하는 데 충분합니다. 거품을 헹굴 때는 미지근한 물로 샴푸와 린스 잔여물이 남지 않도록 닦아냅니다. 하루 한 번 머리를 감아 두피를 청결하게 관리하고 지나친 자극을 피하는 것이 두피를 건강하게 유지하는 방법입니다.

세정제 제대로 고르는 법

피부에 문제를 일으키지 않으며 피부를 건강하게 유지하는 데 좋은 세정제를 고르기 위해 고려해야 할 사항은 다음과 같습니다.

1. 약산성 세정제를 선택합니다

피부 표면의 산도는 pH 5.0~5.5의 약산성입니다. 약산성 상태에서 피부장벽의 기능이 가장 좋으며, 손상된 피부장벽을 재생시키는 작용이 잘 일어납니다. 약산성 상태의 피부가 가장 건강한 상태라고 할 수 있습니다.

따라서 몸을 닦는 세정제도 피부의 산도와 동일한 약산성 제품을 선택해야 합니다. 옛날부터 집에서 사용했던 고형 비누는 제조 과정상 pH 9.0~10.0의 강한 알칼리성으로 만들어집니다. 그래서 피부장벽을 손상시키며 피부장벽의 형성과 재생을 방해합니다. 실제 한 연구에서 시중에 나와 있는 세정제 250개의 pH를 조사한 결과, 고형 비누 제품 37개는 모두 pH 9.0 이상의 알칼리성이었습니다. 반면 액체 클렌저 199개 중 84.5퍼센트는 약산성 제품으로 피부의 산도와 동일한 제품이었으나, 11퍼센트는 중성 산도, 4.5퍼센트는 알칼리성 제품이었다고 합니다.[40] 즉, 대부분의 액제 클렌저는 약산성이지만 아닌 경우도 있으므로 확인해 볼 필요가 있습니다.

알칼리성 세정제를 사용하면 피부의 산성 산도를 중화시켜, 피부 pH를 알칼리 산도로 높이게 됩니다. 중성 및 알칼리 상태에서는 피부장벽을 형성하는 피부 효소들의 작용이 활발하지 않기 때문에, 피부장벽의 형성과 재생이 방해받고 손상받은 피부장벽의 회복이 느려져서 피부 건강에 나쁜 영향을 줍니다. 그러므로 약산성 세정제인지 확인하고 제품을 선택하는 것이 좋습니다.

2. 계면활성제 종류를 확인합니다

세정제의 핵심 효능 성분은 계면활성제로, 기름때를 제거하는 역할을 합니다. 계면활성제에는 음이온, 양이온, 비이온, 양쪽성 계면활성제가 있는데, 그 특성에 따라 다양하게 이용되고 있습니다.

첫째, 음이온 계면활성제는 세정력이 강하고, 거품이 잘 생깁니다. 그러나 어떤 계면활성제든 오래 거품을 내서 문지르면 피부 각질층을 구성하고 있는 지질 성분까지 제거하여 피부장벽을 무너뜨릴 수 있으므로 너무 오랜 시간 사용하는 것은 바람직하지 않습니다. 피부 겉면에 묻어 있는 기름기를 제거할 때도 10초 정도 거품으로 부드럽게 문질러 닦아내면 충분합니다. 세정력이 좋은 만큼 짧게만 닦아도 된다는 장점이 있습니다. 둘째, 양이온 계면활성제는 주로 헤어 컨디셔너에 사용됩니다. 셋째, 비이온 계면활성제는 거품이 적게 나는 경향이 있으나, 피부 자극이 낮은 편입니다. 넷째, 양쪽성 계면활성제는 피부에 자극이 적으면서 세정 능력을 갖춰 어린이 피부나 민감성 피부를 위한 순한 제품에 흔히 활용됩니다.

3. 세정제에 들어간 첨가 성분을 확인합니다

좋은 세정제는 씻은 후 피부가 뽀득거리거나 당기지 않고, 촉촉한 느낌을 주는 제품입니다. 이를 위해 글리세린, 프로필렌글리콜, 히알루론산 등 습윤제 성분이 함유된 세정제 제품이 나와 있습니다. 그러나 세정제는 피부에 오래 머무르지 않고 몸을 닦은 후에 물로 씻어낼 때 첨가된 성분들도 같이 씻겨 없어지기 때문에, 세정제에 첨가되어 있는 성분의 효과는 그렇게 크지 않고 오래 지속되기 어렵습니다.

샤워하고 난 후에 남아 있는 세정제 향이 기분 좋게 느껴질 때가 있는데, 세정제에 향료를 넣어 좋은 향이 나게 만든 것입니다. 그러나 향료 성분이 들어가지 않은 제품이 피부 건강에 더 좋습니다. 향료 성분은 알레르기를 유발하기 쉬운 물질로 알려져 있습니다. 화장품에 알레르기가 있는 사람들을 대상으로 어떤 성분이 알레르기를 유발했는지 연구한 결과에 따르면, 향료 성분이 원인인 경우가 많았습니다. 향료가 들어 있는 제품을 사용하면, 알레르기가 생길 가능성이 크다는 의미입니다. 따라서 화장품에 대한 알레르기를 줄이려면 무향 제품을 사용하는 것이 좋습니다.

4. 세정제의 형태를 고려합니다

세정제는 바 형태의 고형 비누, 액체형 바디워시와 클렌저, 크림형 클렌징 등 다양한 형태가 있습니다. 고형 비누는 보관이 용이하고 거품이 풍성하게 나지만, 앞서 언급했듯 대부분 알칼리 산도 제품이라 피부의 산도를 파괴하여 피부장벽을 손상시키고, 피부 건강에 안 좋은 영향을 미칩니다. 따라서 알칼리 산도의 고형 비누는 사용하지 않는 것이 바람직합니다.

액상 클렌저나 보디워시는 산도 조절이 비교적 간단하므로, 약산성 제품으로 만들기가 비교적 쉽고 펌핑해서 쓰기 때문에 위생적이라는 상점이 있습니다.

클렌징 오일이나 클렌징 밤은 메이크업을 지울 때 효과적인데, 오일 성분이 기름 성분을 녹여내는 방식으로 피부장벽을 비교적 덜 손상시키면서 세정할 수 있는 장점이 있습니다. 단, 오일이 모공을 막아 여드름 증상이 악화되거나 피부 트러블의 원인이 될 수 있으므로 미온수로 충분히 헹궈줄 필요가 있습니다.

　결론적으로, 세정제를 고를 때는 강력한 세정력이 있는 제품은 피부장벽을 손상시키고, 피부에 자극을 유발할 가능성이 높으므로 피하는 것이 좋습니다. 대신에 약산성이면서 저자극인 세정제를 선택하여 사용하면 피부 손상이 적게 일어나고, 피부 보습을 잘 유지할 수 있습니다. 피부가 촉촉함을 유지하여 피부 건조를 예방하게 되면, 장기적으로 노화 예방에도 도움이 됩니다. 매일 사용하는 세정제는 앞서 설명한 과학적 사실을 바탕으로 신중하게 선택하는 것이 바람직하겠습니다.

6. 피부에 좋은 화장품,
제대로 골라 꼼꼼히 바르기

친하게 지냈던 50대 초반 의대 교수에게 자외선차단제와 보습크림을 선물했다가 들은 이야기입니다. "교수님, 저는 평생 피부에 뭘 발라본 적이 없어요. 끈적거려서 싫어요. 그래도 별문제가 없고 내 피부는 좋기만 합니다." 의대 교수도 이런 생각을 한다는 사실에 놀란 기억이 있습니다. 저는 그 교수의 말을 안타까운 마음으로 들었습니다.

제가 자외선차단제와 보습크림을 선물한 이유는 그분의 피부에 문제가 많다고 생각했기 때문입니다. 평소에 햇빛을 많이 본 탓에 얼굴에 색소 침착이 심했고, 기미, 잡티, 검버섯을 다수 관찰할 수 있었습니다. 얼굴에 잔주름도 심해 실제보다 10년 이상은 나이 들어 보였습니다.

그 교수는 자신의 피부는 괜찮다고 생각했지만, 사실은 이미 피부노화가 심하게 진행돼 있었고, 피부암이 생길 위험성이 높은 상태였습니다.

다양한 효능을 지닌
화장품

화장품을 쓰면 정말 피부가 젊어질까?

우리나라 「화장품법」에 정의된 화장품은 다음과 같습니다. "화장품은 인체를 청결, 미화하여 매력을 더하고, 용모를 밝게 변화시키거나, 피부, 모발의 건강을 유지 또는 증진하기 위하여, 인체에 바르고 문지르거나 뿌리는 등 이와 유사한 방법으로 사용되는 물품으로서, 인체에 대한 작용이 경미한 것"이라 되어 있습니다. 나라에 따라, 시대에 따라 화장품의 정의는 달라질 수 있으나, 화장품은 피부를 젊고 건강하고 아름답게 하기 위해 사용하는 것이라고 할 수 있습니다.

「화장품법」에 적혀 있듯 화장품은 인체에 대한 작용이 경미해야 합니다. 그러나 소비자들은 화장품을 바르면 노화한 피부가 다시 젊어지기를 바랍니다. 주름살도 펴지고, 피부 반점도 없어져서 10년, 20년은 젊어 보이게 만들어주는 화장품을 원합니다. 이런 놀라운 효과는 인체에 대한 작용이 경미한 화장품으로는 불가능하며, 피부에 대한 작용이 분명하고 확실하여 노화현상을 되돌릴 만해야 합니다.

기능성 화장품의 8가지 효능

우리나라에서는 피부를 젊고 건강하게 만드는 효능이 확실한 화장품을 원하는 소비자의 요구를 만족시키기 위하여 주름이나 색소성 반점을 완화하고 여드름과 가려움증에도 도움을 주는 화장품이 판매되고 있습니다.

기능성 화장품(Cosmeceuticals)은 화장품(Cosmetic)과 의약품(Pharmaceuticals)의 합성어로, 인체에 대한 작용이 크며 우리가 원하는 대로 피부를 개선시켜 피부를 젊고 건강하게 만드는 효과를 가진 화장품이라고 할 수 있습니다. 우리나라 기능성 화장품은 다음과 같은 효능을 표방합니다.

- 피부 미백
- 주름 완화 또는 개선
- 강한 햇빛으로부터 보호하여 피부를 곱게 태움
- 자외선으로부터 피부 보호
- 모발 색상 변화
- 체모 제거
- 탈모 증상 완화
- 여드름성 피부 완화
- 피부장벽 기능을 회복하여 가려움 개선
- 튼살 완화

우리나라 기능성 화장품 시장은 그 규모가 급격하게 확장되고 있습니다. 특히 대학의 피부과 교수 또는 병원의 피부과 의사가 직접 연구 개발하여 만든 화장품이 급성장하고 있습니다. 대학 교수의 연구 결과와 피부과 의사의 전문 지식이 제품을 만드는 데 활용된다면 피부를 젊고 건강하게 만들어줄 것이라는 기대가 반영된 결과라고 생각합니다.

또한 여드름성 피부와 가려운 피부에 도움을 주는 기능성 화장품을 피부과에서 처방받은 약과 병행하여 사용하면 피부 문제를 더 빨리 호전시킬 수 있을 것이라고 생각해 그 사용이 증가하고 있습니다. 그러나 기능성 화장품에 대한 소비자의 기대는 큰 데 반해, 실제 사용 후 느끼는 효과는 그에 못 미치는 경우가 많은 것도 사실입니다.

이처럼 기능성 화장품의 효과가 기대에 못 미치는 이유는 우리나라에만 화장품 회사가 3만 개 가까이 있는데, 이 중 연구개발 능력이 있는 화장품 회사는 많지 않기 때문입니다. 대부분 화장품을 위탁생산을 해 주는 제조회사를 통해 만들어 시판한 후에 홍보 마케팅으로 효능을 부풀리는 경우가 많습니다.

따라서 현명한 소비자는 화장품을 고를 때 어떤 화장품 회사가 정말로 효과가 우수한 화장품을 연구 개발해 만들 수 있는지 확인하는 안목이 있어야 합니다.

좋은 화장품을 고르는 법

좋은 화장품이란 발랐을 때 부작용은 없으면서 효능은 확실한 화장품일 것입니다. 예를 들어 주름이 많아 고민이 많다면 나이가 들면서 생긴 주름살을 없애주거나 더 생기지 않게 해주는 화장품이 좋을 것입니다. 같은 맥락에서 화장품에 들어 있는 좋은 성분은 피부와 몸에는 전혀 해롭지 않으면서, 기능을 효과적으로 발휘해야 합니다.

주름 개선 효능이 확실한 화장품을 개발하기 위해서는 제일 먼저 피부 주름살이 생기는 원인을 이해해야 합니다. 주름살이 생기는 원인을 알아야 없애거나 예방할 수 있습니다. 먼저 피부 주름살이 생긴 피부에 어떤 변화가 생겼는지 확실히 알아야겠죠. 그러려면 기초연구가 필요합니다. 연구를 통해서만 주름살이 생기는 원인에 대해 알지 못했던 사실을 새롭게 밝히고, 주름살을 개선할 수 있는 새로운 방법을 찾을 수 있기 때문입니다.

주름살이 생긴 피부는 피부를 구성하는 수십 가지의 단백질이 젊은 피부였을 때에 비하여 많이 변화되어 있습니다. 이런 피부 속 변화가 주름살을 유발하는 것입니다. 주름을 개선하기 위해서는 기초 연구를 통해 변화한 피부 구성 단백질을 젊은 피부 수준으로 변화시킬 수 있는 유효성분을 발견하여 화장품에 포함시켜야 합니다.

마지막 단계로, 이 효능 물질을 포함한 화장품이 정말로 인간의 피부에 적용됐을 때 피부 속으로 들어가 주름살을 없애는 효능을 발휘하는지 자원자를 대상으로 임상 연구를 수행하여 확인해야 합니다. 임상 연구는 부작용이 없는지 확인하는 데도 꼭 필요한 과정입니다.

임상 연구 방법으로 '이중맹검 대조군 비교 연구'를 수행해야 가장 확실하게 화장품의 효능을 확인할 수 있습니다. 주름살 개선에 효과가 있는 유효성분이 들어간 화장품의 효능을 유효성분이 들어가지 않은 대조 화장품과 비교하는 방법입니다. 결과가 나올 때까지 어떤 화장품이 진짜 화장품이고, 어떤 화장품이 대조 화장품인지 알 수 없는 상황에서 연구를 진행합니다. 임상 연구 결과 유효성분이 들어간 화장품이 대조 화장품에 비해 통계적으로 의미 있는 주름개선 효능이 있으면 좋은 성분을 포함한 주름개선 화장품이라고 말할 수 있습니다.

소비자 입장에서는 사용해 보고 그 효능을 직접 느끼기 전에는 이 화장품이 정말로 효과가 있는지 알 방법이 없습니다. 화장품 회사에서 제품을 소개하는 광고를 보거나 이미 사용한 소비자가 인터넷에 올린 사용 후기를 보고 판단하는 방법이 유일한 길입니다. 그러나 회사의 광고는 과장이 있을 수 있고, 개인 블로그나 인터넷 커뮤니티에 올라온 사용 후기도 회사의 후원을 받은 경우가 많아 믿기 어려운 것이 사실입니다.

많은 화장품 회사의 광고를 보면, 화장품을 바르기 전과 한두 달 바른 후를 비교해 그 결과가 얼마나 좋은지 알아보는 방법을 사용합니다. 화장품을 바르면 피부가 반드시 좋아질 것이라는 선입관을 가지고 임상 연구를 수행한다면 연구 결과가 왜곡되는 경우가 흔합니다. 이를 플라세보 효과, 다른 말로 위약 효과라고 합니다.

따라서 플라세보 효과를 차단하려면 완제품 화장품과 그 화장품과 똑같이 생겼지만 유효성분이 들어가지 않은 대조 화장품을 비교하는 임상 연구를 수행해야 합니다. 어떤 것이 진짜 화장품이고 어떤 것이 대조 화장품인지 임상 시험을 실시하는 연구자도 모르고 실험 대상자도 모르는 상태에서 시행해야 플라세보 효과를 차단할 수 있습니다. 화장품을 선택하기에 앞서 확실한 효과가 있는 화장품인지 알고 싶다면 연구 방법을 확인하는 것이 좋습니다.

토너부터 아이크림까지, 다 발라야 할까?

화장품은 미스트, 토너, 에센스, 로션, 크림, 오일과 같이 액체 제형부터 다양한 점도를 가지고 있는 제형까지 다양한 형태의 제품이 있습니다. 화장품에는 일반적으로 20~30여 가지 이상의 다양한 성분이 들어가 있습니다. 이렇게 많은 화장품 성분 중에, 어떤 성분은 물에 녹는 수용성이고, 어떤 성분은 기름에 녹는 지용성입니다. 화장품을 만들 때 물에 녹는 성분과 기름에 녹는 성분을 모두 사용하려면, 물과 기름을 이용하여 화장품 성분들이 모두 잘 녹을 수 있게 해야 합니다. 그런데 물과 기름은 섞이지 않기 때문에 계면활성제라는 물질을 이용하여 물과 기름이 잘 섞이도록 만들고 있습니다.

물과 기름 성분 중 물이 많이 들어갈수록 미스트, 토너, 에센스, 로션, 크림, 오일 순의 제형이 됩니다. 반대로, 기름이 많이 들어갈수록 오일, 크림, 로션, 에센스, 토너 순의 제형이 됩니다. 결국, 화장품의 제형은 물과 기름 성분이 들어가 있는 비율에 따라 결정된다고 할 수 있습니다. 따라서 화장품의 효능과는 전혀 무관하며, 화장품의 효능을 결정하는 것은 물 또는 기름에 녹아 있는 효능 성분입니다.

많은 사용자가 기초 화장을 할 때, 토너, 에센스, 로션, 영양크림, 아이크림 순의 단계별로 여러 제형의 화장품을 발라야 한다고 믿습니다. 그러나 제형의 차이는 화장품에 들어가는 물과 기름의 비율에 따라 결정되는 것이며, 화장품을 발라 얻고자 하는 효능은 성분이 결정하는 것입니다. 효능 성분이 에센스 제품에 들어가 있다면, 그 에센스 제품 하나만 발라도 충분합니다. 이렇게 단계별로 기초 화장품을 발라야 한다는 것은 화장품 회사의 상술에 불과합니다.

알아두면 좋은 8가지 화장품 성분

우리나라에서는 소비자가 화장품에 들어 있는 모든 성분을 알 수 있도록 화장품 포장에 전성분을 표시하도록 하고 있습니다.

화장품의 전성분을 표시하는 이유는, 소비자가 구입하고자 하는 화장품에 피부에 맞지 않거나 원하지 않는 성분이 들어가 있는지 쉽게 확인해 볼 수 있도록 하기 위함입니다. 또한 혹시 화장품 사용 후에 부작용이 생겼을 경우, 어떤 성분 때문에 부작용이 생겼는지 피부과 전문의와 함께 원인 성분을 찾아볼 수 있게끔 전성분의 정보를 제공하도록 하고 있습니다.

전성분을 표시할 때는 화장품에 들어 있는 함량이 많은 것부터 순서대로 적어야 합니다. 하지만 1퍼센트 이하로 들어가 있는 성분은 농도에 따른 순서를 지키지 않고 적어도 됩니다. 착색제, 향료도 순서를 지키지 않아도 됩니다.

현재 화장품에 사용되는 성분은 약 1만 종으로 매우 다양합니다. 이 성분들은 8종류로 크게 나눌 수 있습니다.

① 물

화장품의 주성분으로 함량이 높아 화장품 전성분 표시에서 대부분 가장 먼저 나와 있습니다. 물은 피부 보습에 필요한 기초 성분이며, 수용성의 화장품 성분을 녹입니다. 물은 정제하여 사용하기 때문에, 전성분에 정제수라고 표시되어 있습니다.

② 효능 성분

효능 성분은 화장품을 피부에 발랐을 때 피부에 흡수된 후, 피부에 작용하여 원하는 효능을 보이는 성분을 말합니다. 자원자를 대상으로 한 이중맹검 대조군 비교 연구를 통해 효과가 확인된 경우에만 효능이 있다고 할 수 있습니다.

배양한 세포를 이용한 연구에서 효과를 보이는 효능 성분이라도, 사람 피부에 발랐을 때 효능이 없을 수 있습니다. 피부장벽을 뚫고 피부 안으로 들어가지 못하는 성분도 많기 때문입니다. 또한 세포에서의 결과와 인체 피부 조직에서의 결과가 다를 수도 있습니다. 따라서 주름 개선 효능 성분이든 보습 효능 성분이든 실제로 인체 피부를 대상으로 한 임상 연구 결과를 통해 효능이 입증된 성분이어야 효과가 있는 것입니다.

우리나라 식약처에서 기능성 화장품의 효능 성분으로 사용할 수 있다고 고시한 성분이 많습니다. 그러나 제가 알기로는 식약처 고시 성분 중에, 자원자를 대상으로 한 이중맹검 대조군 비교 임상 연구로 그 효능이 확실히 입증된 효능 성분은 많지 않습니다. 효능이 확인되지 않은 식약처 고시 성분은 반드시 그 효능을 임상 연구를 통해 재평가해야 합니다.

③ 알코올

피부에 닿았을 때 일시적으로 시원하고 상쾌한 느낌을 주는 수렴 효과와 미생물의 증식을 억제하는 효과, 그리고 피부를 깨끗하게 해주는 청결 효과를 위해서 많이 사용됩니다. 또한 물에 잘 녹지 않는 성분을 녹이기 위한 용매로 사용하기도 합니다.

알코올 중에는 에탄올이 가장 많이 사용되며, 주로 토너나 스킨 제품에 포함되어 있습니다. 알코올은 수분과 함께 증발하면서 시원한 느낌을 주지만 증발하면서 피부를 건조하게 만드는 부작용도 있습니다.

화장품에 들어가는 알코올은 종류가 다양합니다. 이름이 '올'로 끝나는 성분들입니다. 에탄올은 OH^-기(Hydroxyl Group)를 1개 가지고 있고, 글리콜은 2개 가지고 있는 형태이며, 글리세롤 또는 글리세린은 3개 가지고 있는 형태입니다. OH^-기가 하나인 에탄올은 증발하면서 피부를 더욱 건조하게 만들 수 있지만, OH^-기가 많은 알코올은 피부를 건조하게 하는 작용이 없고 수분을 잡고 있는 힘이 강해서, 피부에 물을 공급해 주는 보습제 성분으로 사용되고 있습니다. 따라서, OH^-기가 많은 알코올은 크림 형태의 화장품에 많이 사용되어 수분 증발을 억제하는 역할을 합니다.

④ 기름 성분

물과 알코올은 피부에 수분을 공급하는 역할을 하고 있습니다. 그러나 수분은 피부에서 쉽게 증발하기 때문에, 수분의 증발을 막기 위해 기름 성분의 원료를 많이 사용합니다. 기름 성분 중에서 실온에서 액체인 것을 오일이라고 하고, 고체인 것을 지방이라고 합니다. 많이 사용되는 기름 성분으로, 식물성은 올리브 오일이 대표적이며, 합성 오일로는 디메치콘이란 성분이 있고, 광물성 오일로는 바세린 성분이 있습니다.

⑤ 계면활성제

물과 기름이 잘 섞이도록 만들어주는 성분입니다. 화장품의 다양한 성분을 녹이기 위해서 물과 알코올 그리고 기름 성분을 사용합니다. 따라서 물과 알코올 및 기름 성분이 잘 섞인 채 유지되어야 하며, 만약 물과 기름이 섞이지 못하고 분리된다면 화장품으로서의 역할을 못하게 됩니다. 계면활성제는 화장품이 물과 기름으로 분리되지 않고 한 가지 제형 형태로 유지시켜 주는 역할을 합니다.

⑥ 고분자 화합물

화장품의 점성을 높이기 위해서 사용하며, 피부에 막을 형성하게 하여 화장품의 발림성과 사용감을 좋게 해주는 효과를 얻기 위해 사용하는 성분입니다.

⑦ 방부제

화장품이 세균이나 곰팡이에 의해서 오염되는 것을 막기 위해서 사용합니다. 방부제가 피부에 나쁜 영향을 미치지 않을까 하는 걱정 때문에 방부제가 들어 있지 않은 화장품을 선호하는 경향도 있습니다. 그러나 상온에서 사용하는 화장품은 미생물들에 의해 오염되기 쉽고, 오염된 화장품은 피부와 인체 건강에 나쁜 영향을 미칩니다. 따라서 방부제가 들어 있지 않은 화장품은 오히려 더 위험할 수 있습니다.

식약처에서 화장품에 사용해도 좋다고 허가한 방부제 성분들을 허가된 농도로 사용할 경우에는, 그 안정성이 과학적으로 충분히 입증되었기 때문에 안심하고 사용해도 됩니다. 우리나라에서 사용이 허가된 방부제들은 전 세계 여러 나라에서도 사용되고 있습니다. 다른 나라의 식약처에 의해서도 안전하다고 판단하고 허가한 성분들이라는 의미입니다.

방부제가 나쁘다고 오해를 사는 경우는, 한두 편의 논문에서 실제로는 사용되지 않을 만큼 매우 높은 고농도로 세포실험이나 동물실험을 수행한 결과를 가지고 인체에 부작용을 유발할 가능성이 의심된다고 걱정하는 경우가 대부분입니다. 그러나 우리나라 식약처에서 사용 허가를 한 경우에는 많은 과학적인 실험과 임상 연구 결과를 바탕으로 문제없다고 판단한 결과이므로, 국가를 믿고 걱정하지 않고 사용하는 것이 합리적인 행동입니다.

화장품 원료를 조사해서 정보를 주는 몇몇 민간 업체들이 만든 홈페이지의 정보는 당연히 상업적이고 과학적 근거가 불충분합니다. 이런 민간 업체들이 조성한 불안감은 소비자들에게 쓸데없는 걱정을 유발하고 국민 건강에 나쁜 영향을 미칩니다.

⑧ 색소와 향료

색소는 당연히 식약처에서 사용이 허가된 성분만을 화장품에 사용할 수 있습니다. 화장품의 향을 좋게 하기 위해 첨가하는 향료에는 동식물에서 추출한 천연향료와 인공적으로 합성한 합성향료가 있습니다.

화장품에 표시된 정보를 확인하는 법

화장품 용기와 포장에는 다음과 같은 정보가 적혀 있습니다.

- 다른 화장품과 구별할 수 있는 화장품 명칭
- 화장품제조업자의 정보
- 화장품판매업자의 상호와 주소

- 화장품에 사용된 모든 성분을 알려주는 화장품 전성분 표시
- 화장품의 용기에 포함된 실제 화장품의 용량
- 화장품의 제조번호
- 화장품의 사용기한
- 기능성 화장품 여부
- 사용할 때의 주의 사항

소비자가 화장품에 표시된 정보를 잘 확인하여, 자신이 원하는 화장품을 구매할 수 있도록 정확한 정보를 제공하고 있습니다.

피부 개선 효과가 검증된 레티노익산 연고

화장품은 아니지만 약 성분 중에서 주름살을 개선시키고 피부노화를 예방하는 효과가 입증되어 미국 식약처(FDA)에서 바르는 약으로 유일하게 판매 허가를 받은 약 성분이 있습니다. 바로 레티노익산(Retinoic acid)입니다.

레티노익산은 비타민 A의 유도체 성분입니다. 비타민 A를 세포가 흡수한 후 세포 안에서 이뤄지는 대사 과정을 통해 새롭게 만들어지는 물질입니다. 비타민 A를 레티놀(Retinol)이라고도 부릅니다. 레티놀은 화장품 원료로 사용 가능하기 때문에, 주름 개선 화장품의 효능 성분으로 자주 사용되고 있습니다. 우리나라에서 만드는 많은 주름 개선용 기

능성 화장품에는 레티놀 성분이 들어가 있습니다.

레티놀 성분은 세포에 흡수되면 바로 대사 과정을 거쳐 레티노익산으로 변합니다. 따라서 레티놀이 포함된 화장품을 피부에 바르면, 레티노익산을 바르는 것과 똑같은 효과를 볼 수 있습니다. 레티놀과 레티노익산의 효과는 약 10배 차이가 납니다. 즉, 레티놀에 비해 레티노익산이 피부에 미치는 영향이 10배 정도 강합니다. 다시 말하면 레티놀 0.1퍼센트의 효과와 레티노익산 0.01퍼센트의 효과가 거의 동일하다는 의미입니다.

레티노익산 연고, 어떤 효과가 있을까?

레티놀은 화장품 원료로 사용할 수 있지만, 레티노익산은 화장품 원료로 사용할 수 없습니다. 레티노익산은 약 성분이라 의사의 처방이 필요합니다. 레티노익산 연고를 바르면 피부에서 다음과 같은 효과를 발휘합니다.

첫째, 주름살을 없애줍니다. 레티노익산의 주름 개선 효능은 세계적인 학술지에 여러 편 임상 연구 결과가 발표될 정도로 반복적으로 증명되었기 때문에, 피부과 의사 중에 그 효능을 믿지 않는 의사는 없다고 해도 과언이 아닐 것입니다.

레티노익산 연고를 피부에 바르면 콜라겐의 합성을 증가시키며, 콜라겐을 분해하는 효소의 발현을 억제함으로써 전체적인 콜라겐의 양을 증가시켜 피부가 튼튼해지고 주름살을 없애는 효과를 냅니다. 또한 탄력섬유도 증가시키는 효과가 있어 피부 탄력이 좋아집니다. 레티노익산을 9개월에서 1년 이상 바르면 주름살이 확실히 없어지고, 피부의 탄력이 좋아진다는 결과가 반복적으로 발표되었습니다. 효능이 이미 충분히 입증된 약 성분입니다.

둘째, 피부 색소 침착을 억제합니다. 레티노익산은 피부에서 멜라닌 색소의 양을 감소시키는 효능도 잘 알려져 있습니다. 따라서 레티노익산을 계속적으로 바르면, 얼굴 등 노출 부위의 피부 색깔이 진해지는 것을 막을 수 있으며, 이미 진해진 피부색도 희게 만들 수 있습니다. 레티노익산은 기미, 주근깨, 흑자와 같은 색소성 반점에서도 멜라닌 색소를 감소시키는 효과가 입증되었습니다.

셋째, 피부 혈관을 증가시킵니다. 레티노익산을 바르면 진피 내 혈관이 증가합니다. 따라서, 레티노익산을 오래 바른 피부는 혈색이 좋아지고 피부의 기능이 좋아집니다. 레티노익산을 바르면 노화된 피부에서 감소된 혈액 공급량이 다시 증가하며, 피부에 산소와 영양분이 충분히 공급되고 상처 치유 능력도 개선됩니다.

레티노익산 연고를 쓸 때 주의할 점

이처럼 피부노화의 주 증상인 주름살을 없애는 효과가 탁월하며, 피부 색소 침착도 억제하고, 피부 혈관을 증가시키는 등 피부노화 증상을 치료하고 예방하는 효능이 우수한 레티노익산 연고가 많이 사용되지 못하는 이유는 부작용 때문입니다.

많은 사람이 0.01퍼센트 이상의 레티노익산 연고를 바르고 며칠 후에 피부 자극과 염증이 유발되는 것을 관찰할 수 있습니다. 물론 이런 부작용은 일시적이며 바르는 것을 중지하면 며칠 내로 없어집니다. 그러나 부작용이 생기면 지속적으로 바르기가 부담스러울 수밖에 없기에 중간에 중지하는 사람들이 많습니다.

레티노익산 연고의 가장 흔한 부작용은 각질이 허옇게 일어나면서 피부가 벗겨지거나 심하면 피부가 붉어지고 따끔거리며 간혹 쓰라린 느낌이 생기는 것입니다. 화장품에 이런 부작용이 흔하게 발생하면 판매가 불가능할 것입니다. 그러나 레티노익산 연고는 약이기 때문에 이런 부작용이 있어도 판매 허가를 얻을 수 있었던 것 같습니다.

레티노익산 연고 바르는 법

레티노익산 연고를 바를 때 이런 부작용을 최소화할 수 있는 방법으로 바르면, 주름살을 없애는 효과와 주름을 예방하는 만족스러운 효과를 얻을 수 있습니다.

레티노익산 연고는 전문의약품이기 때문에 의사에게 처방받아 약국에서 구입해야 합니다. 레티노익산을 얼굴에 바를 때는 피부에 자극이 없는 농도로 일정한 간격으로 발라야 합니다. 처음에는 적은 양을 일주일에 한 번씩 바르고 한 달간 관찰해 봅니다. 한 달간 발라도 피부에 자극이 없고 다른 부작용이 없다면, 일주일에 바르는 횟수를 2번으로 늘리고 바르는 양도 늘려서 다음 한 달 동안 부작용 유무를 관찰합니다. 피부 자극 등 부작용이 없다면, 바르는 횟수를 일주일에 3번으로 늘려 한 달 더 발라봅니다. 만일 바르는 중간에 피부 자극 등의 부작용이 생기면, 피부가 가라앉을 때까지 바르는 것을 중지합니다. 부작용 증상이 좋아지면 다시 자극이 없는 간격으로 발라줍니다. 계속 바르다 보면 피부가 적응하여 자극이 생기지 않습니다. 천천히 바르는 간격을 줄여가면서, 레티노익산의 농도를 높여가도록 합니다. 자극 없이 1년 이상을 계속해서 바른다면 확실히 주름 개선 효과를 볼 수 있을 것입니다. 그리고, 레티노익산은 햇빛을 받으면 화학 구조가 변하여 효과가 없어지므로 밤에 잠자리에 들기 전에 바르는 것이 좋습니다.

　화장품에 사용하는 레티놀도 레티노익산과 마찬가지로 고농도로 바르면 피부에 자극을 줍니다. 만약 화장품을 바른 후에 피부에 각질이 허옇게 일어나거나 자극이 생긴다면 그 화장품은 팔리지 않을 것입니다. 따라서 현재 시판되고 있는 화장품에 들어가 있는 레티놀의 농도는 피부 자극을 거의 유발하지 않을 만큼 낮은 농도입니다. 그러나 레티놀의 농도를 너무 적게 넣으면 화장품을 바른 후에 부작용은 생기지 않겠지만, 주름살 개선 효과도 거의 없습니다. 시중에 나와 있는 레티놀 함유 화장품을 발라도 주름살이 잘 없어지지 않는 이유입니다.

7. 노화를 막아주는 음식 챙겨 먹기

제가 진료했던 40대 후반의 한 여성은 수년간 반복된 피부 문제로 동네 병원에서 치료를 받았으나 증상이 계속되었다고 합니다. 환자는 10년 전부터 얼굴에 피부 트러블이 자주 생기고, 전신이 가려워 밤잠을 설치고 있었습니다. 특히 턱과 볼 부위에 여드름 양상의 염증성 병변이 자주 발생했고, 겨울철에는 팔, 다리를 비롯한 전신이 건조하고 습진이 반복되었다고 합니다. 또한 피부에 잔주름이 많아지고 피부가 급속히 노화되는 느낌이었습니다.

피검사 결과에서 당뇨 전 단계에 합당한 검사 결과와 고지혈증 소견을 확인할 수 있었습니다. 환자의 식습관에 문제가 있었습니다. 아침 식사는 거의 거르고, 점심은 기름지고 당분이 많은 패스트푸드로 해결했으며, 저녁은 고기 위주의 식사를 했고, 과일과 채소 섭취는 적은 편이었습니다. 이런 식습관이 피부장벽을 약하게 하여 얼굴에 염증성 병변과 피부 건조증을 유발하고, 피부노화를 촉진시키는 데 나쁜 영향을 미치고 있다고 판단하였습니다.

환자에게 식습관을 개선하도록 했습니다. 신선한 채소와 과일을 골고루 매일 섭취하고, 기름기가 많은 음식을 피하며, 패스트푸드는 적게 먹도록 했습니다. 당분이 많은 음식이나 디저트도 가능하면 피하도록 했습니다. 환자는 식습관을 바꾸고 적당한 운동을 병행한 후에 피부 트러블 발생 빈도가 현저히 줄었으며 피부 건조와 가려움도 완화되었고 피부 톤과 피부결이 좋아진 것 같다고 했습니다.

젊고 건강한 피부의 핵심, 식습관

최근에는 피부노화를 늦추고 피부를 건강하게 유지하기 위해서 어떤 음식을 섭취하는 것이 좋은지에 대한 관심이 높아지고 있습니다. 실제로 음식에 포함된 특정 유효성분들이 어떤 분자적 또는 생화학적 기전을 통해서, 피부를 건강하게 만들고 피부노화를 예방하는 효과를 발휘하는지에 대한 과학적 근거들이 많이 알려지고 있습니다.

음식은 생명의 근원입니다. 우리 신체는 매일 섭취하는 음식을 통해 건강 유지에 필요한 많은 영양분을 얻고 있습니다. 내가 먹는 것들에 의해 나의 몸이 만들어지고, 나의 몸의 기능과 건강이 결정된다고 해도 절대 과언이 아닙니다. 따라서 몸에 좋은 음식을 먹는 사람은 건강해지고, 몸에 나쁜 음식을 먹는 사람은 영양 상태가 불균형해져 건강이 나빠질 수밖에 없습니다.

피부도 예외는 아닙니다. 안 좋은 식습관은 피부 건강을 해치고 피부 노화를 촉진한다는 사실이 밝혀졌습니다. 피부가 건강하게 제 기능을 하기 위해서는 좋은 영양 공급이 필수 조건입니다. 좋은 식습관과 균형 있는 영양 섭취는 피부를 젊고 건강하게 유지시켜 줄 뿐만 아니라, 병들고 손상된 피부를 다시 건강하게 만들며, 노화된 피부를 다시 젊게 만들어주는 효과도 있습니다. 따라서 무엇을 먹고 어떤 영양분을 섭취하는 것이 피부에 좋은지, 그리고 어떤 음식을 피해야 하는지 잘 알고 음식을 섭취하는 것이 젊고 건강한 피부를 유지하는 데 중요합니다.

매일 생성되는 세포의 재료

음식을 균형 있게 섭취해야 피부를 젊고 건강하게 유지할 수 있습니다. 우리 피부는 매우 변화가 심한 조직입니다. 피부 표피층을 구성하는 각질형성세포는 한 달이면 전부 죽은 세포인 각질세포로 변화하여 피부에서 떨어져 나갈 정도로 변화가 심합니다. 매일 죽어서 떨어져 나가는 각질형성세포 수만큼 새로운 세포가 매일 새롭게 형성되기 때문에 우리 피부는 정상적으로 동일한 모습을 유지할 수 있습니다. 이처럼 빠른 분열과 분화 과정을 거치고 있는 각질형성세포의 수와 기능을 정상적으로 유지하기 위해서는 많은 에너지가 필요하며, 새로운 세포를 계속적으로 만들기 위해서 많은 단백질, 지질, 탄수화물 등의 재료들이 필요합니다.

이처럼 우리 몸은 매일 많은 세포를 만들기 위한 에너지와 새로운 재료들을 필요로 합니다. 그중 우리 몸이 합성하지 못하기 때문에 꼭 음식을 통해서 얻어야 하는 성분도 많습니다. 예를 들어 단백질을 구성하고 있는 아미노산의 종류가 20가지인데, 이 중 9가지는 우리 몸에서 합성하지 못해서 꼭 음식을 통해 섭취해야 하는 필수 아미노산입니다. 지방산 중에서도 오메가-3와 오메가-6는 음식을 통해서 섭취해야 하는 필수 지방산입니다. 많은 비타민들과 미네랄 성분도 음식을 통해서 하루 권장량을 반드시 섭취해야 합니다.

이렇게 피부세포가 생존하여 기능을 하기 위해 필요한 에너지를 계속해서 만들고 피부를 구성하는 세포를 계속 새롭게 만들어 죽은 세포의 자리를 채우기 위해서 우리는 필요한 성분과 재료들을 음식을 통해서 섭취해야 합니다. 따라서 얼마나 피부가 원하는 성분들이 함유된 음식을 잘 선택해서 먹는지에 따라 피부 건강과 피부 기능이 결정된다고 할 수 있습니다.

피부 손상을 줄여주는 항염증 음식

음식에 들어 있는 성분들 중에는 염증반응을 억제하는 항염증 성분들이 많이 알려져 있습니다. 피부는 외부로부터 자극을 받으면 염증반응이 일어납니다. 염증반응은 외부 자극에 의해 손상된 피부가 그 손상을 최소화하기 위해 일으키는 현상입니다.

예를 들어 피부가 균에 감염되면 균이 피부에 손상을 일으킵니다. 균이 피부에 일으키는 손상을 최소화하고 균을 죽이기 위해 염증반응이 일어납니다. 균에 의한 피부 손상을 예방하기 위해서입니다. 또한, 자외선을 받으면 자외선이 피부를 손상시키는데, 손상된 피부 조직을 제거하고 새로운 피부로 재생시키기 위해 염증반응이 일어납니다. 염증반응이 일어나면, 염증세포들이 손상이 발생한 부위에 모이고, 염증세포들은 손상을 최소화하기 위해 필요한 여러 가지 물질을 분비하는 등 노력합니다.

그러나 공교롭게도 그 물질들이 주위의 정상 피부 조직을 오히려 손상시키는 부작용을 유발하기도 합니다. 그 과정에서 피부 조직에 불필요한 추가 손상이 발생합니다. 결국 피부의 염증반응은 손상을 줄이고자 하는 피부의 노력이지만, 과도한 염증은 피부 손상을 추가적으로 유발하기 때문에 피부에 좋지 않습니다.

피부노화는 염증반응에 의한 손상이 평생 축적된 결과라고 생각하면 정확합니다. 최근에 이 개념을 더 강조하기 위해 '염증노화'라는 말이 나왔습니다. 염증이 노화를 유발한다는 의미입니다. 염증반응을 억제할 수 있는 항염증 효과가 있는 성분들이 피부 손상을 줄이고, 피부노화를 예방하는 데 도움을 줄 수 있습니다. 항염증 성분이 많이 포함된 음식은 피부의 염증반응을 억제하고 피부 손상을 줄여주기 때문에 결과적으로 피부노화를 예방하는 효과를 발휘합니다.

피부노화를 막는
항산화 음식

우리 몸은 산소가 없으면 하루도 살 수가 없습니다. 피부도 마찬가지입니다. 산소는 에너지 생성과 세포의 대사 과정에 사용됩니다. 따라서 피부를 비롯한 우리 몸의 모든 세포는 반드시 산소를 공급받아야 하며, 각자의 기능을 수행하고 생존하기 위해서 산소가 꼭 필요합니다.

그러나 산소가 항상 좋은 것만은 아닙니다. 사람이 하루 사용하는 산소 중 2~3퍼센트는 활성산소로 변화합니다. 활성산소에 전자를 빼앗기면 세포를 구성하고 있는 단백질, 지질, 탄수화물, DNA 등은 손상됩니다. 이런 산화적 손상은 세포의 기능을 손상시키며, 산화적 손상이 축적되면 노화가 촉진됩니다.

항산화 성분은 활성산소를 제거하여 피부에 활성산소가 과다하게 생성되는 것을 막고, 주위 세포에 산화적 손상이 발생하는 것을 예방합니다. 항산화 성분이 많은 신선한 과일과 채소를 하루에 다섯 종류 이상 충분히 섭취하면 피부를 젊고 건강하게 유지할 수 있습니다.

광노화를
예방해 주는 음식

항염증 및 항산화 성분이 자외선으로부터 피부를 보호합니다. 입을 통하여 유효성분을 섭취하여 자외선에 의한 피부 손상을 예방하거나 줄이는 방법을 '경구 광보호'라고 합니다. 최근에 경구 광보호의 효능을 보이는 물질에 대해 많은 연구가 진행되고 있습니다. 음식에 들어 있는 항염증 성분과 항산화 성분이 자외선이 유발한 염증반응을 억제하고 활성산소를 제거하여 자외선에 의한 피부 손상을 막아주며 광노화를 예방할 수 있다는 사실이 증명되고 있습니다.

그러나 경구로 섭취한 항염증 성분과 항산화 성분이 자외선을 직접적으로 차단하는 것은 아닙니다. 경구를 통해 섭취한 성분들이 자외선차단제처럼 피부로 자외선이 침투하는 것을 물리적으로 막을 수는 없습니다. 이 성분들은 자외선차단제를 대신할 수는 없지만, 피부에 도달한 자외선이 피부에 염증이나 산화적 손상을 유발하는 것을 예방하거나 줄이기 위한 보조 수단으로 사용할 수 있습니다.

경구 광보호의 장점은 편리하다는 것입니다. 얼굴을 비롯한 노출 부위 피부에 자외선차단제를 반복적으로 바르는 것은 불편한 점이 있습니다. 그러나 경구 광보호는 한 번 복용하면 광보호 효과가 있는 유효 성분이 전신의 피부로 도달합니다. 또한 환경적 요인에 의해 별로 영향을 받지 않습니다. 자외선차단제처럼 수영이나 물놀이 과정에서 씻겨나가지도 않고, 땀을 닦으면서 같이 닦이지 않습니다. 하지만 전신에 흡수되므로 간혹 부작용을 유발하여 주의가 필요합니다.

자외선을 받은 피부는 염증이 증가하고 활성산소에 의해 산화적 손상이 늘어 피부노화가 촉진됩니다. 자외선뿐만 아니라 외부 환경으로부터 받는 다양한 자극이 염증과 산화적 손상을 유발합니다.

음식을 통해 섭취한 항염증 및 항산화 성분들이 자외선을 비롯한 외부 자극에 의한 피부 손상을 예방하고 피부노화를 억제할 수 있습니다. 즉, 잘 짜인 식단을 유지한다면 자외선으로부터 피부를 보호할 수 있고, 나아가 다양한 원인에 의한 피부노화를 예방할 수 있습니다. 이처럼 항염증 및 항산화 효능이 있는 유효성분들을 많이 함유한 음식을 잘 섭취하면 피부를 젊고 건강하게 유지할 수 있습니다.

그러나 음식이나 건강기능식품을 섭취하여 피부에 도움을 주고 원하는 효과를 얻는 것이 생각만큼 쉬운 일은 아닙니다. 입을 통해 섭취한 유효성분이 피부에 도달하여 항염증 효능과 항산화 효능을 발휘하기 위해서는, 여러 단계를 무사히 거쳐 피부까지 도달해 피부에 충분한 농도가 유지되어야 하기 때문입니다. 다음의 모든 단계를 문제없이 통과한 성분만이 피부의 젊음과 건강에 도움을 줄 수 있습니다.

첫째, 입으로 섭취한 후 처음 도달하는 위에서, 강력한 위산에 의해서 유효성분이 파괴되거나 변형되어 효능이 소실되지 않아야 합니다. 둘째, 소장에서 여러 소화 효소들에 의해 분해되거나 변형되지 않아야 합니다. 셋째, 소장이나 대장에서 충분한 양의 유효성분이 흡수되어야 합니다. 넷째, 장에서 흡수된 유효성분이 혈액을 통해 제일 먼저 도달하는 간에서 대사되어 그 효능을 잃어버리지 않아야 합니다. 다섯째, 간을 통과한 유효성분이 피부에 도달한 후에 피부 조직에 충분한 농도로 유지되어야 합니다. 그러기 위해서는 충분한 양을 섭취해야 합니다. 여섯째, 피부에 도달한 유효성분이 우리가 기대하는 항염증 작용과 항산화 작용을 효과적으로 수행해야 합니다. 마지막으로 일곱째, 섭취한 음식 또는 건강기능식품이 전신적 부작용을 초래하지 않아야 합니다.

이처럼 경구로 섭취한 성분이 피부에 도달하여 원하는 효능을 발휘하기 위해서는 극복해야 할 단계가 상당히 많습니다. 따라서 음식에 들어 있는 유효성분이나 특정 유효성분만 포함하고 있는 건강기능식품이 실제로 이런 단계를 잘 극복하여 피부의 건강과 젊음에 도움을 주고 있다는 과학적 근거를 확인해야 합니다.

과학적 근거는 세포실험 결과부터 자원자를 대상으로 수행한 대규모 임상 연구까지 다양합니다. 그중에 대규모 임상 연구 결과가 있는 경우에만 효능을 믿는 것이 좋으며, 세포실험이나 동물실험만 한 것은 실제 사람이 복용했을 때 효능이 없을 수도 있습니다.

피부에
좋은 음식

항염증 및 항산화 성분이 풍부한 음식

음식에 들어 있는 성분들이 자외선을 비롯하여 환경으로부터 오는 자극으로부터 피부 손상을 예방하거나 피부노화를 억제하는 효과를 보이는 이유는 매우 다양합니다. 자극에 의해 유발되는 염증반응을 억제해 주는 항염증 효능이 있는 성분들도 있으며, 외부 자극에 의해 피부에서 형성되는 활성산소를 제거하여 피부가 받는 산화적 손상을 줄여주는 항산화 성분도 있습니다. 즉, 항염증 성분과 항산화 성분이 많이 포함된 음식을 섭취하면 피부의 손상을 예방할 수 있습니다.

앞서 설명한 것처럼, 항염증 성분이나 항산화 성분이 효과를 보이기 위해서는 매우 안정적이어야 합니다. 음식의 형태로 섭취된 후에, 음식에 포함된 유효성분들이 피부에 도달할 때까지 위산에 의해 파괴되거나 소화 과정에서 분해되거나 간에서 대사되어 변형되지 않을 정도로 안정적인 물질이어야 합니다. 피부에 도달한 유효성분들이 피부에서 염증을 억제하고 활성산소를 제거한 후에 그 성분이 인체에 유해한 형태로 변환되어서도 안 됩니다. 항산화 성분이 활성산소를 제거한 후에 불안정한 부산물로 변환되어 오히려 산화적 손상을 유발하는 경우도 있기 때문입니다.

매일 다양한 과일과 채소를 섭취하는 것은 피부 건강에 매우 중요합니다. 과일과 채소는 폴리페놀과 비타민을 비롯한 항산화 성분이 풍부하여 인체 건강과 피부 건강을 유지하는 데 매우 중요한 역할을 합니다. 이런 항산화 성분은 활성산소에 의한 산화적 손상을 억제하여 피부 노화를 예방하는 효과가 있습니다. 그렇다고 과일과 채소를 매일 엄청나게 많이 먹어야 한다는 말은 아닙니다. 여러 종류의 과일과 채소를 적당량을 매일 먹는 것이 좋다는 의미입니다.

과일과 채소를 비롯하여 콩류, 견과류, 통곡물을 골고루 자주 섭취하는 것은 지중해식 식단의 특징입니다. 지중해식 식단은 건강에 좋은 식단으로 널리 평가되고 있습니다. 우리나라의 식단도 채소 위주의 건강 식단입니다. 최근에는 인스턴트 식품과 육류 위주의 음식을 선호하는 경향이 있지만, 아직도 우리나라 음식은 피부 건강에 좋은 재료를 많이 사용하고 있습니다.

인체 대상 연구를 통해 과일과 채소가 풍부한 식단은 피부노화를 지연시킬 수 있다는 사실이 증명되었습니다. 역학적 연구 결과, 과일, 채소, 올리브 오일, 콩류를 많이 섭취하는 식단을 유지하는 사람들은 자외선에 의한 피부 손상이 덜 생기며, 반대로 육류, 유제품, 버터 등을 많이 섭취하는 사람들은 자외선에 의한 손상이 심하게 나타난다는 사실이 증명되었습니다.[41] 또한 지방과 탄수화물을 많이 섭취하는 사람들이 더 나이 들어 보인다는 연구 결과도 있습니다.[42]

식물성 에스트로겐 성분이 풍부한 음식

식물성 에스트로겐은 여성 호르몬인 17β-에스트라디올과 유사한 화학적 기능과 구조를 가진 식물에 존재하는 천연 화합물을 말합니다. 우리 몸에 있는 에스트로겐과 유사한 구조여서 에스트로겐 수용체에 결합할 수 있는 물질입니다.

에스트로겐 수용체와 결합한 후에는 수용체를 자극하여 마치 여성 호르몬처럼 작용할 수 있어, 폐경 이후 여성에게서 부족해지는 여성호르몬을 보충해 주는 효과가 있습니다. 따라서 폐경기 여성의 건강 관리에 도움이 됩니다. 골다공증 예방 효과가 있으며, 피부 건조와 안면홍조 등의 폐경기 피부 증상을 완화하고, 피부를 건강하게 유지해 줍니다.

혈중 에스트로겐 농도가 높으면 여성의 매력도가 높아지고 젊어 보이며 피부가 건강해 보입니다. 폐경 후에는 혈중 에스트로겐이 급격하게 감소합니다. 그 결과 콜라겐섬유와 탄력섬유를 비롯한 다양한 구성 성분이 감소해서 피부노화가 촉진되며 늙어 보입니다.

식물성 에스트로겐 성분으로 이소플라본(Isoflavone), 페놀산(Phenolic acid), 리그난(Lignan), 스틸벤(Stilbene) 등이 알려져 있습니다. 이소플라본에 속하는 성분들로는 다이드제인과 제니스테인이 가장 잘 알려져 있습니다.

식물성 에스트로겐 성분은 땅콩, 병아리콩, 완두콩, 렌틸콩, 양배추,

상추, 케일, 양파, 차 등에 많습니다. 라즈베리, 딸기, 석류 등 과일과 브로콜리 등의 채소, 아마씨, 유채씨, 참깨와 같은 일부 씨앗에도 많으며 견과류 등에서 쉽게 얻을 수 있습니다.

당부하 지수가 낮은 음식

당부하 지수는 탄수화물이 풍부한 음식이 혈당을 상승시킬 수 있는 잠재력을 나타냅니다. 당부하 지수가 낮은 음식은 혈당을 적게 상승시킵니다. 당부하 지수가 낮은 식단은 높은 식단보다 당화혈색소 수치를 낮추고 체중을 줄이는 효과가 높은 편입니다.

일반적으로 당부하 지수가 낮은 음식은 당뇨병 환자에게 권장되지만, 건강한 사람도 당부하 지수가 낮은 음식을 섭취하면 몸이 더욱 건강해지고 인체 노화를 늦추는 데도 도움이 됩니다.

당부하 지수가 낮은 음식으로는 귀리(오트밀), 렌틸콩, 고구마, 현미, 블루베리, 딸기, 브로콜리 등 채소류가 있습니다. 이런 음식들은 혈당을 천천히 상승시켜서 피부 건강을 좋게 하는 효과가 있으며, 피부노화를 예방하고 개선시켜 주는 효능도 있습니다.

반대로 당부하 지수가 높은 음식을 섭취하면 혈당이 급증하고 염증을 유발하는 염증성 사이토카인 분비가 증가합니다. 염증성 사이토카인은 피부에 염증을 유발하고, 피부장벽을 손상시킵니다. 피부장벽이 손상되면 수분이 소실되어 피부는 건조해지고, 피부 염증이 더 심해집니다. 그 결과 피부 건강이 나빠지고 피부노화가 촉진됩니다.

고혈당은 콜라겐섬유에 당화반응을 유도하여 피부 탄력을 저하시키고, 주름을 생성합니다. 당부하 지수가 낮은 음식은 혈당을 덜 상승시키기 때문에 당화반응이 적게 생겨서, 피부노화를 예방하고 늦추는 효과가 있습니다. 따라서 피부 건강을 위해서는 당부하 지수가 낮은 음식 위주의 건강 식단을 장기적으로 실천하는 것이 좋습니다.

당부하 지수가 낮은 음식은 여드름을 비롯한 염증성 피부질환의 예방과 개선에 도움을 줄 수 있습니다. 당부하 지수가 높은 식품은 복용 후에 혈당이 급격히 상승하기 때문에, 인슐린과 IGF-1(인슐린 유사 성장인자) 분비를 증가시킵니다. 증가한 인슐린과 IGF-1은 피지샘에서 피지가 많이 분비되도록 하여 여드름을 악화시킵니다. 반대로, 당부하 지수가 낮은 음식은 인슐린과 IGF-1 호르몬 상승을 억제하여 여드름 발생을 줄여줍니다.

12주간 당부하 지수가 낮은 식단을 실천한 여드름 환자에게서 피지 분비가 감소하고 여드름의 개수가 줄어들었으며 인슐린 수치와 IGF-1 분비가 억제되었다는 연구 결과가 발표된 바 있습니다.[43]

건강한 지방이 포함된 음식

지방의 종류와 섭취량에 따라 피부에 미치는 영향이 좋을 수도 있고 나쁠 수도 있습니다. 지방은 피부 건강에 좋은 지방과 나쁜 지방으로 나눌 수 있습니다. 피부 건강에 좋은 지방은 단일불포화 지방산과 다중불포화 지방산이 있습니다.

① 단일불포화 지방산

화학구조식에서 이중결합이 하나 있는 지방을 말합니다. 건강에 나쁜 저밀도지단백(LDL)콜레스테롤을 낮추는 효과가 있습니다. 피부에서는 피부 염증을 억제하고 피부장벽을 튼튼하게 하는 역할을 합니다. 올레산은 대표적인 단일불포화 지방산으로 올리브 오일, 아보카도, 땅콩, 아몬드에 풍부하게 들어 있습니다.

② 다중불포화 지방산

세포막을 구성하는 중요한 지질 성분으로 세포 기능을 유지하는 데 필수적입니다. 오메가-3 및 오메가-6와 같은 다중불포화 지방산은 인간이 합성할 수 없으므로 반드시 음식을 통해 섭취해야 하는 필수 지방산으로, 피부 건강을 유지하고 피부에서 발생하는 염증을 억제합니다.

오메가-3 다중불포화 지방산에는 에이코사펜타엔산(EPA), 도코사헥사엔산(DHA), 알파리놀렌산(ALA)이 있습니다. 에이코사펜타엔산과 도코사헥사엔산은 고등어, 정어리, 연어에 풍부하게 들어 있습니다. 알파리놀렌산은 호두, 들기름, 아마씨유에 풍부합니다.

이들 오메가-3 지방산은 염증성 사이토카인 생성을 억제하여 피부 염증을 줄여주는 효과가 있습니다. 따라서 아토피피부염과 같은 염증성 피부질환이 있는 경우에는 오메가-3 지방산 섭취가 도움이 될 수 있습니다. 또한 오메가-3 지방산은 자외선에 의한 피부 염증반응을 억제하고 활성산소를 제거하는 항산화 효과로 인해 자외선에 의한 광노화를 억제하는 효능이 있습니다. 그 밖에도 피부장벽을 튼튼하게 만들어 수분 손실을 억제하는 효과도 있습니다.

오메가-6 다중불포화 지방산에는 리놀레산(LA), 감마리놀렌산(GLA), 아라키돈산(AA)이 있습니다. 해바라기유, 옥수수유, 참깨, 땅콩에는 리놀레산이 풍부하고, 달맞이꽃 종자유에는 감마리놀렌산이 풍부하며, 계란 노른자에는 아라키돈산이 많습니다.

오메가-6 지방산은 세라마이드 합성을 유도하여 피부장벽을 튼튼하게 함으로써 피부 건조증을 개선할 수 있습니다. 감마리놀렌산은 피부 염증을 억제하는 효과가 뛰어나기 때문에, 아토피피부염 환자가 경구로 6개월간 투여할 경우 가려움증과 피부 염증이 완화된다는 연구 결과가 있습니다.[44]

그러나 오메가-6 지방산을 과도하게 섭취하면 염증을 유발하는 프로스타글란딘(Prostaglandin)이 늘어나 피부 염증이 심해질 수 있습니다. 따라서 오메가-3 지방산과 오메가-6 지방산을 균형 있게 섭취해야 합니다. 오메가-6와 오메가-3 지방산을 1:1 내지 1:4 정도로, 오메가-6보다 오메가-3 지방산을 더 많이 섭취하는 것이 좋습니다.

피부에 해로운 음식

당부하 지수가 높은 음식

당부하 지수가 높은 음식을 섭취하면, 체내에서 탄수화물이 빠르게 분해되어 혈당이 급격히 상승합니다. 적당량의 탄수화물이 체내에 들어오면 우리 몸은 에너지로 쓰기 위해 탄수화물을 빠르게 분해하여 당으로 변화시키고, 세포는 이를 빠르게 흡수하여 사용합니다.

그러나 우리 몸이 필요로 하는 양 이상으로 과도하게 탄수화물을 섭취하는 경우에는 혈당이 심하게 올라가고, 세포가 미처 흡수하지 못한 당은 오랫동안 혈액에 머무르면서 여러 단백질이나 지질 성분과 비정상적으로 결합합니다. 이러한 현상을 '당화'라고 합니다. 사과를 깎아놓으면 갈색으로 변색되는 현상을 '당화현상'이라고 하는데, 피부 속에서도 혈당이 높아지면 사과가 변색되는 것과 같은 현상이 생깁니다. 혈액 내에 증가한 당 성분이 단백질이나 지질과 결합하여 구조와 기능의 변화를 일으킵니다. 이 과정에서 생성된 당화된 단백질과 당화된 지질을 최종당화산물(AGEs)이라고 부릅니다. 최종당화산물은 인체에 해로운 작용을 합니다.

당부하 지수가 높은 음식은 섭취하면 혈당을 빠르게 많이 올리므로 당뇨병 환자의 경우 혈당 관리를 위해 섭취를 자제해야 합니다. 정상인도 당뇨병을 예방하고 젊고 건강한 피부를 유지하며 피부노화를 방지하고 싶다면 당부하 지수가 높은 음식은 피하는 것이 좋습니다.

당부하 지수가 높은 음식으로는 흰 쌀밥, 찐 감자, 흰 식빵, 콘플레이크 시리얼, 옥수수, 감자튀김, 설탕, 꿀 등이 있습니다. 이런 음식은 섭취 후에 혈당을 급격히 올리고, 최종당화산물을 많이 만듭니다. 결과적으로 당부하 지수가 높은 음식을 많이 섭취하면 단백질과 지질에 당이 결합해서 단백질과 지질의 고유 기능을 점차 소실합니다.

예를 들어 피부에서는 피부의 주 구성 단백질인 콜라겐섬유와 탄력섬유가 당화됩니다. 그러면 콜라겐섬유와 탄력섬유의 최종당화산물이 만들어지고 진피층에 존재하는 콜라겐섬유와 탄력섬유가 탄력을 잃고 딱딱해집니다. 그러면 피부 탄력이 감소하고 주름살이 생깁니다. 또한 당부하 지수가 높은 정제된 탄수화물은 단백질 분해 효소의 활성을 높입니다. 그 결과 콜라겐섬유를 비롯한 피부를 구성하는 다양한 단백질들의 분해가 증가해서 피부가 약해지고 주름살이 형성되며 피부 탄력이 감소하고 궁극적으로 피부노화가 가속화됩니다.

또한 당부하 지수가 높은 음식을 많이 섭취하면 혈당이 급속하게 올라가기 때문에 췌장에서 인슐린 분비가 증가하여 혈중 인슐린 수치가 급속하게 높아집니다. 인슐린은 염증성 사이토카인 분비를 증가시켜 전신에 만성 염증을 유발하고, 증가한 만성 염증은 피부 손상을 가속화하여 피부노화를 더 심화시킵니다. 또한 염증반응이 활성산소를 더 많이 생성해서 산화적 손상이 늘어 피부노화를 더욱 촉진합니다. 당부하 지수가 높은 음식이 피부를 늙게 만드는 것입니다.

당부하 지수가 높은 음식을 많이 먹으면 여드름과 지루습진 같은 피부질환이 심해질 수 있습니다. 고혈당 음식은 인슐린 분비를 증가시키고 안드로겐 호르몬 분비를 자극하기 때문에 얼굴의 피지샘에서 피지 분비가 증가합니다. 피지 분비가 증가하면 여드름의 발생이 증가하고, 지루습진의 증상이 심해집니다.

고지방 음식과 나쁜 지방이 포함된 음식

고지방 식단은 당뇨병, 지방간, 비만의 원인입니다. 지방 섭취가 많으면 대사증후군의 위험성이 증가하는 것은 잘 알려져 있습니다. 또한 고지방 식단은 피부에 염증을 유발하고, 활성산소를 생성시켜 산화적 손상을 초래합니다. 결과적으로 피부노화를 촉진할 수 있으므로 지방 섭취에 주의가 필요합니다.

또한 고지방 식단은 피부세포의 재생 능력을 저하시킵니다. 고지방 식단은 피부를 구성하는 콜라겐섬유와 같은 기질 성분이 손상될 때 이를 치유하고 재생시키는 것을 방해합니다.

건강에 나쁜 영향을 주는 지방으로는 트랜스 지방과 포화지방이 있습니다. 나쁜 지방 위주의 고지방 음식을 많이 섭취하면 인체의 건강과 피부 건강에 나쁜 영향을 미칩니다. 반대로, 좋은 지방을 많이 섭취하는 고지방 식이는 오히려 좋은 효과를 보입니다.

트랜스 지방은 자연적으로는 매우 적은 양이 존재하지만, 식물성 기름을 저장하기 편하게 고체 상태나 반고체 상태로 만드는 산업 과정에서 형성됩니다. 트랜스 지방이 많이 포함된 음식으로는 마가린, 쇼트닝, 라면, 과자, 도넛, 케이크 등이 있습니다. 또한 식용유를 높은 온도에서 여러 번 사용하면 지방 분자가 변성되어 트랜스 지방이 생깁니다. 따라서 튀긴 음식에 트랜스 지방이 많이 포함될 수밖에 없습니다.

트랜스 지방은 소량이라도 지속적으로 섭취하면 피부 염증을 유발하고 피부노화를 촉진할 수 있습니다. 또한 트랜스 지방은 피부의 피지샘에서 피지 분비를 증가시키기 때문에 여드름을 악화시킬 수 있습니다. 따라서 마가린, 쇼트닝, 가공식품, 튀김류와 같이 트랜스 지방이 많이 포함된 음식을 피하는 것은 피부를 건강하고 젊게 유지하는 것뿐만 아니라 여드름과 같은 피부질환이 있는 경우에 도움이 됩니다. 또한 트랜스 지방은 나쁜 콜레스테롤인 저밀도지단백 콜레스테롤을 상승시켜 심혈관 진환을 촉진시키며, 당뇨병의 원인이 될 수 있습니다.

포화지방은 화학구조상 이중결합이 없는 지방을 말합니다. 포화지방이 많은 음식으로는 돼지고기를 비롯한 붉은 고기, 돼지기름, 소시지와 베이컨 같은 가공육, 버터, 치즈, 코코넛 오일, 팜유 등이 있습니다. 포화지방은 저밀도지단백 콜레스테롤을 증가시키고, 내장지방으로 축적되어 건강에 나쁜 영향을 미칩니다.

포화지방은 과도하게 섭취하면 피부 염증을 유발합니다. 또한 피부 장벽을 손상시켜 피부를 건조하고 민감하게 만듭니다. 포화지방은 피지샘에서 피지 분비를 증가시켜 여드름과 지루습진을 악화시킬 수 있습니다.

포화지방을 과도하게 섭취하는 것은 인체 건강과 피부 건강에 나쁜 영향을 미치지만, 전혀 섭취하지 않는 것도 좋지 않다고 알려져 있습니다. 따라서 포화지방이 무조건 나쁘다는 것은 오해이며, 섬유질과 항산화 성분이 풍부한 채소를 비롯한 좋은 음식들과 균형 있게 섭취해야 합니다.

알코올이 포함된 술

술은 피부를 건조하게 만듭니다. 알코올은 뇌하수체에서 분비되는 항이뇨호르몬의 분비를 억제합니다. 항이뇨호르몬은 신장에서 수분을 재흡수하는 작용을 하는데 알코올이 이를 억제합니다. 그러면 수분이 재흡수되지 않고 그대로 소변으로 나가기 때문에, 술을 마시면 소변 양이 많아지고, 결과적으로 우리 몸에서 수분 소실이 증가하여 탈수되는 경우가 흔합니다. 실제로 맥주 한 잔을 마시면 그 이상의 소변이 배출된다고 합니다. 체내의 수분이 감소하여 탈수 상태가 되면 피부도 탈수 상태가 되기 때문에, 술을 많이 마시면 피부가 건조해지고 거칠어지며 피부의 탄력이 사라집니다.

알코올 섭취가 과도하면 얼굴에 주름살이 많아집니다.[45] 술이 심한 탈수를 유발하면 피부 수분도 감소하기 때문에 피부가 건조해집니다.

건조한 피부에는 염증이 생기고, 염증반응은 피부 손상을 유발하여 피부노화를 촉진하며, 피부 탄력을 감소시켜 잔주름을 만듭니다. 결국 과도한 음주는 실제 나이보다 더 늙어 보이게 만듭니다.

과도한 음주를 하는 경우, 주름이 많아지는 다른 이유로는 알코올이 섬유아세포의 기능을 저하시키기 때문입니다. 섬유아세포의 기능이 저하되면 피부를 구성하는 콜라겐을 비롯한 각종 단백질 형성이 감소합니다. 그 결과 피부 탄력이 감소하고 잔주름이 증가합니다.

또한 음주 후 형성되는 알코올의 대사산물인 아세트알데하이드는 활성산소를 생성하고, 피부세포에 산화적 손상을 일으킵니다. 그 결과 피부노화를 촉진할 수 있습니다.

위스키와 같은 증류주는 알코올 농도가 높아 피부노화를 더 촉진할 가능성이 높습니다. 레드와인에는 레스베라트롤과 같은 폴리페놀이 들어 있어 이론상으로는 항산화 효과 등으로 피부노화를 억제할 수 있지만, 이 역시 많이 마시면 총 알코올 섭취량이 증가하여 결국에는 피부노화가 촉진됩니다.

술은 피부 혈관을 확장시킵니다. 술을 마시면 얼굴이 붉어지고 일시적으로 안면홍조가 심해집니다. 반복적인 음주로 인해 혈관 확장이 반복되면, 피부에서 모세혈관의 확장을 지속적으로 유발하고, 심한 경우 영구적인 안면홍조를 유발할 수 있습니다. 술을 많이 마시는 사람은 얼굴이 붉고 코 주위의 모세혈관이 증가한 것을 종종 관찰할 수 있습니다.

술은 피부 염증을 유발합니다. 피부 혈관이 확장되면 피부 염증이 심해질 수 있습니다. 확장된 모세혈관을 통해서 염증세포가 쉽게 피부에 도달하여 피부에 염증을 유발할 뿐만 아니라, 기존에 앓고 있는 염증성 피부질환의 증상을 악화시킵니다. 술을 먹으면 피부질환이 악화하고 가려움증이 심해지는 이유입니다. 또한 술에 의해 유발된 피부의 염증 반응이 장기적으로는 피부노화를 유발하는 효과도 있습니다.

술은 수면의 질을 떨어뜨립니다. 피부세포는 피부를 건강하게 유지하기 위해 낮과 밤에 별도의 기능을 수행합니다. 낮에 받은 손상을 잠을 자는 밤에 치유합니다. 그러나 음주는 수면을 방해하여 밤에 피부 건강을 회복 및 재생하는 과정을 방해합니다. 밤에 피부가 재생되지 못하면 피부의 기능이 떨어지고, 피부 건강은 나빠지며 피부노화가 가속화됩니다.

그러므로 음주한 후에는 물을 많이 마시고 충분한 수면을 취하며 항산화 성분이 든 화장품을 발라주는 것이 피부를 젊고 건강하게 유지하는 데 도움이 됩니다.

피부를 젊게 만드는 항염증 및 항산화 성분

항염증 및 항산화 성분을 좀더 자세히 알아보겠습니다. 일반 사용자가 꼭 알아야 할 성분을 정리해 보면 다음과 같은 분류가 가능합니다.

항염증 및 항산화 성분

구분		주요 성분 예
비타민		비타민 C, 비타민 E, 니코틴아마이드(비타민 B3)
폴리페놀	플라보노이드	카테킨, 이소플라본, 프로안토시아니딘
	비플라보노이드	페놀산, 레스베라트롤
비폴리페놀	카로티노이드	베타카로틴, 라이코펜, 아스타잔틴
	알칼로이드	카페인

1. 비타민

비타민 중에서는 비타민 C와 비타민 E, 니코틴아마이드(비타민 B3)를 기억할 필요가 있습니다.

① 비타민 C

비타민 C는 수용성 물질로 잘 알려진 항산화 성분입니다. 수용성이므로 물에 녹은 상태로 존재하며 우리 몸에서 물이 많은 조직에서 활성산소를 제거하는 항산화 작용을 합니다.

인체는 비타민 C를 합성하지 못하기 때문에 반드시 음식으로 하루에 필요한 양을 섭취해야 합니다. 비타민 C의 권장량은 하루 100㎎이고, 최대 권장 섭취량은 하루 2g입니다. 그 이상 복용하면 위장장애나 신장 결석 등의 부작용이 생길 가능성이 있습니다. 하루에 비타민 C를 200㎎ 이하로 섭취할 때는 섭취한 비타민 C가 모두 흡수되지만, 그 이상을 복용하면 장에서 흡수율이 급격히 떨어지므로 많이 섭취한다고 해서 전부 흡수되는 것은 아닙니다.

비타민 C가 풍부한 음식은 키위, 귤, 오렌지, 레몬, 딸기, 고추, 브로콜리, 시금치, 파슬리 등이 있습니다. 키위 1개에는 약 70~90㎎, 귤 1개(100g)에는 30~40㎎, 오렌지 1개(약 130g)에는 약 60~70㎎, 레몬 1개(100g)에는 약 50㎎의 비타민 C가 포함되어 있습니다.

음식에 포함되어 섭취한 비타민 C는 자외선 조사 후 증가한 활성산소를 제거하는 항산화 작용을 하여, 피부에 발생하는 산화적 손상을 효과적으로 막아줍니다. 그 결과 장기적으로는 자외선으로 인한 주름 형성, 피부 탄력 저하, 색소 침착 등 피부노화 증상을 줄여주는 역할을 합니다. 특히 비타민 C와 비타민 E를 함께 사용했을 때 자외선에 의한 피부의 산화적 손상을 더 효과적으로 막는다고 알려져 있습니다.

또한 비타민 C는 콜라겐 단백질을 만드는 데 꼭 필요한 성분입니다. 따라서 항산화 성분으로서의 작용 외에도 콜라겐 합성을 촉진하는 성분으로서, 피부의 주름 형성을 예방하고, 피부 탄력을 유지하는 데 중요한 역할을 합니다.

비타민 C는 피부에 발라도 피부장벽을 뚫고 피부 안으로 들어가지 못합니다. 각질세포 사이를 채우고 있는 기름막을 수용성인 비타민 C가 뚫고 들어갈 수 없기 때문입니다. 바르는 화장품에 들어 있는 비타민 C는 피부에 흡수되지 않으므로 피부의 산화적 손상을 예방하는 효과를 발휘할 수 없습니다. 따라서 바르는 비타민 C 화장품은 효과가 없습니다.

② 비타민 E

비타민 E는 지용성 물질로 잘 알려진 항산화 성분입니다. 지용성이기 때문에 주로 세포의 세포막을 구성하는 지질 성분 내에서 발생하는 활성산소와 각질층에서 각질세포 사이를 채우고 있는 지질층에서 생성된 활성산소를 제거하여, 지질 성분의 산화적 손상을 방지하는 역할을 합니다.

비타민 E가 풍부한 음식은 해바라기씨, 아몬드, 잣, 땅콩, 올리브 오일, 시금치, 연어, 고등어, 아보카도 등입니다. 비타민 E의 하루 권장 섭취량은 약 15㎎입니다. 해바라기씨에는 100g당 약 35㎎의 비타민 E가 포함되어 있으며, 아몬드 100g당 약 25㎎, 잣 100g당 약 9㎎, 땅콩 100g당 약 5㎎, 올리브 오일 100g당 약 14㎎, 시금치 100g당 약 3㎎, 연어 100g당 2㎎, 고등어 100g당 1㎎, 아보카도 100g딩 2.1㎎이 들어 있습니다.

사람 자원자를 대상으로 한 연구에서, 비타민 E를 고용량으로 섭취했을 때 자외선으로 인한 피부 손상이 줄어든다는 것이 확인되었습니다. 이처럼 음식을 통한 비타민 E의 섭취는 피부 건강에 중요한 역할을 합니다.

비타민 E가 활성산소를 제거하면 비타민 E 자체가 산화됩니다. 그러면 다른 항산화제인 비타민 C와 글루타티온 등이 산화된 비타민 E를 다시 환원시켜서, 비타민 E가 다시 활성산소를 제거할 수 있게 만들어줍니다. 이처럼 여러 종류의 항산화 성분들이 서로 협력하여 우리 몸을 산화적 손상으로부터 보호하고 있습니다.

③ 니코틴아마이드(비타민 B3)

비타민 B군 중 비타민 B3의 한 형태인 니코틴아마이드는 니아신아마이드(Niacinamide)라고도 합니다. 니코틴아마이드는 수용성 물질이며, 식품에서는 니아신(Niacin) 형태로 존재하지만, 체내로 들어가면 니코틴아마이드로 전환됩니다. 따라서 니코틴아마이드가 풍부한 음식이 곧 니아신 함량이 높은 음식인 셈입니다.

니아신의 하루 권장량은 16㎎입니다. 니아신의 함량이 높은 음식은 다음과 같습니다. 닭가슴살 100g에 13㎎, 참치 100g에 10㎎, 연어 100g에 8㎎, 돼지고기 100g에 7㎎, 땅콩 100g에 12㎎, 버섯 100g에 4㎎의 니아신이 들어 있습니다.

니아신은 체내에서 니코틴아마이드로 전환되어 피부를 비롯한 인체를 구성하는 세포에서 일어나는 에너지 대사 과정에서 ATP를 합성합니다. 또한 손상된 DNA가 복구되는 과정을 도와주는 성분입니다.

니코틴아마이드는 염증을 억제하는 항염증 효과가 뛰어납니다. 자외선을 받은 피부에서의 염증반응을 억제하여 자외선에 의한 피부 손상을 예방하는 효과가 잘 알려져 있습니다. 자외선에 의한 피부암이 발생되는 과정에서 피부 염증이 중요한 역할을 하는데, 니코틴아마이드를 복용하면 피부암 발생을 억제할 수 있음이 임상 연구를 통해 확인된 바 있으며 그 안정성도 입증되었습니다.

또한 피부장벽을 재생시키는 효과도 알려져서 화장품 성분으로도 널리 사용되고 있습니다.

2. 폴리페놀

폴리페놀은 화학구조상 2개 이상의 페놀 링을 가지고 있는 성분을 말합니다. 페놀 링에 있는 화학적 구조에 의해 항산화 작용을 합니다.

폴리페놀이 많이 포함된 음식으로는 과일, 채소, 커피, 차, 적포도주, 견과류, 초콜릿 등이 있습니다. 폴리페놀 성분은 활성산소를 제거하는 항산화 작용을 통해 자외선으로 인한 염증반응과 산화적 손상을 예방합니다. 또한 자외선에 의한 DNA 손상과 피부암 발생을 억제하는 효과가 잘 알려져 있습니다. 이는 플라보노이드와 비플라보노이드 성분으로 나뉩니다.

① 플라보노이드

플라보노이드 성분에는 카테킨, 이소플라본, 프로안토시아니딘 등이 있습니다. 대표적인 플라보노이드 성분인 카테킨은 녹차에 풍부하며, 자외선으로 인한 피부 염증반응을 감소시키는 효과가 증명되었습니다. 녹차를 많이 마시면 피부의 염증반응을 억제하며, 피부에 색소 침착을 줄여주고, 피부암을 억제합니다. 그러나 하루 8잔 이상 마셔야 피부에서 효과를 보일 만큼의 카테킨 농도를 유지할 수 있습니다.

이소플라본 성분으로는 콩에서 추출된 제니스테인 성분과 엉겅퀴에서 추출된 실리마린 성분이 잘 알려져 있습니다. 이런 성분들은 동물실험을 통하여 자외선에 의한 피부 손상을 예방하고 피부암을 억제하는 효과가 확인되었습니다.

프로안토시아니딘은 포도씨에서 추출한 타닌 성분으로, 동불실험에서 자외신으로 인한 색소 침착과 피부암 발생을 억제하는 효과가 증명되었습니다.

② 비플라보노이드

다음으로 비플라보노이드 성분을 알아보겠습니다. 대표적인 비플라보노이드 성분인 페놀산은 적포도주와 차에 풍부하며 활성산소를 제거함으로써 자외선에 의한 피부 손상을 예방합니다. 레스베라트롤이라 불리는 성분은 포도, 적포도주, 견과류에 많이 들어 있으며, 강력한 항산화 물질입니다. 자외선으로 인한 암 발생을 억제한다고 알려져 있습니다.

3. 비폴리페놀

비폴리페놀 성분에는 카로티노이드와 알칼로이드가 있습니다.

① 카로티노이드

카로티노이드는 비타민 A 유도체 성분으로, 베타카로틴, 라이코펜, 아스타잔틴 등이 포함됩니다. 강력한 항산화 작용을 하는 성분들로 농도가 높을수록 항산화 효과가 크다고 알려져 있습니다.

베타카로틴은 당근, 고구마, 오렌지, 망고, 파파야, 시금치와 같은 짙은 녹색 및 빨간색의 과일과 채소에 풍부하게 들어 있습니다. 베타카로틴을 복용하면 자외선으로 인한 피부 염증반응이 억제된다는 사실이 증명된 바 있습니다. 또한 항산화 효능이 뛰어나서, 자외선에 의한 피부암 발생을 억제하는 효능도 보고되었습니다. 이는 비타민 A의 유도체이기 때문에 비타민 A, 즉 레티놀의 효과로 인해 피부세포의 성장과 분화에 영향을 미치고, 콜라겐섬유과 탄력섬유의 합성을 증가시켜 주름살을 개선하며 피부노화를 예방하는 효과가 잘 알려져 있습니다.

라이코펜은 토마토, 당근, 참외, 파파야, 수박 등에 풍부합니다. 자외선으로 인한 염증반응을 효과적으로 감소시키며, 일광화상을 줄여주는 효과가 증명되었습니다.

아스타잔틴 역시 자외선으로 인한 피부 손상을 예방하는 효과가 있습니다. 연어, 새우, 게, 송어, 랍스터 등에 풍부하게 들어 있습니다.

② 알칼로이드

대표적인 알칼로이드 성분인 카페인은 커피에 풍부합니다. 일본인을 대상으로 하는 임상 연구에서, 커피를 마시면 얼굴 피부의 색소 침착을 감소시킨다는 연구 결과가 있습니다.[46] 이는 커피에 들어 있는 카페인의 항산화 작용 때문일 가능성이 있습니다. 또 커피가 피부노화의 위험성을 감소시킬 수 있다는 연구 결과도 있습니다.

공장에서 만든 영양제, 맹신해서는 안 되는 이유

공장에서 만든 합성 항산화제의 효능은 의문입니다. 진료하다 보면 약이나 영양제의 부작용으로 피부발진이나 가려움증이 생긴 환자를 종종 보곤 합니다. 그런 경우에는 평소에 복용하는 약 또는 영양제가 무엇인지 확인합니다.

아침마다 10개의 영양제를 챙겨 먹고 있었던 중년 남성 환자에게 왜 그렇게 많은 영양제를 먹는지 물어본 적이 있습니다. 오래 건강하게 살고 싶은 마음에, 남들이 좋다고 하는 영양제들을 먹다 보니 많아졌다고 했습니다. 비타민 A, 비타민 E, 비타민 C, 오메가-3, 칼슘, 아연, 마그네슘, 유산균, 루테인, 홍삼, 글루타티온, 심지어 해외 직구한 영양제까지 매일 복용했다고 합니다.

처음에는 영양제를 먹으면 활력이 생기는 느낌이 들고 친구들도 많이 복용하고 있어 당연히 먹어야 한다고 생각했지만, 결국 영양제의 부작용으로 가려움증이 생겼으며 검사해 보니 간 기능도 나빠져 있었습니다. 영양제를 장기간 복용하는 것이 정말로 건강에 도움이 되는지, 특히 자연에 존재하는 성분이 아닌 공장에서 인공적으로 합성한 영양제가 건강에 도움이 되는지는 의문입니다.

항산화 효능이 있는 성분인 비타민이나 오메가-3, 플라보노이드를 비롯한 각종 항산화 성분을 건강보조제 형태로 매일 여러 종류 복용하는 사람들이 참 많습니다.

그러나 최근에 나온 일부 연구 결과를 보면, 항산화 성분을 과일이나 채소 등에 들어 있는 자연물로 섭취하는 경우에는 효과가 좋고 건강에 도움이 되지만, 공장에서 합성하여 건강보조제로 판매하는 항산화 성분들은 오히려 건강에 나쁠 수 있다는 연구 결과가 많이 발표되고 있습니다.

공장에서 합성한 항산화 성분이 들어 있는 보충제를 먹었을 때, 위약을 복용한 대조군에 비해 오히려 특정 암이 증가하고 심혈관질환이 증가하며 그로 인해 사망률이 높아진다는 연구 보고가 늘어나고 있습니다.

예를 들어 합성 비타민 E를 복용하는 것이 심장병 환자와 뇌졸중 환자의 사망률을 증가시켜 해로울 수 있다는 최신 연구 결과가 있습니다.[47] 또한 합성 비타민 E를 장기간 복용하면 전립선암의 위험을 증가시킬 수 있다는 연구 결과도 있습니다.[48] 따라서 미국예방의료특별위원회에서는 심장병과 뇌졸중 등의 심혈관 질환을 앓고 있는 환자들이 건강해지기 위해서, 또한 건강한 사람들이 암을 예방하기 위해서 합성 형태의 비타민 E 보충제를 복용하는 것은 위험하다고 경고하고 있습니다.[49]

합성 비타민 E 보충제를 복용하는 것이 과일과 채소 등 자연 음식을 통하여 섭취하는 비타민 E에 비해 심혈관 질환에 도움을 주거나 암을 예방하는 효과가 있는지는 분명치 않고, 오히려 유해할 가능성이 있는 이유는 무엇일까요? 그 이유는 천연 비타민 E와 공장에서 만드는 합성 비타민 E가 화학적 구조에서 차이를 보이기 때문이라고 알려져 있습니다.

천연 비타민 E는 우리 몸에서 높은 활성을 보이는 이상적인 화학적 구소를 가지고 있습니다. 즉, 천연에 존재하는 비타민 E의 화학적 구조는 한 가지이며, 이것이 우리 몸에서 효과를 잘 발휘하는 화학적 구조입니다. 반면에 공장에서 합성되는 비타민 E는 천연 비타민 E와 동일한 화학식을 가지고 있지만, 화학식을 구성하는 각각의 원자의 공간적 배열이 합성 과정에서 달라지기 때문에, 무려 8가지 형태의 다른 화학적 구조를 가지는 비타민 E가 합성됩니다. 이 중 자연 비타민 E와 동일한 화학적 구조를 가지고 있는 한 가지만 우리 몸에 좋은 역할을 하고, 나머지 7가지는 효과를 발휘하지 못합니다. 오히려 자연 비타민 E와 화학구조가 다른 7가지 합성 비타민 E는 대사도 되지 않아 간이나 조직에 축적되어 부작용을 일으킵니다.

천연 비타민 E는 우리 몸에 도움을 주는 단 하나의 화학적 구조를 형성하고 있으나, 공장에서 합성한 비타민 E는 효과도 없고 오히려 부작용을 유발할 수 있는 화학적 구조의 비타민 E를 더 많이 포함하고 있는 것입니다. 공장에서 합성할 때는 화학 반응을 정교하게 조절할 수 없어서 천연 비타민 E와 같은 형태의 화학적 구조만을 가진 비타민 E를 만들지 못하고, 자연에는 존재하지 않은 화학적 구조를 가지는 비타민 E가 많이 만들어지기 때문에 오히려 득보다는 실이 많습니다. 따라서 음식을 통해 비타민 E를 섭취하는 노력이 필요하며, 보충제 형태로 섭취하는 것은 오히려 건강에 나쁠 수 있으므로 권장하지 않습니다.

다른 영양제 성분도 마찬가지입니다. 오메가-3 지방산 또는 비타민 D 등의 여러 영양제 성분도 천연 형태가 더 좋은 효과를 보입니다.

오메가-3 지방산의 경우 천연 형태가 합성 오메가-3에 비해 위장관에서의 흡수율이 2~3배 더 높다고 알려져 있습니다. 비타민 D도 천연 형태가 합성 형태에 비해 효과가 좋다고 합니다. 항산화제인 레스베라트롤과 커규민도 공장에서 합성하는 경우에는 원하지 않는 화학적 구조 형태가 많이 합성됩니다. 오히려 부작용을 유발하는 화학적 구조를 가진 형태가 많이 포함되어, 건강에 좋지 않을 수 있습니다.

합성 건강보조제의 섭취가 바람직하지 않은 또 다른 이유로는, 매일 건강보조제 형태의 항산화 성분을 섭취할 경우에는 활성산소를 너무 과다하게, 필요 이상으로 억제하여 오히려 건강에 해가 될 수 있기 때문입니다. 과다한 활성산소는 세포에 산화적 손상을 유발하기 때문에 막아야 하지만, 소량의 활성산소는 세포의 기능을 유지하는 데 꼭 필요하기 때문에 활성산소를 불필요하게 많이 제거하는 것은 바람직하지 않습니다.

또한 공장에서 합성하는 과정에서 사용하는 화학성분들이 아주 적은 양이지만 남을 수 있습니다. 영양제 장기 복용 시 이런 잔류 성분들이 몸에 나쁜 영향을 미칠 가능성이 있습니다.

항산화 효능이 있다고 해서 무턱대고 영양제를 복용할 것이 아니라, 채소, 과일, 녹차, 견과류 등 신선하고 건강에 도움이 되는 재료로 식단을 짜서 음식을 통해 항산화 성분들을 섭취하는 것이 건강에 가장 좋습니다. 공장에서 합성하여 만든 건강보조제들은 검사 결과 우리 몸에 결핍이 확인된 경우에만 구입하여 약처럼 복용하고, 복용 후 다시 검사해 보고 더 이상 결핍되어 있지 않으면 복용을 중지하는 것이 바람직합니다.

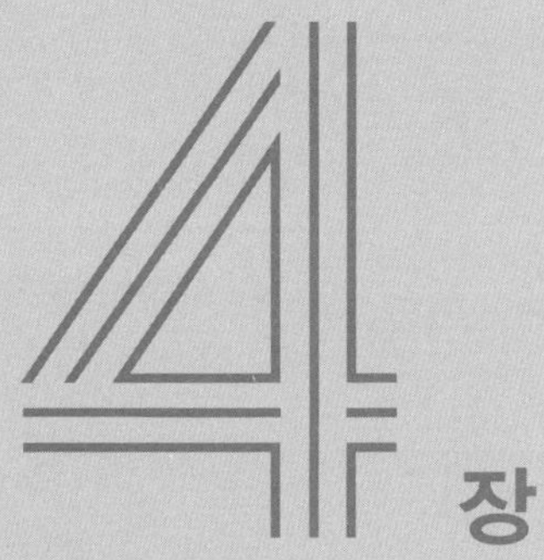

4장

나에게 맞는
피부 관리 루틴 찾기

1. 봄·여름·가을·겨울,
계절에 따른 피부 루틴

매년 11월이면 가려워진다고 진료실을 방문한 중년 여성 환자가 있었습니다. 늦가을에 시작하여 겨울철로 접어들면, 전신에 심하게 가려움증이 발생한다고 했습니다. 특히, 팔과 다리, 허리 부위에 심한 가려움증을 호소했습니다.

이 환자는 여름철에는 피부에 아무런 문제가 없었지만, 날씨가 추워지고 난방을 시작하면 증상이 나타났습니다. 특히 아파트 난방으로 실내 공기가 덥고 건조해지면 피부가 가려워졌고, 긁은 자리에는 상처가 생겼습니다. 가렵다 보니 계속 긁었고, 긁다 보니 피부 상처가 더 심해지고 가려움증이 더 심해지는 악순환이 반복되었습니다. 진찰해 보니 피부가 전반적으로 많이 건조했고, 긁은 자리에 염증성 발진이 생겨 있었습니다. 건조성 피부염으로 진단했습니다.

가려움과 염증이 심한 부위에는 약을 처방했고, 하루 3~4회 보습제를 듬뿍 바르도록 권고했습니다. 때를 밀지 않고, 샤워만 2일에 한 번 하도록 했습니다. 또한 실내가 건조하지 않도록 가습기를 사용하고, 실내 온도를 22도로 유지하게 했습니다. 4주간 꾸준히 치료하고 보습제를 잘 바르자 피부 건조증이 좋아지고 가려움증도 크게 줄었습니다.

봄철 피부 관리

황사와 미세먼지를 제거합니다

우리나라의 봄은 3월부터 시작됩니다. 봄은 자연이 다시 깨어나는 계절이지만, 꽃가루가 많이 날리며 몽골에서 날아오는 황사와 중국에서 몰려오는 미세먼지가 직접 피부를 자극하고 피부에 염증을 유발하는 시기입니다.

황사와 미세먼지가 심한 날에는 외출 후 세안을 통해 황사와 미세먼지를 깨끗이 제거하는 것이 중요합니다. 약산성 클렌저로 거품을 잘 내어 세안합니다. 그러나 너무 오랫동안 문질러 닦거나 세정력이 너무 강력한 고형 비누를 사용하면 오히려 피부장벽을 손상시킬 수 있으므로 주의를 요합니다.

세안 후 보습크림을 도포합니다

피부가 건조해지지 않도록 세안 후에는 즉시 피부장벽을 튼튼하게 해 주는 보습크림을 발라주어야 합니다.

미세먼지가 심한 날에는 외출하기 전에 몸과 얼굴에 보습크림을 바르고 나가도록 합니다. 그래야 미세먼지가 피부에 직접 묻지 않도록 할 수 있습니다.

실내 공기 질 및 습도, 온도를 적절히 조절합니다

실내 공기 질을 깨끗하게 유지하고, 40~60퍼센트의 실내 습도와 섭씨 20~22도의 실내 온도를 유지합니다. 그래야 피부 건강을 지킬 수 있습니다.

피부장벽 기능을 유지하도록 노력합니다

봄철은 이른 아침과 낮의 일교차가 크다 보니 피부장벽이 손상되어 피부가 건조해지기 쉬운 계절입니다. 온도가 급격하게 변하면 피부장벽을 구성하는 세라마이드, 콜레스테롤, 지방산의 구조적 안정성이 흔들리므로 지질 성분들의 구조가 변화하고 그 결과 피부장벽 기능이 감소하기 때문입니다.

또한 온도의 변화가 지질 합성 효소의 활성을 감소시켜 지질 합성이 줄어들므로 피부장벽이 약해집니다. 심한 온도 변화는 피부의 산도를 높이는 경향이 있어 피부가 쉽게 건조해집니다.

따라서 봄철에는 피부장벽을 튼튼하게 하는 보습제를 하루 2회는 꼭 발라줘야 하며, 피부가 건조한 경우에는 3~4회를 발라주는 것이 좋습니다.

자외선을 차단합니다

봄철은 자외선이 점점 세지기 때문에 피부노화가 촉진되기 시작하는 계절입니다. 따라서 자외선 차단을 소홀히 해서는 안 됩니다. 자외선차단제를 매일 습관적으로 사용하는 것은 피부노화 예방에 꼭 필요한 습관입니다.

항산화 음식을 섭취합니다

항산화 성분이 많이 들어 있는 과일이나 채소로 구성된 식단을 만들어, 매일 산화적 손상을 예방해 주는 음식을 섭취하면 좋습니다.

여름철 피부 관리

자외선을 차단합니다

우리나라의 여름은 6월부터 공식적으로 시작됩니다. 자외선이 본격적으로 강해지고, 날씨가 급격히 더워지는 계절입니다. 이 시기에는 강력한 자외선과 높은 온도로 인하여 광노화와 열노화와 같은 피부노화가 급속히 진행되므로 더욱 주의를 기울여야 합니다.

강한 자외선은 멜라닌 세포를 자극해 기미와 잡티를 유발합니다. 또한 콜라겐섬유와 탄력섬유를 분해하는 효소의 발현을 증가시켜 주름살을 유발하고 피부 탄력을 감소시킵니다.

자외선이 강한 여름철에는 자외선을 철저히 차단해야 합니다. SPF 50 이상, PA+++ 이상 등급의 자외선차단제를 선택하여, 피부 $1\,cm^2$당 $2\,mg$를 도포하고, 외출 시 2시간마다 덧발라줘야 합니다. 챙이 넓은 모자를 쓰고 알이 큰 선글라스를 착용하며 양산을 씁니다. 이러한 노력을 통해 자외선으로부터 피부를 지킬 수 있습니다.

피부 온도를 낮춥니다

여름철에는 태양광선에 포함된 적외선과 높은 기온으로 인해 피부 온도가 38도 이상으로 쉽게 상승하며, 심한 경우에는 40도 이상으로 올라갈 수 있습니다. 평상시 피부의 정상 온도는 31~32도이며, 이 온도에서 피부는 제일 건강합니다. 피부 온도가 올라가면 열노화를 초래하여 피부를 늙게 만듭니다. 그러므로 피부가 뜨거워지지 않도록 주의해야 합니다.

저녁에 냉장 보관한 마스크 팩을 얼굴에 붙이면 좋습니다. 차가워진 마스크팩은 더위에 지친 피부를 즉각적으로 냉각시킴으로써 피부의 확장된 혈관을 수축시킬 수 있으며, 피부장벽을 회복시켜 피부 자극을 줄여주는 효과가 있습니다.

피지를 잘 제거합니다

피부 온도가 올라가면 피지샘에서 피지 분비가 증가합니다. 피부 온도가 1도 올라가면 피지 분비가 10퍼센트 늘어나는데, 피지가 모낭을 통과하여 외부로 잘 배출되지 못하고 모낭의 입구가 각질에 의해 막히면 모낭이 부풀어 여드름이나 피부 트러블이 생깁니다. 또한 피지를 세균이 분해하면 시빙신으로 변화하는데, 이렇게 증가한 지방산이 피부에 염증을 유발해 지루습진의 증상이 심해집니다.

여름에는 피지 분비가 많아지기 때문에 얼굴을 덮고 있는 피지를 잘 제거해야 합니다. 세안은 아침, 저녁으로 하루 2회 정도가 적당하며 피부의 산도와 동일한 약산성 클렌저를 사용하는 것이 좋습니다. 고형 비누를 사용하거나 하루에 몇 번씩 세안을 하거나 거품으로 오랫동안 얼굴을 문지르는 것은 피부장벽의 구성성분인 지질 성분을 녹여내어 피부장벽을 손상시킵니다.

세안 후에는 지성 피부라도 피부장벽을 개선시키는 보습크림을 반드시 발라야 합니다. 피지가 피부를 감싸서 건조함을 덜 느끼는 경우에는 보습크림의 필요성을 느끼지 못할 수도 있으나, 세안을 자주 하면 피부장벽이 손상되기 쉽고 피부 수분이 소실되어 피부가 건조해질 가능성이 높습니다. 특히 세안 직후에 피부가 당긴다면 피부장벽이 손상된 것이므로, 이 경우에는 보습크림을 꼭 발라주어야 합니다. 그래야 피부 건조를 개선하고 피부 건조에 의한 피부 염증이 생기는 것을 예방할 수 있습니다.

수분 섭취를 통해 탈수를 예방합니다

땀을 많이 흘리는 더운 날에는 물을 많이 마셔서 탈수를 미리 예방합니다. 탈수되면 피부에 존재하는 수분도 감소하기 때문에 피부가 건조해집니다. 수박, 오이, 블루베리처럼 수분이 많고 항산화 성분이 풍부한 식품을 섭취하는 것도 좋은 습관입니다.

가을철 피부 관리

피부장벽 회복을 위해 보습크림을 바릅니다

우리나라의 가을은 9월부터이며, 생활하기에 좋지만 피부 관리에는 신경을 많이 써야 하는 계절입니다. 여름 내내 자외선에 노출된 피부가 가을의 건조하고 일교차가 큰 날씨 때문에 더욱 손상되어 수분 소실이 더 커지고 민감해지기 때문입니다. 따라서 여름철에 손상된 피부장벽을 빨리 회복시키는 것이 필요합니다.

손상된 피부장벽을 회복시키고, 건조한 피부를 치유하기 위해 보습크림을 충분히 자주 발라야 합니다. 가을은 날씨가 선선하여 수분 섭취가 줄어드는 경향이 있는데 충분히 수분을 섭취하면 피부 보습에도 도움이 되므로 신경 써야 합니다.

자외선을 차단합니다

가을에도 자외선은 여전히 강렬하기 때문에 자외선차단제를 꾸준히 사용하는 습관을 유지해야 합니다. 사실 자외선 차단은 계절과는 관계없이 꾸준히 해야 합니다.

항산화 및 항염증 성분이 풍부한 음식을 섭취합니다

건조하거나 자외선을 받은 피부에서 생성된 활성산소를 제거하여 산화적 손상을 예방하고 피부 염증을 억제하기 위해 항산화 성분과 항염증 성분이 풍부한 과일, 채소를 비롯해 피부에 도움이 되는 음식으로 구성된 식단을 마련하면 좋습니다.

겨울철 피부 관리

피부 건조를 예방하는 생활 습관을 지킵니다

12월부터 시작되는 우리나라 겨울은 피부를 건조하게 만들고, 그 결과 피부 염증이 증가해 피부노화가 촉진되는 계절입니다. 겨울철의 낮은 기온과 건조한 공기, 실내의 더운 난방과 낮은 습도로 인해 피부에 있던 수분이 건조한 외부로 빠져나갑니다. 극심한 수분 손실에 의해 피부가 매우 건조해집니다.

피부가 건조해지면, 피부는 건조한 상태에서 벗어나기 위해 여러 염증성 사이토카인을 분비합니다. 이들 염증성 사이토카인은 피부에 염증을 유발하고, 염증이 생긴 피부는 가려워집니다. 피부의 염증은 피부 조직에 손상을 유발하여 장기적으로는 피부노화를 불러옵니다.

따라서 겨울철에는 특히 피부를 건조하게 만드는 나쁜 생활 습관을 고치는 노력이 더욱 필요합니다. 자기 전에 저자극 약산성 클렌저를 사용해 부드럽게 세안하고, 자고 일어난 아침에는 미지근한 물로만 가볍게 씻으면 충분합니다. 그러나 밤새 피지가 많이 분비되는 지성 피부라면 아침에도 약산성 클렌저로 세안하는 것이 좋습니다. 세안 후에는 수분이 날아가기 전에 보습크림을 충분히 발라주도록 합니다.

샤워를 매일 하는 것은 피부를 건조하게 만들 수 있으므로 2일에 한 번 정도 하는 것이 좋습니다. 피부가 이미 많이 건조하다면 3~4일에 한 번 간단하게 샤워하는 것이 좋습니다. 땀을 많이 흘리지 않는 계절이므로 크게 문제없습니다. 때를 밀거나 거품을 오래 문지르는 습관은 피부장벽을 손상시키는 행동이므로 하지 않아야 합니다.

샤워 후에는 물기가 마르기 전에 보습제를 듬뿍 발라주는 것이 좋습니다. 샤워하지 않아도 하루 2회는 보습제를 발라주고, 특히 피부가 건조한 경우에는 하루에 3~4회 발라주는 것이 좋습니다. 보습제는 피부 장벽을 튼튼하게 해 주는 성분들이 포함된 약산성 보습제 제품을 선택하도록 합니다.

실내 습도를 적절히 유지합니다

겨울철에는 실내 습도를 건조하지 않게 유지하는 것이 중요합니다. 가습기를 사용하거나 빨래를 너는 등 실내 습도를 올릴 수 있는 여러 방법으로 40~60퍼센트의 습도를 유지하는 것이 피부 건조를 예방하는 데 도움이 됩니다.

또한 실내 온도가 너무 높으면 공기가 건조해지고 피부 온도도 올라가 수분이 더 빨리 증발합니다. 따라서 실내 온도는 20~22도 정도로 유지하는 것이 좋습니다. 추위를 많이 탄다면 내복을 입도록 합니다.

2. 영아기부터 노년기까지 나이별 피부 관리법

진료실에 방문한 30대 초반 여성은 10대 후반에 잠시 여드름 때문에 고민했지만, 그 후에는 문제가 없었고 좋은 피부 상태를 유지했다고 합니다. 그러나 최근에 다시 볼과 턱 주변 피부에 트러블이 생겼습니다. 얼굴 피부가 건조해지고, 화장을 해도 들뜨며, 이제 막 30세가 지났는데 눈가에 잔주름이 많이 생긴다며 걱정했습니다.

피부를 진찰한 결과, 피지 분비가 많은 지성 피부였는데, 피부장벽 기능이 감소하여 피부 수분 소실이 증가하고 피부가 매우 건조해진 상태였습니다. 최근 직장에서의 과다한 업무 스트레스와 수면 부족에 의해 피지 분비가 증가하여 피부 트러블이 심해진 동시에, 피부장벽 기능이 감소하여 피부가 건조해진 탓에 잔주름이 생긴 것으로 판단했습니다.

성인이 된 후에도, 특히 지성 피부라면 스트레스와 수면 부족 등의 원인으로 성인 여드름이 생길 수 있습니다. 이 경우 피부장벽 기능도 감소해 피부노화가 촉진될 수 있습니다.

강한 세안제 대신 약산성 저자극 클렌저로 하루 2번 깨끗이 피지를 제거해 주고, 세안 후에는 피부장벽을 개선하는 보습크림을 꾸준히 사용할 것을 권유했습니다. 그리고 규칙적인 생활 리듬을 유지하여 잠을 잘 자고 스트레스를 피하려 노력해 보라고 권유했습니다.

조심히 관리해야 하는
신생아기 피부

나이에 따라 피부 구조와 피부 기능이 변합니다. 피부가 우리 몸을 보호하는 능력도 달라지며, 피부가 외부 자극에 대해 반응하는 정도도 나이에 따라 달라집니다. 또한 피부가 노화되면 젊을 때에 비해 피부가 건조해지고, 피부에 염증이 생깁니다. 건조하고 염증이 생긴 피부에서 생성되는 염증성 사이토카인을 비롯한 생리활성 물질은 몸 건강에 나쁜 영향을 줍니다. 이처럼 연령대별 피부 특성이 다르기 때문에, 피부를 건강하게 유지하는 생활 습관도 연령에 따라 다를 수밖에 없습니다.

신생아기는 출생 후부터 생후 4주까지를 말합니다. 신생아의 피부는 매우 얇고, 각질층의 두께도 성인보다 약 20~30퍼센트 얇습니다. 따라서 피부장벽 기능이 성인에 비해 약하기 때문에 피부를 통한 수분 소실이 많고, 더 민감한 피부를 가지고 있습니다. 땀샘 발달도 덜 되어 있기 때문에 더워도 땀을 덜 흘리며, 체온 조절 능력도 떨어집니다. 피부 산도는 출생 직후에는 중성 산도인 pH 7.0에 가깝지만, 생후 4주 내에 약산성으로 변합니다.

신생아는 약산성 세정제를 사용하여 2일에 1회 미지근한 물로 간단하게 씻겨주면 충분합니다. 매일 목욕할 필요가 없습니다.

목욕 후에는 즉시 보습제를 발라주어야 합니다. 보습제도 피부의 산도와 동일한 약산성 제품이 좋습니다. 최근 나온 연구 논문에 따르면 신생아 시기부터 약산성 보습제를 꾸준히 충분히 발라주면 아토피피부염의 발생을 50퍼센트 예방할 수 있다는 사실이 확인되었습니다.[50] 엄마와 아빠가 모두 아토피피부염이 있었다면 아이에게 아토피피부염이 생길 가능성이 70퍼센트 이상입니다. 이런 아이들에게 신생아 때부터 약산성 보습제를 꾸준히 발라주었더니, 보습제를 바르지 않은 아이들에 비해 반 이상 아토피가 감소했다는 연구 결과가 발표된 바 있습니다. 신생아 시기부터 약산성 보습제를 꾸준히 발라주면 피부장벽을 튼튼하게 유지시켜 아토피피부염의 발생을 예방할 수 있다는 것입니다.

기저귀 발진 예방을 위해 기저귀는 자주 교체해 주는 것이 좋습니다. 기저귀를 갈 때마다 소변과 대변에 의해 자극받아 손상된 피부장벽을 회복할 수 있도록 약산성 보습크림을 발라주는 것이 좋습니다.

기저귀를 바꿀 때마다 물티슈를 사용하는 경우가 종종 있습니다. 그러나 물티슈에 들어 있는 성분에 의해 접촉피부염이 발생할 수 있으므로 사용하지 않는 것이 좋습니다.

화장품 성분 중에서 알레르기를 잘 유발하는 것이 향료입니다. 따라서 우리 아이들이 사용하는 보습제나 세정제는 향료가 들어 있지 않은 무향 제품을 선택하는 것이 바람직합니다. 향료가 들어 있는 제품을 쓰다 보면 향료에 노출되어 향료에 대한 알레르기가 생길 가능성이 높아지기 때문입니다.

엄마의 혈액 내 호르몬이 태반을 통해 아기에게 넘어가서 출생 시 아기의 혈중 안드로겐 호르몬 농도가 높은 경우가 발생합니다. 안드로겐 호르몬은 아이의 피지샘을 자극하므로 피지 분비가 생후 3~4개월 정도까지는 증가하며, 심한 경우에는 신생아 여드름을 유발할 수 있습니다. 신생아 여드름은 엄마에게서 넘어온 안드로겐의 농도가 점차 줄어들면서 저절로 좋아집니다. 따라서 신생아 여드름은 굳이 치료할 필요가 없습니다.

자외선차단제는 생후 6개월 이전에는 아기의 피부가 완전하지 않기 때문에 발라주지 않는 편이 바람직합니다. 대신 햇빛에 노출되지 않게 물리적 수단을 강구하는 것이 좋습니다. 챙이 넓은 모자를 씌우고, 긴 옷을 입히며, 그늘을 만들어주면 도움이 됩니다.

활동량이 점점 늘어나는 영유아기 및 학령기

영아기는 생후 1개월에서 만 1세까지, 유아기는 만 1세부터 만 5세까지를 말합니다. 신생아 시기를 지나 초등학교에 입학하기 전까지를 영유아기라고 합니다. 학령기는 학교를 다니는 시기인 만 6세부터 만 12세까지입니다.

아이들이 걷기 시작하면 활동량이 늘고 놀이터에서 노는 시간이 길어지는 시기이므로, 자외선차단제를 잘 발라줘야 합니다. 생후 6개월 이후부터 2세까지는 피부장벽이 완전하지 않은 시기입니다. 따라서 피부장벽을 물리적으로 통과할 수 없는 큰 입자로 된 무기자차 자외선차단제를 발라주는 것이 좋습니다. 나노화시켜 입자의 크기를 작게 만든 형태가 아닌, 입자 크기가 200nm보다 큰 무기자차 자외선차단제가 바람직합니다.

2세 이후부터는 피부장벽의 구조와 기능이 성인과 동일해집니다. 따라서 2세 이후부터는 부모가 사용하는 유기자차 성분의 자외선차단제를 사용해도 전혀 문제가 없습니다.

자외선이 피부암을 유발하고, 피부노화의 주범이라는 사실은 이제는 상식이 되었습니다. 또한 자외선이 기억력을 나쁘게 하고, 인지 기능을 떨어뜨린다는 사실도 최근에 밝혀졌습니다. 평생 누적된 자외선 양이 많을수록 피부암의 발생 위험도가 높아지고 피부노화가 심하게 일어납니다. 또한 기억력과 인지 기능이 더 나빠집니다.

연구 결과에 따르면, 평생 받는 자외선의 60퍼센트 정도를 18세 이전에 받는다고 합니다.[51] 따라서 영유아기 때부터 자외선을 철저히 차단해 주는 것이 피부암과 피부노화를 예방하는 지름길이라고 할 수 있습니다. 또한 나이 들어 생기는 기억력 감퇴나 인지 기능의 쇠퇴도 어렸을 때부터 자외선을 잘 차단하면 예방할 수 있습니다.

밖에서 생활하는 시간이 많은 아이는 부모들이 매일 열심히 몸을 닦아주는 경향이 있습니다. 그러나 자주, 열심히 닦아주는 것은 피부장벽을 손상시킬 수 있어 좋지 않습니다. 특히 때를 밀어주면 안 되고, 간단한 샤워로 몸을 닦아주는 것이 제일 좋습니다. 약산성 세정제로 간단히 거품을 내서 더러운 부분만 문질러 샤워하는 것이 바람직합니다. 땀을 많이 흘려 자주 샤워를 시키는 경우에는, 흐르는 물로만 땀을 제거해 주면 됩니다. 세정제는 되도록 사용하지 않아야 피부장벽의 손상을 막고, 피부 자극을 예방할 수 있습니다.

샤워 후에는 보습제를 바로 발라줍니다. 아토피피부염이 잘 생기는 연령은 유아기가 시작되는 만 1세입니다. 아토피피부염 예방을 위해서 신생아 시기부터 약산성 보습제를 하루 2회 발라주고, 영유아기와 학령기에도 계속 발라주는 것이 피부를 건강하게 유지하는 데 좋습니다.

사춘기가 나타나는 청소년기

사춘기가 나타나는 청소년기는 만 13~18세를 말합니다. 이때는 신체적으로도 성숙해지고 정신적으로도 감정과 인지 기능의 발달이 완성되는 시기입니다.

사춘기는 남성호르몬과 여성호르몬의 분비가 증가하여 2차 성징이 나타나는 시기입니다. 남성호르몬인 안드로겐이 증가하여 피지샘의 크기가 커지고, 피지 분비가 활발해집니다. 피로하거나 컨디션이 나쁘거나 스트레스를 심하게 받거나 수면 시간이 부족한 경우, 피지 분비가 비정상적으로 증가하며 여드름이나 피부 트러블이 생깁니다.

피지 분비가 많은 지성 피부는 약산성 세안제로 분비된 피지를 깨끗이 제거해 주는 것이 좋습니다. 그러나 과도한 세안은 오히려 피부장벽을 손상시켜 피부를 건조하게 만들고 피부 염증을 유발할 수 있습니다. 따라서 하루 2~3회 이하로 세안하고, 세안 후에는 지성 피부라도 피부 장벽을 회복시켜 주는 성분이 포함된 보습크림을 바르면 좋습니다.

공부에 대한 스트레스가 증가하는 시기이므로 스트레스 해소를 위한 노력이 필요합니다. 외출 전에는 자외선차단제를 잘 바르는 습관을 유지해야 합니다.

피부노화가 시작되는 성인기

청소년기를 지나 만 50세까지를 성인기라고 합니다. 20대 이후에도 피지 분비가 많은 지성 피부에서는 성인 여드름이 지속되고 지루습진이 생기며 피부 트러블이 자주 발생합니다. 30대 이후 계속 나이가 들수록 피부의 보습 기능이 감소하며 피부의 탄력이 감소하고 잔주름이 늘어납니다. 기미를 비롯한 색소성 질환이 서서히 나타납니다.

피부는 건강하고 젊을 때부터 노화를 예방한다는 생각으로 노력을 지속하는 것이 중요합니다. 수면 부족과 스트레스는 피부노화 진행을 촉진하므로 생활 리듬을 잘 관리하여 충분한 수면을 취하고 스트레스를 해소합니다. 규칙적인 운동은 피부노화 예방에 효과적이므로 운동을 규칙적으로 하도록 합니다. 물론 자외선 차단은 필수입니다.

본격적인 피부노화가 일어나는
갱년기 및 노년기

갱년기 여성은 여성호르몬인 에스트로겐이 급격하게 감소하며 폐경이 시작됩니다. 남성도 만 50세부터 생리적 변화가 나타나고 갱년기가 시작됩니다. 남성호르몬인 테스토스테론이 감소되어 근육량이 감소하고 쉽게 피로해지며 성욕이 감퇴됩니다. 또한 정서적으로도 불안정해지며, 우울한 감정도 자주 느낍니다. 갱년기에는 지난 50년 동안 받은 자외선을 비롯한 외부 환경으로부터의 자극에 의한 피부 손상이 축적되어, 얼굴에는 주름살이 나타나고 피부 탄력이 감소하며 흑자와 검버섯 등의 노인성 반점이 생기기 시작합니다.

노년기는 일반적으로 만 65세 이상을 말합니다. 피부노화가 점점 더 진행되어 피부의 주름이 증가하고, 탄력이 더 감소하며, 피부 건조증이 더 심해집니다. 피부장벽인 각질층이 점점 얇게 형성되고, 각질층을 구성하는 지질 성분을 피부가 적게 만들면서 피부장벽이 허술해집니다. 그 결과 피부장벽 기능이 감소해서 피부의 수분이 더 많이 소실되고 외부 자극 물질의 피부 침투가 심해져 염증이 증가합니다. 피부가 건조해지면 피부는 가려워집니다. 건조한 피부가 염증성 사이토카인을 분비하여 염증을 유발하기 때문입니다. 가려움증의 정도가 일상생활에 지장이 될 정도로 심한 경우도 종종 있습니다.

때를 밀면 피부장벽인 각질층을 밀어내기 때문에, 때를 미는 습관을 버려야 합니다. 거품을 많이 내서 피부를 10초 이상 문지르면 피부 각질세포 사이에서 피부장벽을 구성하는 지질 성분들을 녹여내기 때문에, 거품은 10초 정도만 유지합니다. 가능하면 샤워는 2~3일에 한 번 간단하게 하는 것이 좋습니다. 만일 땀이 많이 나거나 매일 몸을 닦아야 한다면, 흐르는 미지근한 물로만 땀을 제거하는 정도로 샤워하고 더러운 부위만 약산성 세정제로 거품을 내 닦아냅니다.

보습제는 샤워 후에는 꼭 전신에 바르도록 합니다. 젊은 시절의 피부와 달리, 노년기 피부는 지질 성분을 못 만들기 때문에 젊었을 때보다 보습제를 더 자주, 더 많이 발라줘야 합니다. 가려운 증상이 없다면 하루 2회, 아침과 저녁에 발라주면 충분합니다. 피부가 가려운 경우에는 하루에 3~4회 보습제를 충분히 발라주는 것이 좋습니다. 하루 4회 바르면 아침, 점심, 저녁, 자기 전에 발라주고, 전에 바른 보습제 위에 덧바르도록 합니다. 전에 바른 보습제를 닦아내기 위해 샤워하고 보습제를 다시 바르면 안 됩니다.

피부는 나이에 따라 노화되고 기능이 변하지만, 그 변화의 속도와 방향은 평소에 피부를 어떻게 관리하느냐에 따라 달라집니다. 10대의 여드름도, 60대의 주름살도 피부에 좋은 생활 습관과 피부 관리 루틴을 실행에 옮긴다면 예방이 가능합니다. 피부노화의 진행을 완전히 멈출 수 없지만, 피부노화가 아주 천천히 진행되도록 할 수 있는 지혜는 누구나 배울 수 있으며, 그 방법을 매일 실행하면 피부를 항상 젊고 건강하게 유지할 수 있습니다.

3. 지성·건성·복합성, 피부 타입별 관리 습관

　얼굴이 하루 종일 번들거리고 가끔 뾰루지가 생기는 게 고민이라며 진료실을 찾은 20대 중반 남성이 있었습니다. 아침에 세수하고 출근해도 점심시간만 지나면 이마와 코 주변이 기름지고 오후가 되면 얼굴 전체가 번들거려 사람을 만날 때마다 신경이 쓰인다고 했습니다. 회사 화장실에서도 손을 닦는 고형 비누로 적어도 2번씩 세수를 했는데, 그러고 나면 얼굴 피부가 심하게 당긴다고 했습니다.

　환자의 피부 상태를 확인해 보니, 피지샘이 많은 이마, 코, 턱 부위가 특히 기름으로 번들거렸습니다. 모공이 넓었고, 염증성 피부 발진이 관찰되었습니다.

　환자에게는 다음과 같은 주의 사항을 실천하게 했습니다. 세안할 때 무자극 약산성 세정제를 사용하고, 세안 후에는 로션 형태의 유분기가 적은 보습제를 바르게 했습니다. 불규칙한 생활, 늦은 야근, 피곤한 생활, 음주, 스트레스가 피지 분비를 증가시키기 때문에, 규칙적인 생활 패턴을 유지하고 숙면을 취하도록 권유했습니다. 그리고 스트레스를 해소할 수 있는 적당한 운동과 명상을 규칙적으로 하게 했습니다. 환자는 주의 사항을 철저히 실천한 결과, 얼굴 번들거림이 눈에 띄게 줄었고 피부 트러블 발생 빈도도 감소하여 매우 만족했습니다.

쉽게 기름지는
지성 피부

지성 피부는 피지샘에서 피지 분비가 많은 피부입니다. 기름 성분인 피지가 피부 표면을 두껍게 덮고 있기 때문에, 피부가 번들거리게 됩니다. 지성 피부인 경우에는 얼굴에 여드름이나 피부 트러블이 잘 생기고, 얼굴과 두피에 지루습진이 흔하게 생깁니다.

지성 피부에는 여드름이 잘 생깁니다

피지샘에서 만들어진 피지는 피지샘 옆에 있는 모낭을 통과해서 피부 표면으로 배출됩니다. 만일 모낭의 입구가 각질에 의해 막히면 피지가 밖으로 배출이 되지 못하고 쌓입니다. 이처럼 모낭의 입구가 막혀 피지가 축적되는 것이 여드름의 시작입니다. 피지를 먹고 사는 여드름균이 먹이가 많아지기 때문에 그 수가 증가하여 피부에 염증이 유발되고, 여드름이 심해집니다.

여성의 경우 화장을 두껍게 하면 화장품 성분이 피지를 만나 만들어지는 화장품 덩어리가 모낭을 막아 피지가 모낭에 쌓여서 여드름이나 피부 트러블을 유발할 수 있습니다. 따라서 지성 피부는 화장을 엷게 하는 편이 좋습니다.

지성 피부에는 지루습진이 잘 생깁니다

피부 표면을 덮고 있는 피지는 피부에 존재하는 세균이 분해하여 지방산으로 바뀝니다. 생성된 지방산은 피부에 염증을 유발하는 효과가 있어서, 피지 분비량이 많고, 세균이 피지를 분해하면 지루습진이라는 피부병이 발생합니다. 두피에도 피지샘이 많이 있기 때문에, 얼굴뿐만 아니라 두피에도 지루습진이 생기게 됩니다. 지루습진이 심한 경우에 얼굴에 홍반이 생기고, 가렵고, 하얀 껍질이 일어나며, 머리에 비듬이 많아집니다.

지성 피부도 건조해질 수 있습니다

지성 피부는 피부를 덮고 있는 피지 때문에 유분이 많아, 건조한 느낌을 잘 느끼지 못하여 간혹 수분이 많은 피부로 오인하는 경우가 있습니다. 하지만 지성 피부의 경우도, 피부장벽이 망가져 있으면 피부의 수분이 많이 소실되이 피부가 건조해질 수 있습니다. 얼굴을 세안제로 거품을 내어 깨끗하세 피지를 제거한 후에 얼굴 피부가 당기는 느낌이 있다면 피부가 건조한 상태라는 신호입니다. 이 경우는 피부장벽의 손상으로 인하여 피부기 건조한 상태이지만 피지가 피부를 덮고 있어 건조함을 못 느끼고 있는 것입니다.

지성 피부도 피지를 제거한 후에는 피부가 당기고, 심하면 건조한 피부에서 보이는 가려운 증상이 나타납니다. 유분이 많아 피부가 번들거려도 피부는 건조할 수 있습니다. 이런 경우에는 세안 후에 피부장벽을 회복시키는 보습크림을 꼭 발라야 합니다.

피지는 줄이되 수분은 지키며 세안합니다

지성 피부의 경우에는 약산성 세정제로 피지를 깨끗이 제거할 필요가 있습니다. 아침에는 밤새 분비된 피지를 세안제로 거품을 낸 후에 가볍게 문질러 제거합니다. 세안제는 피부장벽을 적게 손상시키는 약산성 제품을 사용하는 것이 좋습니다. 세안 후에는 피부장벽을 회복시켜 주는 유분감이 적은 보습크림을 발라줘야 피부 건조를 막을 수 있습니다.

저녁에는 하루 종일 분비된 피지를 제거하고, 얼굴에 묻은 먼지와 자외선차단제 및 화장품을 닦아내기 위해서 역시 약산성 세안제로 얼굴 피부를 잘 닦아주도록 합니다. 그러나 세정제를 두 번 사용하여 이중으로 세안하는 것은 피부장벽 손상을 유발할 가능성이 크므로 피하는 것이 좋습니다. 역시 세안 후에는 피부장벽을 재생시키는 효능이 있는 보습크림을 바르도록 합니다.

얼굴이 번들거려서 피지를 제거하기 위해 자주 세안을 하는 경우가 있는데 이런 습관은 피부장벽을 손상시킬 수 있기 때문에 좋지 않습니다. 세안은 하루 2회 내지 많아도 3회 정도가 적당합니다. 또한 세안 후에 수건으로 얼굴을 세게 문질러 물기를 제거하는 습관도 피하는 것이 좋습니다.

수분이 부족한
건성 피부

건성 피부는 피지 분비가 적고, 피부장벽 기능이 감소하여 수분이 적은 피부입니다. 피부장벽 기능이 떨어져서 외부 자극 물질이 쉽게 피부로 들어오므로 피부가 쉽게 민감해집니다. 특히, 환절기나 건조한 겨울철에는 피부가 많이 건조해지고 당기고 따끔거립니다.

각질을 제거하면 안 됩니다

피부가 건조하면 각질이 일어나는 경우가 있습니다. 그렇다고 각질을 제거하면 피부장벽이 손상됩니다. 각질을 제거하면 피부장벽이 더 손상되고, 그 결과 수분이 발산되어 피부는 건조해지기 때문입니다. 결과적으로 다시 각질이 일어나는 악순환이 반복됩니다.

각질이 일어나는 이유는 각질층에 수분이 부족하여 건조하기 때문입니다. 따라서 각질을 제거할 것이 아니라, 피부 각질층에 수분을 채워주기 위해 보습크림을 더 자주 발라주는 것이 더 효과적입니다. 건성 피부는 피부장벽을 회복시키는 보습크림을 자주 충분히 발라주어, 피부장벽을 다시 튼튼하게 재생시키는 노력이 필요합니다.

실내 환경 조절이 필요합니다

건성 피부인 경우에는 실내 습도를 40~60퍼센트로 유지하고, 실내 온도도 20~22도로 유지하여 피부에서 수분이 주위 환경으로 많이 빼앗기지 않도록 하는 것이 좋습니다.

자외선 차단에 신경 씁니다

낮 동안 받는 자외선이 피부장벽을 약하게 만들기 때문에 건성 피부의 경우에는 자외선을 차단하기 위한 노력이 더 필요하며, 자외선차단제를 매일 잘 바르는 습관이 중요합니다.

마스크팩이 도움이 됩니다

보습 효과가 좋고 피부장벽을 개선하는 마스크팩을 주 2~3회 하면 효과적입니다. 특히 야외 활동으로 자외선 노출이 심한 날에는 냉장고에 넣어둔 마스크팩으로 피부를 안정시키고 보습하는 것이 좋습니다.

최대한 자극이 없도록 세안합니다

아침에는 밤새 깨끗한 환경에서 잠을 잔 후인 데다 건성 피부인 경우에는 피지 분비도 거의 없어서, 미지근한 흐르는 물로만 세안하는 것이 좋습니다.

세안한 후에는 피부장벽을 개선시키는 보습크림을 사용합니다. 보습크림은 피부장벽을 구성하고 있는 지질 성분과 당 성분을 함유한 약산성 제품이 좋습니다.

저녁에는 피부장벽에 큰 손상을 주지 않는 약산성 세안제를 선택하여 거품을 낸 후에 부드럽게 거품을 문질러 낮 동안 생활하면서 얼굴 피부에 묻게 되는 오염물질을 제거하고, 자외선차단제와 화장품을 닦아줍니다. 세안 후에는 마찬가지로 피부장벽을 개선시키는 보습크림을 잘 바르도록 합니다.

복합성 피부는 얼굴의 이마와 코 주위의 T존은 유분이 많은 지성인데 볼과 턱 부분인 U존은 건조한 경우를 말합니다. 이런 경우에는 지성 피부와 건성 피부의 특성이 혼재되어 있기 때문에 부위에 따라 피부 관리를 달리할 필요가 있습니다.

4. 여드름부터 아토피피부염까지
피부 고민에 맞춘 관리법

제가 진료했던 38세 여성은 3년 전부터 볼과 코 주변이 쉽게 붉어지는 증상을 경험하기 시작했으며, 그 증상이 서서히 심해졌다고 합니다. 처음에는 더운 환경이나 긴장할 때 잠시 붉어지는 정도였지만, 얼굴 중심부의 홍조가 점차 심해지고 지속되었습니다. 특히 양쪽 볼과 코에 실핏줄이 눈에 띄게 확장되었고, 붉은 피부 위로 오톨도톨한 작은 발진이 반복적으로 생기기 시작했습니다.

환자는 30대 초반부터 등산을 자주 다녔는데 자외선 차단을 열심히 하지 않아서 피부가 민감해지고 붉어진 것 같다고 했습니다. 동네 병원에서 치료해 보았지만 재발했다고 합니다.

진찰 결과 얼굴 중심부의 만성 홍조와 모세혈관 확장 및 면포가 없는 염증성 구진이 관찰되어 주사피부염으로 진단했습니다. 피부 염증을 줄이기 위한 약제를 6주간 처방했고, 재발을 막기 위하여 자외선 차단제와 피부 장벽을 튼튼하게 하는 보습크림을 철저히 사용하도록 권유했습니다.

6주 후 내원한 환자는 지속되던 홍조와 염증성 발진이 많이 호전되었습니다. 약을 중지하고 수개월이 지난 후에도 재발 없이 호전된 피부 상태를 유지하였습니다.

쉽게 자극받는 민감성 피부

민감성 피부를 가진 사람들은 일상에서 피부 증상으로 불편을 자주 겪습니다. 겉보기엔 괜찮아 보여도, 작은 자극에도 얼굴 피부가 화끈거리고 간지러우므로 본인은 남모르게 스트레스를 받습니다. 실제로 민감성 피부는 매우 흔하게 관찰됩니다. 세계 여러 나라의 연구 결과에 따르면 인류의 50퍼센트 이상이 민감성 피부로 추정됩니다. 지구상 인구의 절반 이상이 자신의 피부가 예민하다고 느끼고 있는 것입니다.

민감성 피부란 정상 피부보다 외부 자극에 과민하게 반응하여 쉽게 따가움, 화끈거림, 가려움증을 느끼는 피부 상태를 말합니다. 즉, 화장품과 같은 외부 물질을 바르거나 갑작스러운 기온 변화 및 자외선 노출 등의 환경 자극에 대해 정상 피부보다 민감하게 반응하여, 피부가 따끔거리거나 붉어지고 발진이 생기고 심하면 피부에 염증 병변이 생기는 피부를 민감성 피부로 정의합니다.

민감성 피부의 원인

민감성 피부의 원인으로 과거에는 3가지 가설이 있었습니다. 첫째로는 피부장벽이 손상되어 외부 자극에 민감해져 민감성 피부가 된다는 가설, 둘째로는 피부에 분포하는 신경이 과민반응을 보여 피부가 민감해진다는 가설, 셋째로는 외부 자극에 대한 피부 염증반응이 과도하게 생겨 민감성 피부가 된다는 가설입니다.

그러나 최근 서울대병원 피부과 연구실에서 밝힌 연구 결과에 따르면 민감성 피부는 아디포넥틴이라는 단백질이 부족해서 생기는 현상이었습니다.[52] 즉, 아디포넥틴 단백질이 부족하면, 3가지 가설에서 언급되는 현상이 모두 일어납니다. 아디포넥틴이 부족하면 피부장벽이 손상되고, 신경이 활성화되며, 피부 염증반응이 증가하여 민감성 피부가 발생하는 것입니다.

민감성 피부의 유형

민감성 피부는 여러 형태로 나타날 수 있는데, 크게 4가지 유형이 알려져 있습니다.

첫째, 특별한 피부 발진은 없이 정상적으로 보이는 피부가 따끔거리거나 화끈거리고 가려운 증상만 생기는 유형. 둘째, 안면홍조와 모세혈관 확장이 두드러지는 주사피부염의 증상을 보이는 유형. 셋째, 여드름과 같은 피부 트러블이 생기며 피부에 뾰루지와 같은 발진이 동반되는 유형. 넷째, 피부가 가렵고 붉어지면서 발진이 생기는 과민반응을 보이는 유형입니다.

민감성 피부의 치료

민감성 피부는 증상과 원인에 따라 개인별로 다르게 접근합니다. 우선 피부장벽 회복이 치료의 핵심입니다. 손상된 피부장벽을 개선시키는 보습크림을 하루 2~3회 도포하는 것이 기본 처방입니다.

보습크림은 약이 아니기 때문에, 증상이 심한 경우에는 임상 경험이 풍부한 피부과 전문의와 상의하여 본인 피부 상태에 맞는 치료 계획을 세워야 합니다. 민감성 피부 형태에 따라 알맞은 약을 처방받아 치료합니다. 민감성 피부에 레이저를 비롯한 피부 시술을 시행하면 피부가 더 민감해질 수 있으므로 주의해야 합니다.

생활 습관으로 관리하는 민감성 피부

① 피부장벽 손상을 최소화합니다

민감성 피부를 잘 다스리려면 일상에서 피부 자극을 최소화하는 노력이 필요합니다. 가장 먼저 얼굴 피부장벽을 손상시키는 행동을 하지 않는 것이 중요합니다.

세안 시에는 얼굴을 문질러 닦는 자극을 줄이고, 순한 저자극 약산성 클렌저로 거품을 낸 후에 부드럽게 씻는 것이 좋습니다. 너무 뜨거운 물은 피부장벽을 손상시킬 수 있으므로 미지근한 물을 사용하도록 합니다. 세정력이 강한 고형 비누와 알칼리성 세정제는 피부장벽을 쉽게 손상시키므로 사용하지 말고, 반드시 약산성 세정제를 사용합니다.

세안 후에는 얼굴을 수건으로 문지르지 말고, 톡톡 눌러 물기를 제거한 후 보습크림을 발라 수분이 날아가지 않도록 합니다.

② 자외선차단제를 사용합니다

자외선은 피부장벽을 손상시키고 민감성 피부를 악화시키는 중요 원인이므로 자외선차단제는 꼭 사용해야 합니다. 민감성 피부에는 백탁을 남길 정도의 입자가 큰 무기자차 성분의 자외선차단제가 피부에 자극이 없어 좋지만, 심한 백탁을 남겨 일상에서 바르기가 어렵습니다. 그럴 때는 순한 유기자차 성분의 자외선차단제를 사용하면 좋습니다.

③ 보습크림을 잘 바릅니다

피부장벽을 튼튼하게 해주는 보습제를 선택해서 사용합니다. 콜레스테롤, 세라마이드, 지방산이 피부와 동일한 비율인 1:1:1로 들어 있는 보습제를 선택합니다. 또한 피부장벽을 구성하고 있는 당 성분을 높여주는 효능이 입증된 보습제가 좋습니다. 당 성분이 피부장벽 기능에 중요하다는 사실은 제가 서울대병원 피부과에서 수행한 연구 결과로 밝힌 바 있습니다. 보습제는 피부의 산도와 동일한 약산성 보습제를 사용하는 것이 좋습니다.

④ 좋은 생활 습관과 환경을 유지합니다

평소에 수면 부족과 스트레스를 피하는 것이 민감성 피부 완화에 도움이 됩니다. 실제 환자들을 보면 밤샘이나 정신적 스트레스 후에 피부가 뒤집어졌다는 경우가 많습니다. 충분한 수면과 규칙적인 운동과 명상으로 스트레스를 해소하고, 피부 건강을 유지하도록 노력합니다.

또한 건조한 환경이 피부를 건조하고 민감하게 만들기 때문에, 적정 실내 습도를 유지하는 것이 좋습니다. 피부 건강을 위해 실내 습도를

40~60퍼센트로 유지하고, 실내 온도는 20~22도에 맞추면 좋습니다. 환절기나 겨울철에는 가습기를 사용하는 것이 권장되며, 실내가 너무 덥지 않도록 합니다.

화장품은 민감성 피부의 증상을 악화시키는 중요한 원인입니다. 따라서 피부가 민감해졌을 때는 화장품 사용을 줄여 피부를 쉬게 하는 것이 좋습니다.

얼굴이 붉어지는
안면홍조

안면홍조로 인해 대인관계나 일상생활을 힘들어하는 사람이 많습니다. 누구와 이야기할 때 갑자기 볼이 화끈거리며 빨개지면 자신감이 떨어지기도 합니다. 특히 추운 날씨에 따뜻한 실내로 들어가거나 부끄러운 상황에서 얼굴이 달아오르면 스스로 통제하기 어려워 당황스럽게 만드는 증상입니다.

안면홍조는 얼굴, 목 혹은 가슴 윗부분의 피부가 갑자기 화끈거리며 붉어지는 현상을 말합니다. 보통 일시적으로 얼굴 피부가 붉어지고 몇 분간 지속되다가 가라앉는 것이 일반적입니다. 홍조가 나타날 때 간혹 땀이 나거나, 가슴이 두근거리고, 열감으로 불쾌함을 느끼기도 합니다.

이러한 안면홍조는 혈관 확장 때문에 발생하는데, 피부의 작은 혈관들이 일시적으로 넓어지면서 피가 몰려 얼굴이 붉어지는 것입니다.

안면홍조는 생각보다 흔한 현상이며, 그 원인도 다양합니다.

첫째, 생리적 반응입니다. 정상 생리적 반응으로 긴장하거나 당황할 때 얼굴이 달아오르는 것은 자율신경계가 활성화되어 혈관을 확장시키기 때문입니다. 심한 운동이나 사우나 후에도 체온을 발산하기 위해 혈관이 넓어져 홍조가 생길 수 있습니다. 이런 생리적 홍조는 땀이 나는 것처럼 정상적인 반응이며 병적인 것이 아닙니다.

둘째, 폐경입니다. 폐경기 여성에게 나타나는 안면홍조는 매우 흔한 증상입니다. 폐경을 겪은 여성 세 명 중 두 명 이상이 안면홍조를 경험하게 됩니다. 여성 호르몬인 에스트로겐은 시상하부에서 체온을 안정적으로 조절하는 역할을 하는데, 폐경 후에 에스트로겐 호르몬이 급격히 감소하면 시상하부의 체온조절 중추가 민감해져 약간만 체온이 올라가도 과도하게 반응합니다.

따라서 폐경 전과는 달리 폐경 후에는 미세한 체온 상승에도 뇌가 더워졌다고 인식해서 혈관을 확장시키고 땀을 흘립니다. 쉽게 얼굴 혈관이 확장되어 얼굴과 상체가 붉어지고 화끈거리는 열감을 느끼면서 땀을 흘리는 것입니다.

셋째, 약물입니다. 특정 약물이 얼굴에 홍조를 유발하는 경우도 있습니다. 혈관확장제인 혈압약이나 항우울제 중의 일부 약제를 복용하면 부작용으로 인해 안면홍조가 생길 수 있습니다. 특히 스테로이드 연고를 얼굴에 오래 사용한 경우에는 모세혈관이 확장되어 안면홍조가 유발됩니다.

넷째, 술과 음식입니다. 음주와 음식 섭취도 안면홍조의 흔한 유발

요인입니다. 술을 마시면 혈관이 확장되어 얼굴이 붉어집니다. 매운 음식이나 뜨거운 음식도 체온을 높여 홍조를 유발할 수 있습니다.

다섯째, 피부질환입니다. 피부질환을 앓고 있는 경우에 안면홍조가 동반되는 경우가 종종 있습니다. 피부질환 중에는 특히 주사피부염이나 지루습진의 경우 안면홍조가 잘 생깁니다.

안면홍조의 치료

안면홍조는 그 원인에 따라 치료 방법이 달라집니다.

첫째, 특별한 질병 없이 생활 요인으로 발생하는 경미한 홍조는 유발 요인을 피하는 생활 습관 조절만으로도 많이 좋아질 수 있습니다. 예를 들어 뜨거운 사우나를 삼가고, 급격한 온도 변화에 노출되지 않도록 하며, 맵고 뜨거운 음식이나 과도한 음주를 자제하는 것만으로도 홍조 빈도를 줄일 수 있습니다.

둘째, 호르몬 치료입니다. 갱년기 홍조가 심해 일상생활에 지장이 큰 경우에는 호르몬 치료를 고려할 수 있습니다. 여성 호르몬인 에스트로겐을 보충해 주면 안면홍조의 빈도와 강도를 현저히 줄일 수 있습니다. 다만 호르몬 치료는 부작용과 장기 위험성을 따져봐야 하므로, 산부인과 전문의와 충분히 상의하여 결정할 필요가 있습니다.

셋째, 원인 약물을 교체합니다. 특정 약물로 인한 홍조는 해당 약을 조절하거나 다른 약으로 바꿔야 합니다. 처방받은 약을 복용한 뒤 홍조가 시작됐다면 의사와 상남하어 약물 변경을 고려해야 합니다.

넷째, 피부질환을 치료합니다. 주사피부염이나 지루습진이 있는 경우에는 피부 염증을 억제하는 약을 복용하여 주사피부염이나 지루습진을 치료하면 동반된 안면홍조를 호전시킬 수 있습니다.

치료 후에 주사피부염이 재발하는 경우가 많은데, 그 이유는 자외선이 주사피부염을 악화시키기 때문이라고 생각됩니다. 따라서 주사피부염을 치료할 때뿐만 아니라 치료 후에도 자외선 차단을 철저히 하는 것이 주사피부염은 물론, 안면홍조의 치료와 재발 방지에도 중요합니다.

다섯째, 혈관 레이저를 시행합니다. 혈관 레이저로 확장된 모세혈관을 제거하는 시술을 하기도 하지만, 레이저 치료 자체가 피부에 자극을 더해 피부가 더 민감해질 수 있습니다. 레이저 치료 후에 더 민감해진 피부 때문에 불편해하는 경우가 종종 있다는 사실을 알고 레이저 치료 여부를 결정하는 것이 좋습니다.

여섯째, 긴장을 완화합니다. 긴장이나 심리적 요인으로 얼굴이 붉어지는 경우에는 근본적으로 정신적 긴장 완화가 중요합니다. 평소에 정신적 스트레스를 해소할 수 있는 운동, 명상, 호흡법 등의 생활 습관을 실천하는 것이 도움이 됩니다.

생활 습관으로 관리하는 안면홍조

① 온도 변화를 줄입니다

추운 야외에서 갑자기 더운 실내로 들어갈 때 홍조가 잘 생기므로, 추운 날에는 목도리나 마스크로 얼굴에 직접 찬바람이 닿지 않게 노력합니다. 너무 뜨거운 목욕이나 사우나는 피하도록 하고, 샤워도 미지근한 물로 짧게 하는 것이 좋습니다.

② 홍조를 유발하는 음식을 피합니다

맵거나 뜨거운 음식은 홍조를 악화시킬 수 있고, 음주도 홍조를 유발하므로 피하는 것이 도움이 됩니다. 카페인 음료도 혈관을 확장시킬 수 있으므로 과도한 섭취는 피하는 것이 좋습니다.

③ 알코올 성분 화장품과 스테로이드 연고를 되도록 사용하지 않습니다

알코올 성분이 많이 들어 있는 화장품은 피부장벽을 손상시키므로 피하는 것이 좋습니다. 스테로이드 연고는 피부가 얇아지고 모세혈관이 늘어나는 부작용으로 안면홍조가 악화될 수 있으므로 함부로 바르면 안 됩니다.

④ 스트레스를 해소합니다

스트레스는 자율신경 균형을 깨뜨려 홍조를 악화시킬 수 있으므로 해소하는 것이 중요합니다. 규칙적인 운동은 스트레스를 줄여주지만 너무 격렬한 운동을 할 때 안면홍조가 심해질 수 있으므로 본인에게 맞는 운동 강도를 찾아 매일 하면 좋습니다. 더불어, 규칙적인 충분한 수면을 취하고 명상과 취미 생활 등으로 마음의 안정을 도모합니다.

안면홍조의 증상이 심하여 심리적으로 위축될 정도라면 피부과 전문의를 찾아 정확한 원인을 확인한 후 원인을 없애고 적절한 치료를 받는 것 역시 필요합니다.

⑤ 피부 쿨링을 통해 증상을 완화합니다

얼굴이 달아오를 때 즉각적으로 냉각해 주는 것도 증상 완화에 도움이 됩니다. 찬물을 마시거나 시원한 장소로 이동하거나 차가운 물수건으로 잠깐 얼굴을 식히는 것이 도움이 됩니다. 단, 너무 차가운 얼음덩이를 피부에 바로 대는 것은 바람직하지 않습니다.

가장 흔한 피부 고민, 여드름

사춘기부터 성인기까지, 여드름은 가장 흔한 피부 고민 중 하나입니다. 거울을 볼 때마다 얼굴에 생긴 여드름을 보면 신경이 많이 쓰입니다. 급한 마음에 손으로 짜보지만, 보기 안 좋아질 뿐입니다.

여드름은 전 세계 인구의 약 1/5이 겪고 있을 정도로 흔한 피부질환이며, 10대의 약 1/3은 여드름을 경험합니다. 20~30대 성인에게 생기는 성인 여드름도 흔합니다. 원인을 과학적으로 이해하고 잘못된 생활습관을 교정하면 여드름을 예방하고 치료할 수 있습니다.

여드름의 원인

여드름은 피지샘과 모낭의 만성 염증성 질환으로, 주로 얼굴과 등, 가슴처럼 피지샘이 많이 분포하고 있는 부위에 생깁니다. 여드름이 생기는 근본 원인은 4가지입니다.

첫째, 안드로겐 호르몬의 분비가 증가하여 피지샘을 자극하여 피지 분비가 증가하는 것이 제일 중요한 원인입니다. 안드로겐 호르몬이 증가하기 시작하는 사춘기에 여드름이 생기기 시작합니다.

둘째, 피지가 배출되는 통로인 모낭의 입구가 각질로 막혀서 배출되지 않고 피지가 모낭에 축적되는 것이 원인입니다. 모낭 입구가 막히고 피지가 쌓이면 모낭이 부풀어 있는, 여드름의 기본 병변인 면포가 생깁니다. 피지가 배출되지 않고 축적되면, 모낭은 점점 풍선처럼 부풀고 나중에는 터져서 피부에 염증을 일으킵니다.

셋째, 모낭 안에 피지가 증가하여 피지를 먹고 사는 여드름균이 증식하는 것입니다. 모낭 속에는 정상적으로 여드름균이 상존하고 있습니다. 그런데 면포가 생기면 모낭 속은 산소가 적은 밀폐 환경이 되고 여드름균의 먹이인 피지가 증가하기 때문에, 산소가 없는 환경에서 잘 자라는 여드름균이 증식하기 좋은 환경이 됩니다.

넷째, 피부에 발생한 염증이 여드름을 심하게 만드는 원인입니다. 여드름균이 피지를 분해하여 지방산을 형성하면, 지방산이 피부에 염증을 유발합니다. 또한 여드름균이 직접 피부에 염증을 유발하여 여드름을 악화시킵니다. 염증이 생기면, 면포가 점점 붉어지고 커져서 구진으로 변하고, 심하면 고름이 생겨 농포성 여드름으로 진행합니다.

여드름의 악화 요인

그렇다면 여드름을 악화시키는 원인은 무엇일까요. 첫째, 유전적 소인입니다. 여드름 발생에는 유전이 크게 작용합니다. 가족 중에 심한 여드름이 있는 식구가 있다면 다른 가족들도 여드름이 생길 가능성이 높아집니다.

둘째, 음식입니다. 최근 연구 결과는 당부하 지수가 높은 음식이나 우유, 유제품 등이 일부 사람에서 여드름을 악화시킬 수 있다고 하지만, 항상 이런 음식이 여드름을 악화시키는 것은 아닙니다.

셋째, 약물입니다. 스테로이드 성분이 여드름을 유발하는 것은 잘 알려져 있습니다. 스테로이드 연고를 얼굴에 오래 바르거나, 먹는 스테로이드 약을 오래 복용하면 얼굴과 가슴에 여드름이 생깁니다.

넷째, 스트레스와 수면 부족입니다. 스트레스를 지속적으로 받거나 수면 부족이 지속되면 스트레스 호르몬인 코르티솔의 혈중 농도가 증가합니다. 코르티솔은 스테로이드 호르몬의 일종으로, 여드름을 악화시키는 작용을 합니다.

여드름의 증상

여드름의 임상 양상은 다양합니다. 작고 하얗게 튀어나온 화이트 헤드와 모낭을 막고 있는 각질이 검게 보이는 블랙 헤드는 여드름의 기본 병변인 면포입니다. 면포로 시작해서 여드름 병변이 염증이 심해지면, 붉어지고, 튀어올라 구진 형태의 염증성 여드름이 생깁니다. 더 심한 경우에는 고름이 생겨 농포성 여드름이 됩니다. 더 깊게, 더 크게 고름이 잡히면 결절성 여드름이라고 합니다.

여드름은 염증반응에 의해 피부 조직을 심하게 손상하기 때문에 푹 파인 흉터가 생깁니다. 따라서 흉터를 예방하기 위해 여드름은 초기에 잘 치료해야 합니다.

여드름의 치료

여드름의 치료는 원인 4가지를 없애는 것을 목표로 다음과 같이 시행합니다.

첫째, 국소 치료를 시행합니다. 국소 치료제로 많이 사용하는 것은 국소 항생제 로션이나 연고입니다. 국소 항생제 성분들이 여드름균을 제거하고 염증을 억제하는 효과가 있어 여드름 치료에 효과적입니다. 주로 크린다마이신, 에리스로마이신, 벤조일퍼록사이드 성분을 사용합니다.

또 다른 국소 치료제로 레티노이드 성분을 사용합니다. 국소 레티노이드 연고는 비타민 A 유도체로서 모낭의 입구를 막는 각질을 제거하여 막힌 모낭을 뚫어주어 피지가 잘 배출되게 하는 효과가 있습니다. 또한 피지 분비를 억제하고 여드름균을 억제하여 효과가 좋습니다.

살리실산 연고를 사용하기도 합니다. 살리실산 연고는 모낭을 막은 각질을 제거하여 모낭을 뚫어주는 효과가 있습니다.

자외선이 여드름을 악화시키기 때문에 자외선차단제를 꼭 발라야 합니다. 레티노이드 연고와 벤조일퍼록사이드 연고는 피부 건조를 유발하므로 보습크림을 발라주는 것이 도움이 됩니다.

둘째, 경구 치료를 합니다. 항생제를 경구로 사용하면 여드름균을 억제하고 염증을 줄여주는 효과가 있습니다. 보통 치료 시작 후 4~8주 정도 지나야 뚜렷이 개선되며, 중증일수록 몇 달 이상의 장기 치료가 요구됩니다. 피부과 전문의의 지시에 따라 인내심을 갖고 치료 일정을 시키는 것이 중요합니다. 꾸준히 치료받으면 대부분의 여드름은 호전되고 흉터도 예방할 수 있습니다.

레티노이드 성분인 이소트레티노인은 다른 약제에 의해 치료가 되시 않거나, 자주 재발되는 심한 여드름에 사용합니다. 여드름의 4가지 원인을 모두 억제하기 때문에 효과가 좋으며, 약의 용법에 따라서 충분한 용량을, 정해진 기간 동안 사용하면 여드름을 호전시키고 재발도 막을 수 있습니다.

생활 습관으로 관리하는 여드름

① 피지 제거가 핵심입니다

피지를 잘 제거하는 것이 중요하기 때문에 약산성 세안제로 거품을 내어 하루 2회 피지를 깨끗이 제거하도록 합니다. 여드름 피부라고 너무 자주 세안하면 피부에 염증을 증가시켜 오히려 좋지 않습니다. 과도한 세안은 피부장벽의 기름막에서 기름 성분을 녹여내고, 피부장벽 기능을 손상시켜 피부를 건조하게 만들 수 있으며, 건조해진 피부에는 염증이 생겨 여드름을 악화시킬 수 있기 때문에 조심해야 합니다.

거품을 내어 손으로 심하게 문지르지 않고 미지근한 물로 헹군 후 깨끗한 수건으로 톡톡 눌러 물기를 제거합니다.

② 손으로 만지거나 짜지 않습니다

여드름 부위를 손으로 만지작거리거나 짜는 습관은 여드름을 악화시키게 됩니다. 손에는 세균이 많으므로 자주 만지면 염증을 악화시켜 여드름 병변이 심해질 수 있기 때문입니다. 여드름 병변을 집에서 손으로 짜면 내용물이 밖으로 나오지 않고, 오히려 많은 양이 피부 안으로 들어가게 되어 더 심한 염증을 유발하고 피부 흉터로 이어집니다.

여드름 병변은 짜는 편이 치료에 좋습니다. 다만, 반드시 피부과 전문의가 멸균된 면포 압출기를 사용하여 짜는 것이 원칙입니다.

③ 화장품을 잘 선택합니다

여드름 피부에는 유분 함량이 낮은 제형의 여드름을 악화시키지 않는 성분들로 제조된 화장품을 써야 합니다.

여드름의 기본 병변인 면포를 유발하지 않는 화장품을 논코메도제닉(Non-comedogenic) 화장품이라고 합니다. 면포를 유발하는 성분을 사용하지 않고, 여드름 피부에 적합한 제형으로 만든 화장품입니다. 화장을 두껍게 하면 화장품이 모공을 막아 여드름을 악화시킬 수 있기 때문에 가능한 한 얇게 하는 것이 좋습니다.

④ 보습크림을 발라야 합니다

피부장벽이 손상되면 피부가 건조해지고 염증이 유발되어 여드름을 악화시킵니다. 따라서 여드름이 있는 경우에도 피부장벽의 손상을 회복시키고, 피부장벽을 튼튼하게 만들어주는 보습크림을 반드시 사용해야 합니다.

시중에 나와 있는 보습크림 중에는, 피부장벽을 튼튼하게 하는 동시에, 여드름의 4가지 원인을 효과적으로 억제하는 천연식물 추출물을 추가하여 여드름을 좋게 하는 제품이 있습니다.

⑤ 자외선차단제를 발라야 합니다

자외선은 여드름을 악화시킵니다. 또한 피부장벽도 손상시킵니다. 따라서 여드름이 있는 경우에도 자외선차단제를 습관적으로 매일 바르는 것이 중요합니다.

⑥ 식습관에 신경 씁니다

탄산음료, 과자, 초콜릿처럼 당부하 지수가 높은 음식이나 우유, 치즈와 같은 유제품 등이 여드름을 유발할 수 있다는 논문이 나와 있습니다. 그러나 모든 사람의 여드름에 악영향을 끼치는 것은 아닙니다. 따라서 여드름이 있는 경우에 평소에 위 음식들을 많이 먹는다면, 음식이 유발 원인인지를 확인하기 위해서 2~4주 정도 먹는 것을 멈춰 보는 것도 좋은 방법입니다. 만일 음식을 끊었는데 여드름이 개선되는 경향을 보인다면 이런 음식을 피하는 것이 필요할 것입니다.

⑦ 스트레스를 잘 관리합니다

스트레스 호르몬인 코르티솔은 여드름을 악화시키므로 충분한 수면과 가벼운 운동 등으로 스트레스를 해소하는 것이 중요합니다.

만성적인 홍조가 생기는 주사피부염

볼과 코 주변의 모세혈관이 확장되어 있어 피부가 붉은 상태이며, 피부에 오톨도톨한 발진이 생긴다면 주사피부염일 가능성이 있습니다. 주사피부염이 아주 심해지면 코가 울퉁불퉁 커지고 붉어져서 딸기코라고도 하는데, 이는 술과는 관계가 없습니다.

주사피부염은 뺨과 코를 포함한 얼굴 중심부에 만성적으로 붉은 홍조와 혈관 확장 소견이 보이며, 염증성 구진과 같은 발진이 생기는 피부질환입니다. 남녀 모두에서 생길 수 있지만 30~50대의 여성에게 특히 흔합니다. 초기에는 얼굴이 일시적으로 붉어지는 증상으로 시작하지만, 점차 얼굴의 홍조가 지속되고 모세혈관이 확장되다가 붉은 발진과 튀어나온 구진이 나타납니다.

주사피부염의 원인

주사피부염의 원인으로 가장 가능성이 높은 것이 자외선 노출입니다. 자외선은 혈관을 확장시키고, 새로운 혈관을 만드는 작용이 있으며, 피부에 염증을 유발하는 작용을 합니다.

또한 피부에 서식하는 모낭충이 주사피부염을 유발하는 원인이라는 주장도 있습니다. 주사피부염 환자의 얼굴 피부에는 모낭충의 개체 수가 늘어 있고, 모낭충을 억제하는 약물이 주사피부염 치료에 효과가 있다는 점이 이런 주장을 뒷받침하고 있습니다.

유전적으로 주사피부염이 잘 생기는 가족이 있습니다. 이 증상을 호소하는 환자의 30~40퍼센트는 가족 중에 주사피부염이 발생하는 경향이 있으며, 백인에게 많다는 점 등으로 보아 어느 정도 유전적 소인이 있다고 생각됩니다.

그 외 주사피부염의 증상을 악화시키는 원인으로는 열, 추위, 바람, 매운 음식, 알코올, 뜨거운 음료, 심한 감정 변화, 스트레스 등이 알려져 있습니다. 이런 원인은 얼굴 혈관을 확장시켜 안면홍소와 일굴 피부의 염증을 악화시키고, 주사피부염에 악영향을 미칩니다.

한편, 장기간 스테로이드 연고를 얼굴에 남용하면 안면홍조가 심해지고 주사피부염이 악화되므로 주의가 필요합니다.

주사피부염의 치료

첫째, 국소 치료입니다. 주사피부염은 만성 질환이지만, 적절한 치료로 호전을 기대할 수 있습니다. 바르는 약으로는 염증을 줄이는 효과가 있되, 스테로이드 성분이 아닌 항염증 성분이 들어 있는 연고를 사용하는 경우가 많습니다. 스테로이드 연고는 주사피부염을 악화시킬 수 있어서 사용하지 않는 것이 좋습니다. 피부 진드기인 모낭충이 원인일 수 있어 모낭충을 죽이는 연고를 사용하여 치료하기도 합니다.

둘째, 경구 치료입니다. 먹는 약으로는 저용량의 테트라사이클린 계열의 항생제를 사용합니다. 주사피부염에 테트라사이클린 계열의 항생제를 사용하는 이유는, 균을 죽이기 위해서가 아닙니다. 테트라사이클린 성분이 염증을 억제하는 작용이 있기 때문에 주사피부염의 염증을 억제하는 목적으로 사용하는데, 효과가 좋은 편입니다. 주사피부염의 증상이 호전되면 서서히 약을 줄여갑니다. 증상이 매우 심하거나 항생제 치료에 반응하지 않는 경우, 레티노이드 제제인 이소트레티노인을 낮은 용량으로 사용하기도 합니다.

셋째, 혈관 레이저입니다. 모세혈관 확장과 홍조에 대해서는 혈관을 파괴하는 혈관 레이저 치료로 확장된 모세혈관을 없애는 치료를 할 수 있으나 효과가 완벽하지 않은 경우가 많습니다. 또한 레이저 치료가 피부를 자극하여 피부를 더욱 민감하게 만들 수 있습니다. 따라서 레이저 치료를 받을지 신중하게 결정해야 합니다.

생활 습관으로 관리하는 주사피부염

주사피부염은 생활 속 관리가 특히 중요합니다. 여러 환경 요인에 의해 주사피부염의 증상이 악화될 수 있기 때문에, 외부 환경에서 오는 자극을 잘 차단하고 조절하는 것이 필요합니다.

① 자외선을 차단합니다

자외선은 주사피부염의 중요한 원인입니다. 햇볕이 약한 겨울철에도, 흐리고 비가 오는 날에도 자외선이 피부에 도달하기 때문에 외출 시에는 자외선차단제를 습관적으로 반드시 발라야 합니다.

모자와 양산, 선글라스로 햇빛을 가리도록 합니다. 자외선에 많이 노출된 날에는 피부 쿨링과 보습을 충분히 해주는 것이 좋습니다.

② 급격하게 피부 온도가 상승하지 않도록 합니다

뜨거운 사우나, 찜질방, 한증막과 같이 피부 온도를 급격히 올리는 환경을 피하는 것이 좋습니다. 추운 겨울에도 난로의 열기가 직접 피부에 닿지 않도록 합니다. 특히, 요리할 때는 가스불의 강한 열기가 얼굴에 직접 닿지 않도록 하고, 후드나 환풍기를 사용하여 요리 중에 발생하는 열기를 외부로 빼내는 것이 좋습니다.

③ 자극적 음식과 음주를 피합니다

매운 음식이나 뜨거운 음식, 그리고 알코올은 주사피부염의 증상을 악화시킵니다. 맵거나 톡 쏘는 향신료가 들어 있는 음식은 줄이고, 뜨거운 차나 커피도 좋지 않습니다. 술은 혈관을 확장시키고 피부 염증을 악화시키기 때문에 마시지 않는 것이 좋습니다.

④ 세안할 때는 자극을 최소화합니다

세안을 할 때 자극이 되는 알칼리성 고형 비누 대신, 저자극 약산성 클렌저를 사용하는 것을 추천합니다. 거품을 잘 내서 잠깐 부드럽게 닦아내고, 거품은 미지근한 물로 조심스럽게 헹궈내도록 합니다. 각질 제거는 절대 금지입니다.

⑤ 보습크림을 잘 선택해서 바릅니다

주사피부염이 심한 경우에는 보습크림을 바르는 것 외에는 화장하지 않는 것이 좋습니다. 보습크림은 피부장벽을 개선시킬 수 있는 효능이 확실하되, 무향에 약산성 제품이면 좋습니다. 보습제는 자극이 없는 제품을 바르도록 하며 바를 때 피부가 따끔거리는 보습크림은 피하는 것이 좋습니다.

⑥ 스테로이드 연고는 피합니다

스테로이드 연고는 주사피부염을 악화시키는 중요한 원인입니다. 주사피부염의 경우에는 스테로이드 성분이 아닌 항염증 효과가 있는 연고를 사용하는 것이 좋습니다. 비스테로이드 성분으로서 염증을 억제하는 대표적인 성분은 칼시뉴린 억제제입니다.

⑦ 스트레스를 잘 관리합니다

스트레스가 주사피부염을 악화시킬 수 있으므로 규칙적인 운동, 명상 등으로 스트레스를 해소하고, 마음을 편하게 유지하는 것이 좋습니다.

가렵고 불편한
지루습진

어깨 위로 떨어지는 하얀 비듬, 항상 근질거리는 얼굴과 두피, 얼굴을 덮고 있는 기름기와 허옇게 일어나는 각질은 지루습진의 전형적인 증상입니다. 지루습진은 지루성 습진, 지루성 피부염, 지루피부염 등으로 부르기도 합니다. 지루습진은 만성 피부질환으로 일상생활에 지장을 줍니다.

지루습진이 있는 경우 얼굴에서는 기름기가 많고, 코, 볼, 미간 등의 부위에 붉은 홍반과 각질이 일어나는 인설이 자주 생깁니다. 인설이 생기는 이유는 피부장벽이 손상되어 피부 수분이 외부로 많이 소실되어 피부가 건조해졌기 때문입니다. 피부가 번들거릴 정도로 기름 성분인 피지가 피부를 덮고 있지만, 피부의 수분은 소실되어 피부가 건조해진 경우입니다.

피지샘이 많이 분포하는 귀 뒤나 귀 안, 가슴의 중앙 및 윗부분, 등 위쪽에도 발생할 수 있습니다. 가려움증이 흔히 생기는데 살짝 긁고 싶은 정도의 약한 가려움증일 때가 많습니다.

두피에 생기는 비듬은 지루습진의 흔한 증상입니다. 비듬만 있고, 얼굴에는 지루습진의 증상이 없는 경우도 흔합니다. 두피의 비듬은 하얗고 가벼운 각질 조각이 떨어지는 형태에서, 심하면 노랗고 누껍게 딱지가 앉는 형태까지 다양합니다. 신생아에 생기는 지루습진의 경우에는 두피에 노란 두꺼운 기름기가 섞인 딱지가 생기는 경우도 있으며, 보통 가렵지는 않고 생후 6~12개월 사이에 자연히 좋아집니다.

지루습진은 증상이 반복적으로 호전과 악화를 거듭하는 만성 경과를 밟습니다. 피곤하거나 컨디션이 나쁘거나 잠을 잘못 자거나 하면 피지샘에서의 피지 분비가 증가하게 되고, 그 결과 지루습진의 증상이 악화됩니다. 피지샘이 피부에 있고 피지 분비가 계속되고 있으며 상황에 따라 분비량이 증가하기 때문에 지루습진의 재발을 막는 것은 어렵지만, 심해질 때마다 며칠간 치료하면 일상생활에 불편하지 않게 증상이 없도록 잘 조절할 수 있는 질환입니다.

지루습진의 원인

지루습진은 피지샘이 많이 분포하고 있는 부위인 얼굴, 두피, 귀 속, 가슴과 등의 윗부분 피부에 발생하는 만성 염증성 피부질환입니다. 피지샘에서의 피지 분비가 증가해서 생깁니다.

임신 중에 엄마의 안드로겐 호르몬이 태반을 통해서 태아로 넘어가서 일시적으로 아기의 피지샘을 자극할 수 있습니다. 그 결과 아기가 태어난 후에 피지 분비가 일시적으로 급증하여 신생아 시기에 지루습진이 생기는 경우가 있습니다. 생후 3개월 이전의 아이의 약 40퍼센트에게 지루습진이 관찰됩니다. 그러나 엄마의 안드로겐 호르몬이 오래 유지되지 못하기 때문에 신생아에서 생긴 지루습진은 시간이 지나면 저절로 좋아집니다.

사춘기 이후에 안드로겐 호르몬이 증가하기 시작하면 본격적으로 지루습진이 발생합니다. 지루습진은 매우 흔한 질환으로 전체 인구의 약 3~5퍼센트 정도가 겪습니다.

지루습진의 경우 증가한 피지가 피부에서 염증을 유발하는 기전은 다음과 같습니다. 남성호르몬인 안드로겐이 피지샘을 자극하여 피지 분비를 증가시키면, 피부에 있는 말라세지아라고 부르는 곰팡이가 피지를 분해합니다. 피지가 분해되면 여러 지방산이 만들어지고, 이것이 피부에 염증을 유발해서 지루습진이 생깁니다.

말라세지아는 사람 피부에 정상적으로 존재하는 상재균입니다. 그런데 이 균은 피지를 먹고 살기 때문에, 피지 분비가 증가하면 균이 많아지고, 균이 많아지면 피지를 더 많이 분해하며, 분해 산물인 지방산이 더 많이 만들어지면 피부 염증이 심해져 지루습진의 증상이 심해집니다.

지루습진의 치료

지루습진의 치료 목표는 염증을 억제하고, 말라세지아 곰팡이를 억제하는 것입니다.

첫째, 항진균 샴푸를 씁니다. 증상이 심하지 않은 경미한 지루습진에는 흔히 약용 샴푸를 사용합니다. 징크피리티온(Zinc pyrithione)이나 케토코나졸(Ketoconazole) 성분이 들어 있는 샴푸는 말라세지아 곰팡이를 억제하여 효과를 발휘합니다.

이 약용 샴푸를 주 2~3회 사용하며, 거품을 두피에 5분 정도 둔 뒤 헹구도록 합니다. 지루습진은 만성 경과이므로, 증상이 좋아지더라도 유지 관리가 필요합니다. 자주 재발하는 경우에는, 증상 없더라도 약용 샴푸를 1~2주에 한 번씩 써주는 것이 재발을 막는 데 좋습니다.

둘째, 국소 치료를 합니다. 염증이 심한 부위에는 저강도의 스테로이드 연고를 사용합니다. 스테로이드 연고는 장기간 사용하면 부작용이 생길 수 있으므로 증상이 심한 초기에 며칠 동안만 증상을 억제하는 목적으로 사용하는 것이 좋습니다.

심한 증상이 가라앉으면 비스테로이드 제제인 칼시뉴린 억제제 연고를 사용하면서 증상을 유지시키고, 재발을 예방합니다. 칼시뉴린 억제제 연고는 염증을 줄이는 효과가 있고, 부작용이 적어 비교적 안심하고 사용할 수 있습니다.

셋째, 경구 치료를 합니다. 대부분의 지루습진은 샴푸와 바르는 연고로 조절이 가능합니다. 만일 증상이 심하고 초기 치료의 효과가 좋지 않을 경우에는 테트라사이클린 계열의 항생제를 복용하면 효과적으로 증상을 조절할 수 있습니다.

생활 습관으로 관리하는 지루습진

지루습진은 자주 재발할 수밖에 없는 질환이기 때문에 생활 속에서 증상을 최소한으로 줄이기 위해 꾸준한 노력이 필요합니다.

① 규칙적으로 얼굴과 두피를 씻어냅니다

얼굴 피부와 두피의 피지를 깨끗이 제거하는 것이 중요합니다. 세안은 아침, 저녁 하루 2회, 부드러운 세안으로 T존의 기름을 제거합니다. 세정 이후에는 유분기가 적은 가벼운 약산성 보습크림을 발라 피부장벽이 손상되지 않도록 해주는 것이 중요합니다. 과도하게 피부 표면에 존재하는 유분은 제거하되, 그 과정에서 피부장벽이 손상되어 피부가 건조해지는 것을 예방해 주는 것입니다.

머리는 하루 한 번 감는 것이 바람직합니다. 샴푸도 세정제와 마찬가지로 약산성 샴푸가 두피 건강에 좋습니다. 약산성 샴푸로 거품을 내서 지문이 있는 손가락 부위로 부드럽게 문질러줍니다. 가렵다고 손톱으로 박박 긁으면서 머리를 감는 것은 오히려 염증을 유발하여 증상을 악화시킵니다. 머리를 감을 때는 피부 온도와 비슷한 31~32도 정도의 미지근한 물로 감도록 합니다.

② 규칙적인 생활 습관을 지킵니다

스트레스와 수면 부족은 지루습진을 악화시키는 요인입니다. 충분한 수면과 규칙적 생활로 신체 리듬을 유지하면 지루습진의 증상이 좋아지고, 재발도 줄어듭니다.

③ 실내 환경을 적절히 유지합니다

겨울철 건조한 환경은 피부와 두피를 건조하게 만들어 각질과 비듬을 악화시킵니다. 가습기를 사용하여 실내 습도를 40~60퍼센트 정도로 유지하고, 실내 온도도 너무 덥지 않게 유지하는 것이 좋습니다.

④ 긁지 않습니다

지루습진 부위가 가렵다고 긁으면 더 심한 염증과 2차 감염을 부를 수 있습니다. 얼굴 피부 또는 두피가 가려울 땐 손톱으로 긁기보다 지그시 누르는 것이 좋으며, 가능하면 참도록 합니다. 많이 가렵다면 염증이 심한 것이므로 연고 또는 약용 샴푸를 사용하여 치료하고 보습크림을 자주 발라주는 것이 도움이 됩니다.

⑤ 음주와 흡연을 피합니다

과도한 음주와 흡연도 염증을 악화시킬 수 있기 때문에 절주와 금연이 지루습진 관리에 도움이 됩니다.

삶의 질을 떨어뜨리는
아토피피부염

아토피피부염은 어린아이부터 성인까지 생길 수 있고, 가려움증과 피부 건조증을 특징으로 하는 만성 피부질환입니다. 가려움증이 일상생활에 지장을 초래하고, 삶의 질을 심각하게 훼손시킵니다.

과거에 비하여 최근에는 아토피피부염을 앓고 있는 아이들이 급속히 증가하고 있습니다. 우리나라 어린이의 15~20퍼센트가 아토피피부염을 앓고 있다고 추정됩니다. 경미한 증상을 보이는 경우가 대부분이며 나이가 들면서 저절로 좋아지는 경향을 보이지만, 일부 환자는 심한 증상을 보이며 성인까지 지속되기도 합니다.

피부가 건조하고 가려우면 아토피피부염이라고 생각하는 경향이 있습니다. 서울대병원 피부과 진료실에 내원한 환자 중에 다른 피부질환인데 아토피피부염이라고 생각하고 오랫동안 치료를 받고 있었던 환자들을 많이 보았습니다. 아토피피부염은 진단 기준에 따라서 몇 가지 증상이 반드시 있어야 진단할 수 있는 질환입니다.

아토피피부염의 3가지 중요한 특징은 피부가 매우 건조하다는 것, 만성적으로 가려운 증상이 지속된다는 것, 특징적인 피부 발진이 생긴다는 점입니다. 피부 발진은 나이에 따라 다른 발생 양상을 보입니다.

2세 이하의 환자는 얼굴에 습진이 심하고, 팔, 다리에 발진이 있는 경우에는 주로 바깥쪽 피부에 생기며, 붉고, 진물이 나는 급성기 습진 형태로 시작합니다. 2세 이후부터 청소년기 사이에서는 얼굴보다는 팔과 다리에서 접히는 부위에 가려운 습진이 주로 생깁니다. 긁다 보면 피부가 두꺼워지는 태선화가 나타납니다. 성인기에 아토피피부염이 생기는 경우에는 얼굴, 목, 손, 그리고 팔과 다리의 접히는 부위에 두꺼워진 피부가 특징인 습진이 나타납니다. 이처럼 아토피피부염의 피부 발진은 나이에 따라 다른 양상을 보이는 것이 특징입니다.

아토피피부염 환자의 피부는 매우 건조하고, 건조함이 심할수록 심한 가려움증이 동반됩니다. 가려움증은 환자의 삶의 질을 심하게 떨어뜨립니다. 밤에 숙면을 취하기가 어렵고, 공부나 일에 집중하기 힘들어집니다. 가려움증이 심해 피부를 긁으면 그 순간은 시원하지만, 긁는 자극에 의해 피부의 염증이 악화되어 긁을수록 가려움증이 더 심해지는 악순환에 빠지게 됩니다.

아토피피부염 환자들은 피부 습진 외에도 나중에 천식, 알레르기 비염 같은 다른 알레르기 질환이 생기는 경우가 종종 있습니다. 이런 현상을 '아토피 행진'이라고 부릅니다.

아토피피부염의 원인

아토피피부염의 원인은 4가지가 알려져 있습니다.

첫째, 피부상벽 형성에 이상이 생기는 것입니다. 아토피피부염은 우리 몸을 지켜주는 피부장벽 기능의 이상 때문에 발생한다고 생각되고 있습니다. 피부장벽 기능이 감소한 것은 피부장벽의 형성이 제대로 되지 않아서입니다. 정상적으로 형성되지 못한 피부장벽을 통해서 외부 자극 물질이나 알레르기 물질이 쉽게 침투하여 피부에 염증을 유발합니다. 또한 수분을 쉽게 빼앗기게 되어 피부는 건조해집니다.

둘째, 환경적 원인입니다. 주위 환경에 존재하는 자극 물질과 알레르기 물질이 아토피피부염을 유발합니다. 최근에 아토피피부염의 발생이 급증하고 있습니다. 현대화 과정의 결과로, 과거에는 없던 물질들이 많아졌고, 공장 및 차량에서 배출되는 공해물질도 많아지고, 알레르기를 유발하는 물질이 많아졌기 때문입니다.

아이들이 먹는 음식에 들어가는 음식 첨가물도 과거에는 없었던 성분들이 너무 다양하게 많아졌는데, 이런 성분이 아이에게 알레르기를 유발하고 아토피피부염을 발생시킵니다. 애완동물을 키우는 경우도 많아져서 동물의 털에 의한 알레르기 반응이 많아지면서 아토피피부염이 증가하고 있습니다.

셋째, 유전적 원인입니다. 엄마와 아빠가 모두 어릴 때 아토피피부염이 있었다면 그 부모 사이에서 태어난 아이가 아토피피부염이 생길 확률은 70퍼센트나 됩니다. 부모 중 한 사람이 아토피피부염이 있었다면 50퍼센트 확률로 아이에게 아토피피부염이 생길 수 있습니다. 이처럼 부모가 아토피피부염이 있었을 경우 아이들에게서 아토피피부염이 발생할 가능성은 높아지지만, 반드시 유전되는 것은 아닙니다.

넷째, 면역반응 이상입니다. 아토피피부염을 앓고 있는 아이들의 면역 기능은 필요 이상으로 활발하여, 정상적인 아이들보다 여러 물질에 대한 알레르기 반응이 잘 생기는 것입니다.

아토피피부염 증상을 악화시키는 요인

아토피피부염이 생겼을 경우에 다음의 상황에서 증상이 심해질 수 있으므로 주의를 요합니다.

첫째, 주위 환경의 습도와 온도의 급격한 변화가 있는 경우에는 아토피피부염의 증상이 악화됩니다. 둘째, 거친 결의 옷감이나 모직으로 된 옷을 입을 경우, 피부를 자극하여 증상이 악화됩니다. 셋째, 땀이나 침에 의한 피부 자극도 증상을 악화시킵니다. 넷째, 정신적 스트레스도 아토피피부염의 증상을 악화시킵니다.

아토피피부염의 치료

아토피피부염 치료의 기본 목적은 피부에 발생한 염증을 완화시켜 환자를 괴롭히는 가려움증 증상을 빨리 개선해 주는 것입니다. 두 번째 치료 목적은, 아토피피부염의 원인 중에 하나인 손상되어 있는 피부 장벽을 정상화시켜 아토피피부염의 증상을 호전시키고 재발을 줄이는 것입니다.

치료는 크게 2가지로 이루어집니다. 첫째, 국소 치료입니다. 급성으로 증상이 악화된 경우에는 피부 염증을 빨리 가라앉히는 것이 필요합니다. 가장 빠르고 효과적인 방법은 국소 스테로이드 연고를 발라주는 것입니다. 스테로이드 연고는 부작용이 있으므로 환자 스스로 판단하여 약을 지속적으로 바르는 것은 좋지 않으며, 피부과 진료의에게 처방받아 사용하는 것이 현명합니다.

피부과 전문의는 아토피피부염의 피부 증상의 심한 정도와 발생 부위의 피부 상태에 따라, 적당한 강도의 스테로이드 연고를 처방합니다.

또한 정기적으로 환자의 피부를 관찰하여 부작용이 생겼는지 확인합니다. 스테로이드 연고는 심한 경우에만 단기간 사용하여야 하며. 장기간 남용하면 피부 위축을 비롯한 다양한 피부 부작용을 초래하기 때문에 주의를 요합니다.

스테로이드 연고에 의해 상태가 좋아진 후에는 비스테로이드 제제인 칼시뉴린 억제제 연고를 사용하는 것이 좋습니다. 칼시뉴린 억제제 연고는 부작용이 거의 없으나, 스테로이드 연고에 비하여 효과가 천천히 나타나는 단점이 있습니다.

둘째, 전신 치료입니다. 증상이 심한 아토피피부염 환자의 경우에는 바르는 연고에 추가하여 사이클로스포린과 같은 면역억제제를 경구로 사용하기도 합니다.

최근에는 두필루맙 주사 치료가 탁월한 효과를 보이고 있습니다. 두필루맙은 항체 치료제입니다. 아토피피부염에서 염증반응과 면역반응에 중요한 역할을 하는 인터루킨-4의 수용체에 결합하는 항체로, 염증 및 면역반응을 억제하여 아토피피부염을 호전시키는 효과가 있습니다. 부작용은 별로 없으나, 자주 주사를 맞아야 하고 비용이 좀 비싼 것이 흠입니다.

생활 습관으로 관리하는 아토피피부염

아토피피부염 환자는 자신의 피부를 잘 관찰하고 스스로 관리하는 주체가 되는 것이 중요합니다. 부모님이 처음부터 끝까지 신경을 쓸 수는 없는 일입니다. 아토피피부염을 앓고 있는 아이들이 무엇이 내 피부를 악화시키는지를 정확히 알게끔 교육하는 것이 중요합니다.

① 보습에 신경 씁니다

피부장벽을 튼튼하게 하여 피부 건조를 예방하고, 피부 가려움을 줄이기 위해 보습제를 충분히 발라주는 것이 필수입니다. 특히 샤워 직후에는 전신에 보습제를 발라 수분을 피부에 잡아줘야 합니다. 샤워는 하루에 한 번 하더라도 보습제는 하루 2회 이상 발라주어야 합니다. 피부가 너무 건조하고 가려움증이 심한 경우에는 아침, 점심, 저녁, 자기 전으로 하루 4회 발라주는 것이 좋습니다. 보습제는 크림 형태로 유분기가 많은 것이 좋습니다. 보습제 도포를 통한 보습 유지는 아토피피부염의 예방과 치료에 너무나 중요한 일입니다.

② 목욕과 세안은 저자극으로 합니다

목욕을 오래 하거나 때수건으로 때를 밀어서는 절대로 안 됩니다. 샤워는 간단하게 미지근한 물에서 가능한 한 짧게 가볍게 하는 것이 좋습니다. 저자극 약산성 세정제를 사용하고, 거품은 더러운 부위만 살살 문질러 닦아내는 것이 피부장벽을 보호하는 방법입니다.

땀이 많은 여름에는 하루 1회 이상 샤워가 필요할 수도 있으나, 땀만 제거할 목적이라면 세정제 없이 물로만 닦으면 됩니다.

건조한 겨울에는 땀을 흘리지 않기 때문에 2~3일에 한 번 정도 샤워를 하는 것이 좋습니다. 매일 세정제로 거품을 많이 내서 오랫동안 샤워를 하면 피부장벽을 손상시켜, 피부 건소와 가려움증이 심해지게 됩니다. 알칼리성 고형 비누는 사용하지 않는 것이 좋습니다. 목욕 후 물기는 수건으로 문질러 닦지 않고 톡톡 눌러 제거한 뒤, 바로 보습제를 전신에 발라주도록 합니다.

③ 알레르기 물질 및 실내 온도와 습도를 관리합니다

알레르기 유발 물질을 줄이는 것이 도움이 됩니다. 집에 있는 가장 흔한 알레르기 유발 물질은 집먼지진드기입니다. 집먼지진드기는 침구에 많으므로 침구를 자주 털어주고 햇빛에 내다 널거나 뜨거운 물에 세탁해 줘야 합니다.

방을 자주 환기하고 청소기로 먼지가 많은 구석을 잘 청소합니다. 먼지가 많은 카펫이나 천 소파, 헝겊으로 된 인형은 집에 두지 않는 것이 좋습니다.

강아지나 고양이의 털에 의한 알레르기 반응을 보이는 아토피피부염 환자들은 동물을 키우지 않는 것이 바람직합니다.

집안 습도는 40~60퍼센트로 유지하고, 실내 온도는 20~22도를 유지하는 것이 피부 건조를 예방하는 데 도움이 됩니다.

땀이 나면 아토피피부염에 의한 가려움증을 악화시키기 때문에 급격한 온도 변화를 피하며, 실내를 너무 덥지 않게 하여 땀이 나지 않도록 합니다.

④ 피부에 자극을 주지 않는 소재를 선택합니다

피부에 직접 닿는 옷은 면으로 만들어진 것이 좋습니다. 모직이나 거친 섬유는 피부에 자극을 주기 때문에 피하는 것이 좋습니다.

새 옷은 입기 전에 한 번 세탁해서 혹시 남아 있을 수도 있는, 옷감을 만들 때 사용한 화학물질을 제거한 후에 입는 것이 좋습니다. 집에서 옷을 세탁하는 경우에도 옷에 세제가 남지 않도록 한 번 더 헹궈주는 것이 좋습니다.

⑤ 생활 습관에 주의합니다

스트레스나 수면 부족은 아토피피부염의 증상을 악화시킵니다. 따라서 스트레스 해소를 위한 명상이나 적당한 운동을 규칙적으로 하고 충분한 수면을 취하도록 합니다.

과도한 운동으로 땀을 많이 내면 땀이 피부에 자극을 주므로 피하고 가벼운 산책이나 요가처럼 땀이 적게 나는 운동을 합니다.

외출 시에는 자외선 차단을 해주는 것이 중요합니다. 아토피피부염 환자들도 자외선차단제를 꼭 발라야 합니다.

손톱을 항상 짧게 깎아 손톱으로 피부를 박박 긁어 상처를 내는 일이 없도록 합니다.

⑥ 스트레스를 관리합니다

아토피피부염은 환자에게 심리적 스트레스를 많이 줍니다. 피부 문제뿐 아니라, 지속되는 가려움증으로 인한 불면과 피로감으로 인해 우울한 감정이 생기기도 합니다.

아토피피부염 환자는 가족과 주변 사람들로부터의 관심과 지지가 중요하며, 환자 자신도 긍정적인 마음을 갖도록 노력해야 합니다. 증상이 좋아졌다 나빠지기를 반복하므로 낙심할 수 있으나 장기적으로는 호전될 것이라는 믿음을 가지고 꾸준히 관리하는 것이 중요합니다. 필요하다면 정신건강의학과 의사나 심리치료사의 도움을 받아 정서적 안정을 찾는 것도 바람직합니다.

각질이 일어나고 가려운
피부 건조증

아이들과 젊은 사람의 피부는 부드럽고 촉촉하며 탄력이 있습니다. 할아버지와 할머니의 피부는 거칠고 피부가 건조합니다. 특히, 겨울이 되면 피부에 하얗게 각질이 일어나고, 더 건조해지고, 가려움증이 생깁니다. 피부 건조증은 나이가 들수록 흔해지지만, 젊은 사람들도 생활 환경과 습관에 따라 피부가 건조해질 수 있고, 가려워질 수 있습니다.

피부 건조증이 진행되면 피부가 거칠고, 비늘처럼 각질이 일어나는 인설이 생깁니다. 건조한 피부는 잔주름이 도드라져 보이고 탄력이 감소합니다. 피부 건조증이 심한 경우 가뭄에 논바닥이 갈라지듯이 피부 표면이 갈라지는 증상이 나타나며, 갈라진 피부에서 진물이 나고 피부가 가려워지는 건조성 습진 생깁니다.

피부 건조증의 원인

첫째, 노화입니다. 이는 피부 건조증의 중요한 요인입니다. 나이가 들수록 피부가 노화되어, 피부장벽이 잘 형성이 되지 않게 됩니다. 피부장벽을 구성하고 있는 각질세포가 잘 만들어지지 않아 각질세포 층이 줄어들고, 각질세포 사이를 채우는 지질 성분도 합성이 감소합니다. 그 결과 피부장벽의 기능이 감소하고, 피부의 수분을 밖으로 소실하게 되어 피부가 건조해집니다.

둘째, 계절의 변화입니다. 건조한 기후와 계절도 큰 영향을 미칩니다. 건조하고 추운 겨울이나 습도가 낮은 실내 환경에서는 피부 수분이 쉽게 증발해 버립니다. 특히 겨울철에 난방으로 실내 온도가 올라가면 실내 습도는 더 떨어지고 건조해져 피부가 더욱 건조해집니다.

셋째, 목욕 습관입니다. 잦은 목욕과 비누 거품 사용이 피부장벽을 손상시켜 피부 건조증을 유발합니다. 샤워 시에 거품으로 피부를 오랫동안 문지르면 피부장벽의 지질 성분을 제거하는 효과가 있습니다. 그러면 피부장벽이 손상되어 피부의 수분 손실이 증가하고, 더 건조해지고 가려워집니다.

넷째, 피부질환 및 내과적 질환입니다. 아토피피부염 환자처럼 피부장벽이 잘 형성되지 못하여 피부장벽 기능에 이상이 있는 경우 피부는 건조해집니다. 갑상선기능저하증, 당뇨병, 신부전과 같은 내과적 질환을 앓고 있는 환자의 피부도 건조해집니다.

다섯째, 약물입니다. 복용하고 있는 약물도 피부를 건조하게 만들 수 있습니다. 이뇨제나 여드름 치료제인 경구 이소트레티노인과 같은 레티노이드 성분은 피부를 건조하게 만드는 부작용이 있습니다.

피부 건조증의 치료

피부 건조증 치료의 목표는 망가져 있는 피부장벽을 정상으로 회복시켜서, 피부 수분 손실을 방지하고, 피부 보습을 좋게 유지하는 것입니다. 피부과 전문의는 환자의 피부 상태에 맞는 보습제나 도포제를 처방하고, 동시에 올바른 관리 방법을 환자가 알아들을 수 있도록 친절하고 쉽게 교육해야 합니다. 보습제 사용은 피부 건조증의 중요한 치료법이자 예방법입니다. 하루 2~4회에 걸쳐 충분한 양을 바릅니다.

만약 피부가 갈라지고 건조성 습진으로 진행한 상태여서 가려움증이 심하다면, 국소 스테로이드 연고를 단기간 바르도록 하여 염증을 가라앉혀야 합니다. 심한 가려움증이 동반되면 항히스타민제 복용으로 가려움을 완화시켜 줄 수 있습니다.

처음에는 약물로 치료하여 증상을 호전시키고, 장기적으로는 생활습관을 개선시켜 피부 건조증이 재발되지 않도록 관리하는 것이 가장 좋은 치료입니다.

생활 습관으로 관리하는 피부 건조증

생활 속에서 노력하면 피부 건조증은 개선됩니다. 수개월 꾸준히 노력하면 피부결이 부드러워지고 가려움증도 좋아집니다. 피부 건조증이 좋아진 후에도 계속해서 피부에 보습제를 잘 바르고, 환경을 조절하는 것이 피부 건조증의 재발을 막는 방법입니다. 작은 습관 변화만으로도 당신의 피부는 촉촉해지고 부드러워질 수 있습니다.

① 너무 오래 씻지 않습니다

너무 자주, 뜨거운 물로, 오랫동안 샤워하는 습관은 좋지 않습니다. 하루 1회 또는 2일에 한 번, 미지근한 물을 사용하며, 샤워 시간은 가능한 한 짧게 유지합니다. 잦은 샤워와 과도한 세정제 사용은 피부장벽을 손상시켜 피부 건조증을 악화시킵니다.

세정제는 저자극 약산성 클렌저를 사용하도록 하고, 때를 밀거나 비누 수건으로 피부를 문지르는 행위는 하지 않습니다. 샤워 후에는 수건으로 문질러 닦지 않고 톡톡 두드려 물기만 제거합니다.

② 보습을 충분히 합니다

샤워 후에는 피부가 촉촉한 상태에서 보습제를 즉시 바르는 것이 효과적입니다. 보습제는 유분기가 많은 크림 제형이 로션 제형보다 보습력이 뛰어납니다. 피부 건조증이 있는 경우에는 하루 3~4회 보습제를 덧바를 필요가 있습니다.

손을 자주 닦는 것은 좋지 않습니다. 손바닥이 건조한 경우에는 손 씻은 직후에 핸드크림을 꼭 바르고, 손을 씻지 않더라도 2~3시간마다 핸드크림을 덧바르는 것이 좋습니다.

③ 실내 습도와 온도를 유지합니다

실내 습도가 낮으면 피부에서 수분을 빼앗아 갑니다. 따라서 실내 습도를 40~60퍼센트로 유지하도록 가습기를 틀어놓아야 합니다.

실내 온도는 너무 높지 않게 20~22도로 유지합니다. 겨울철 난방을 너무 덥게 하면, 실내 온도가 올라갈수록 실내 습도는 낮아지고 피부에서 수분 손실이 증가합니다.

④ 물을 충분히 마십니다

보습제 사용뿐만 아니라, 물을 충분히 마시는 것도 피부 보습에 도움이 됩니다. 하루 6~8잔 이상의 물을 꾸준히 마셔 체내 수분을 충분히 유지하고 탈수가 일어나지 않도록 합니다.

⑤ 긁지 않습니다

건조한 피부는 피부에 염증이 생겨 피부에 가려움증이 생깁니다. 가려움증이 심하여 긁다 보면, 피부가 손상돼 염증이 더 심해지고, 그 결과 가려움증이 심해지는 악순환이 일어납니다. 따라서 가려워도 되도록 참는 것이 중요합니다. 가려운 부위에 냉습포를 해주거나, 손으로 누르거나, 신경을 다른 곳으로 돌려서 손톱으로 긁지 않도록 노력해야 합니다.

1 Iwai, I., et al. The human skin barrier is organized as stacked bilayers of fully extended ceramides with cholesterol associated with the ceramide sphingoid moiety. *Journal of Investigative Dermatology*, 2012;132:2215~2225.

2 Feingold, K. R. Thematic review series: skin lipids. The role of epidermal lipids in cutaneous permeability barrier homeostasis. *Journal of Lipid Research*, 2007;48:2531~2546.

3 Choi, M., et al. Beneficial effects of blood group antigen synthesis-increasing natural plant extracts and monosaccharides on extracellular matrix protein production in vivo. *Journal of Dermatological Science*, 2012;66:152~155.

4 Passarino, G., et al. Human longevity: genetics or lifestyle? It takes two to tango. *Immunity & Aging*, 2016;13:19.

5 Fisher, G. J., et al. Mechanisms of photoaging and chronological skin aging. *Archives of Dermatology*, 2002;138:1462~1470.

6 Kwon, O. S., et al. Seborrheic keratosis in the Korean males: causative role of sunlight. *Photodermatology, Photoimmunology & Photomedicine*, 2003;19:73~80.

7 Shin, D. C., Meta-analysis of UVB irradiance and skin cancer incidence: estimating the biological amplification factor relating UVB to skin cancer risk. *Journal of Preventive Medicine & Public Health*, 2008;41:305~312.

8 Chung, J. H., et al. Cutaneous photodamage in Koreans: influence of sex, sun exposure, smoking, and skin color. *Archives of Dermatology*, 2001;137:1047~1051.

9 Han, M., et al. UV irradiation to mouse skin decreases hippocampal neurogenesis and synaptic protein expression via HPA axis activation. *Scientific Reports*,

2017;7:15584.

10 Han, M., et al. UV irradiation to mouse skin decreases hippocampal neurogenesis and synaptic protein expression via HPA axis activation. *Scientific Reports*, 2017;7:15584.

11 Chung, J. H., et al. Cutaneous photodamage in Koreans: influence of sex, sun exposure, smoking, and skin color. *Archives of Dermatology*, 2001;137:1047~1051.

12 Chung, J. H., et al. Cutaneous photodamage in Koreans: influence of sex, sun exposure, smoking, and skin color. *Archives of Dermatology*, 2001;137:1047~1051.

13 Viscomi, B., et al. Managing Menopausal Skin Changes: A Narrative Review of Skin Quality Changes, Their Aesthetic Impact, and the Actual Role of Hormone Replacement Therapy in Improvement. *Journal of Cosmetic Dermatology*, 2022;21 Suppl 4:e70393.

14 Okada, H. C., et al. Facial changes caused by smoking: a comparison between smoking and nonsmoking identical twins. *Plastic and Reconstructive Surgery*, 2013;132:1085~1091.

15 Guyuron, B. et al. Factors contributing to facial aging: the role of smoking, sun exposure, and heredity. *Plastic and Reconstructive Surgery*, 2009;123:1321–1331.

16 Vierkotter, A., et al. Airborne particle exposure and extrinsic skin aging. *Journal of Investigative Dermatology*, 2010;130:2719~2726.

17 Li, M., et al. Epidemiological evidence that ambient air pollution contributes to skin aging in Chinese women. *Journal of Investigative Dermatology*, 2015;135:851~857.

18 Fuks, K. B., et al. Tropospheric ozone and skin aging: Results from two German cohort studies. *Environment International*, 2019;124:139~147.

19 Wen, S., et al. The link between cutaneous inflammation and cognitive impairment. *Journal of the European Academy of Dermatology and Venereology*, 2022;36:2097~2104.

20 Ye, L., et al. A topical emollient mitigates the progression of cognitive impairment in the elderly: a randomized, open-label pilot trial. *Journal of the European Academy of Dermatology and Venereology*, 2021;35:2362~2369.

21 Wollenberg, A., et al. European guideline(EuroGuiDerm) on atopic eczema: part II—non-systemic treatments and treatment recommendations for special

AE patient populations. *Journal of the European Academy of Dermatology and Venereology*, 2022;36:1904~1926.

22 Leaute-Labreze, C., et al. Practical management of topical therapy in dermatology. *Dermatologic Clinics*, 2006;24:77~88.

23 Kahan, V., et al. Can poor sleep affect skin integrity? *Clinics in Dermatology*, 2013;31:720~724.

24 Oyetakin-White, P., et al. Does poor sleep quality affect skin ageing? *Clinical and Experimental Dermatology*, 2015;40:17~22.

25 Crane, J. D., et al. Exercise-stimulated interleukin-15 is controlled by AMPK and regulates skin metabolism and aging. *Aging Cell*, 2015;14:625~634.

26 Rowell LB. Human cardiovascular adjustments to exercise and thermal stress. *Physiological Reviews*. 1974;54:75~159.

27 Otani, R., et al. The association between activity levels and skin moisturising function in adults. *Dermatology Reports*, 2021;13:8811.

28 Childs, E., et al. Regular exercise attenuates the salivary cortisol response to psychological stress in healthy young men. *Health Psychology*, 2011;303:446-455.

29 Powers SK, et al. Exercise training-induced alterations in skeletal muscle antioxidant capacity: a brief review. *Medicine & Science in Sports & Exercise*, 1999;31:987~997.

30 Epel ES, et al. Accelerated telomere shortening in response to life stress. *Proceedings of the National Academy of Sciences of the United States of America(PNAS)*, 2004;101:17312~17315.

31 Zogi, M., et al. The effect of mindfulness-based stress reduction on quality of life and clinical symptoms in patients with psoriasis. *Journal of Dermatological Treatment*, 2022;33:3612~3618.

32 Benson, H, et al. The relaxation response. *International Journal of Psychiatry in Medicine*, 1975;6:87~98.

33 Robles TF, et al. The effects of relaxation before or after skin damage on skin barrier recovery: a preliminary study. *Psychosomatic Medicine*, 2016;78:709-718.

34 Vierra, J., et al. Effects of sleep deprivation and 4-7-8 breathing control on heart rate variability, blood pressure, blood glucose, and endothelial function in healthy young adults. *Physiological Reports*, 2022;10:e15389.

35 Hoge EA, et al. Loving-Kindness Meditation practice associated with longer telomeres in women. *Brain, Behavior, and Immunity*, 2013;32:159~163.

36 보건복지부, 한국영양학회. 한국인 영양소 섭취기준. 2015.

37 Palma, L., et al. Dietary water affects human skin hydration and biomechanics. *Clinical, Cosmetic and Investigational Dermatology*, 2015;8:413~421.

38 Ananthapadmanabhan KP, et al. Cleansing without compromise: the impact of cleansers on the skin barrier and the technology of mild cleansing. *Dermatology Therapy*, 2004;17 Suppl 1:16~25.

39 Punyiani, E., et al. The impact of shampoo wash frequency on scalp and hair conditions. *Skin Appendage Disorders*, 2019;5:329~335.

40 김현정 등. 국내 시판 세정제의 산도(pH) 측정. 대한피부과학회지. 2012;50:953~960.

41 Purba MB, et al. Skin wrinkling: can food make a difference?, *Journal of the American College of Nutrition*, 2001;20:71~80.

42 Cosgrove MC, et al. Dietary nutrient intakes and skin-aging appearance among middle-aged American women. *American Journal of Clinical Nutrition*, 2007;86:1225~1231.

43 Smith RN, et al. The effect of a high-protein, low glycemic-load diet versus a conventional, high glycemic-load diet on biochemical parameters associated with acne vulgaris: a randomized, investigator-masked, controlled trial. *Journal of the American Academy of Dermatology*, 2007;57:247~256.

44 Andreassi, M., et al. Efficacy of gamma-linolenic acid in the treatment of atopic dermatitis and changes in the metabolic profile of erythrocytes. *Journal of International Medical Research*, 1997;25:266~274.

45 Goodman GD, et al. Impact of Smoking and Alcohol Use on Facial Aging in Women: Results of a Large Multinational, Online, Cross-sectional Survey. *Journal of Clinical and Aesthetic Dermatology*, 2019;12:42~49.

46 Fukushima Y, et al. Skin photoprotection and consumption of coffee and polyphenols in healthy middle-aged Japanese females. *International Journal of Dermatology*, 2015;54:401~408.

47 Miller ER 3rd, et al. Meta-analysis: high-dosage vitamin E supplementation may increase all-cause mortality. *Annals of Internal Medicine*, 2005;142:37~46.

48 Klein EA, et al. Vitamin E and the risk of prostate cancer: the Selenium and Vitamin E Cancer Prevention Trial(SELECT). *JAMA*. 2011;306:1549~1556.

49 US Preventive Services Task Force, et al. Vitamin, Mineral, and Multivitamin Supplementation to Prevent Cardiovascular Disease and Cancer: US Preventive Services Task Force Recommendation Statement. *JAMA*. 2022;327:2326~2338.

50 Simpson EL, et al. Emollient enhancement of the skin barrier from birth offers effective atopic dermatitis prevention. *Journal of Allergy and Clinical Immunology*, 2014;134:818~823.

51 Stern RS, et al. Risk reduction for nonmelanoma skin cancer with childhood sunscreen use. *Archives of Dermatology*, 1986;122:537~545.

52 Lee SR, et al. Adiponectin deficiency contributes to sensitivity in human skin. *Scientific Reports*, 2015;5:12523.

나이 들어 보여서 미치겠어요

초판 1쇄 2026년 2월 23일

지은이 | 정진호
펴낸이 | 송영석

편집장 | 박신애
기획편집 | 최예은 · 이나연
디자인 | 박윤정 · 유보람
마케팅 | 김유종 · 한승민
관리 | 송우석 · 전지연 · 채경민

펴낸곳 | (株)해냄출판사
등록번호 | 제10-229호
등록일자 | 1988년 5월 11일(설립일자 | 1983년 6월 24일)

04042 서울시 마포구 잔다리로 30 해냄빌딩 5 · 6층
대표전화 | 326-1600 **팩스** | 326-1624
홈페이지 | www.hainaim.com

ISBN 979-11-6714-146-0

파본은 본사나 구입하신 서점에서 교환하여 드립니다.